我
们
一
起
解
决
问
题

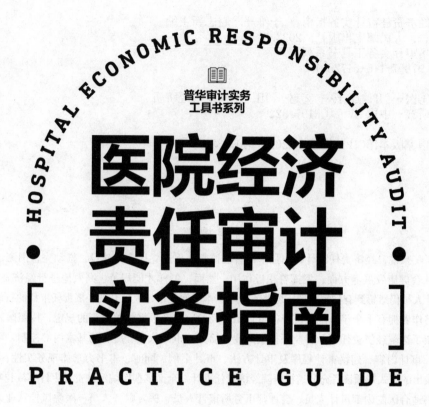

普华审计实务
工具书系列

医院经济责任审计实务指南

HOSPITAL ECONOMIC RESPONSIBILITY AUDIT

PRACTICE GUIDE

于维严 赵志新◎主编

人民邮电出版社
北京

图书在版编目（ＣＩＰ）数据

医院经济责任审计实务指南 / 于维严，赵志新主编
. -- 北京 ：人民邮电出版社，2023.6
（普华审计实务工具书系列）
ISBN 978-7-115-61723-1

Ⅰ．①医… Ⅱ．①于… ②赵… Ⅲ．①医院—经济责
任审计—研究—中国 Ⅳ．①R197.322

中国国家版本馆CIP数据核字(2023)第079352号

内容提要

对医院来说，经济责任审计在加强干部管理监督、促进党风廉政建设、推动完善国家治理和保障经济社会健康发展等方面，发挥着积极作用。然而，怎样才能规范、高效地进行经济责任审计，很多审计人员仍然感到有一定难度，思路不清晰，本书便是审计人员开展经济责任审计的行动指南。

本书作者拥有十余年医院经济责任审计工作经验。作者根据相关政策的规定，按照医院常见业务，介绍了医院经济责任审计各业务模块的业务简介、审计依据、应有的基本内部控制、可能存在的风险、审计内容、建议审计程序及审计方法、审计案例。同时，本书力求体现务实性、操作性，以深入浅出的方式带领读者充分透视医院经济责任审计，全面掌握医院经济责任审计实战技巧。

本书适合医院内部审计人员、会计师事务所审计人员、医院财务人员、医院风控从业人员、医院舞弊调查人员阅读、使用。

◆ 主　编　于维严　赵志新
　　责任编辑　贾淑艳
　　责任印制　彭志环
◆ 人民邮电出版社出版发行　　北京市丰台区成寿寺路 11 号
　　邮编 100164　电子邮件 315@ptpress.com.cn
　　网址 https://www.ptpress.com.cn
　　大厂回族自治县聚鑫印刷有限责任公司印刷
◆ 开本：787×1092　1/16
　　印张：18　　　　　　　　　　　　2023 年 6 月第 1 版
　　字数：380 千字　　　　　　　　2023 年 6 月河北第 1 次印刷

定　价：89.80 元
读者服务热线：（010）81055656　印装质量热线：（010）81055316
反盗版热线：（010）81055315
广告经营许可证：京东市监广登字 20170147 号

前　言

经济责任审计制度的建立和发展，是我国经济体制和政治体制改革的必然产物，也是社会主义市场经济发展过程中对领导干部经济责任加以监督的客观需要。

中共中央办公厅、国务院办公厅 1999 年印发的《县级以下党政领导干部任期经济责任审计暂行规定》和《国有企业及国有控股企业领导人员任期经济责任审计暂行规定》，2010 年印发的《党政主要领导干部和国有企业领导人员经济责任审计规定》，在推动经济责任审计工作深化发展方面发挥了重要作用。

中共中央办公厅、国务院办公厅 2019 年印发的《党政主要领导干部和国有企事业单位主要领导人员经济责任审计规定》，聚焦领导干部经济责任，既强化对权力运行的制约和监督，又贯彻"三个区分开来"要求，对加强领导干部管理监督，促进领导干部履职尽责、担当作为，确保党中央令行禁止具有重要意义。

2021 年 1 月 21 日，中国内部审计协会印发了《第 2205 号内部审计具体准则——经济责任审计》（中内协发〔2021〕6 号）。2022 年 3 月 25 日，中国内部审计协会印发了《第 3204 号内部审计实务指南——经济责任审计》，按照《党政主要领导干部和国有企事业单位主要领导人员经济责任审计规定》，从内部审计的角度，对经济责任审计工作进行了规范和指导。

经济责任审计是伴随我国经济体制和政治体制改革的进程逐步发展起来的，是广大国家审计、内部审计和社会审计人员共同面临的一项光荣而艰巨的长期任务。

中天恒会计师事务所自成立以来始终将经济责任审计作为业务发展重点，长期致力于经济责任审计实践和理论研究，形成了自身独有的经济责任审计服务特色和优势。

随着经济责任审计的作用日益重要，审计机构及其审计人员如何适应新形势、新规定、新要求，做好经济责任审计工作，这是一个值得深入研究和探索的实践课题。为适应基于新规的经济责任审计需要，进一步规范经济责任审计工作，中天恒会计师事务所医院经济责任审计课题组，总结我国 30 多年来经济责任审计实践和理论研究成果，反复学习研究经济责任审计新规，结合医院经济责任审计特点，编制完成了本书。

本书的主要内容如下所述。第 1 章为经济责任审计的理论基础，主要内容包括：对经济责任审计、经济责任、新旧规定变化的理解；强调经济责任审计应着眼于经济责任的履行情况，而不仅仅是财务收支合法合规情况；审前调查与审计风险评估；以职责范围确定审计内容和审计重点；一般经济事项的审计操作流程；如何利用其他审计检查工作成果；审计评价和审计报告；等等。第2章至第12章主要阐述了医院主要经济事项的审计程序。

本书涉及的公立医院经济事项，并不包括公立医院的全部经济事项，仅涉及公立医院主要的、重要的业务及实践中容易出现问题的业务领域，对于预算管理、内部控制制度、会计核算、成本核算、资金管理及其他基本的经济事项，本书因篇幅限制而省略，但审计实践中不应该忽略。不同的单位，其主营业务不同，要遵守的法规制度不同，所以，对于不同的被审计单位，审计人员应该根据被审计单位的职能、职责、经营范围、实际的经济活动和应遵守的相关法规等，具体确定审计标的、审计范围和审计内容，以保证审计范围的完整和审计内容的全面。

本书严格遵循中共中央办公厅、国务院办公厅2019年印发的《党政主要领导干部和国有企事业单位主要领导人员经济责任审计规定》及相关规定，汇聚了我国30多年经济责任审计领域丰富的实践经验，突出了医院经济责任审计的特色，具有以下特点。

一是务实性。本书依据《党政主要领导干部和国有企事业单位主要领导人员经济责任审计规定》和中天恒会计师事务所新研究成果编制，在总结经验的基础上，重点探索了一些既与新规规定的重点审计内容相关，又与被审计单位业务紧密相关的经济事项的审计，如公立医疗机构中，既与党和国家经济方针政策、决策部署密切相关，又与重大经济决策相关，又属于被审计单位重大经济事项的大宗物资采购审计、医疗服务价格管理审计、对外合作审计等，力求体现务实性。

二是操作性。本书对每类经济事项审计的阐述大致按照业务简介、审计依据、应有的基本内部控制、可能存在的风险、审计内容、建议审计程序及审计方法、审计案例等几部分，用丰富的案例进行系统的操作分析，便于审计人员在实践中即学即用，力求体现操作性。

本书虽然力求体现务实性、操作性，但限于我们的认识水平和实践经验，不足在所难免，希望广大读者不吝指正，以便我们在今后的工作中及本书再版时进一步完善和修订。

中天恒会计师事务所医院经济责任审计课题组

目 录

第 1 章

经济责任审计新规及医院
经济责任审计一般操作程序

2019 年 7 月，中共中央办公厅、国务院办公厅印发了《党政主要领导干部和国有企事业单位主要领导人员经济责任审计规定》（以下简称"两办新规"），两办新规与《党政主要领导干部和国有企业领导人员经济责任审计规定》（中办发〔2010〕32 号）（以下简称"32 号文"）相比，发生了很大变化，也给一些审计人员带来了困惑。与 32 号文相比，两办新规的外延更广阔，让一些审计人员感觉难以把握边际、难以操作。为使经济责任审计工作符合两办新规的要求，实现审计目标，取得良好成效，审计人员首先应该对两办新规有深刻的理解，在此基础上，针对千差万别的被审计单位和被审计人，针对各种不同情况，找到正确的审计思路。

一、两办新规的修订背景

党的十九大和十九届三中全会决定改革审计管理体制，组建中央审计委员会，加强党对审计工作的领导，构建集中统一、全面覆盖、权威高效的审计监督体系。

2018 年 5 月，习近平总书记主持召开中央审计委员会第一次会议并发表重要讲话，深刻阐述了审计工作的一系列根本性、方向性、全局性问题，指明了新时代审计事业的前进方向。这些新部署、新要求，需要制度化地落实到经济责任审计工作中。同时，经济责任审计实践中积累的经验做法也需要以制度的形式固定下来。

对 32 号文进行修订，是全面贯彻落实党的十九大和十九届二中、三中全会精神，以及中央审计委员会会议精神的重要举措，是适应审计管理体制改革，完善审计监督体系的必然要求，对促进领导干部履职尽责、担当作为，确保党中央令行禁止具有重要意义。

其中，"促进领导干部履职尽责、担当作为，确保党中央令行禁止"是两办新规出台最关键的目的，掌握这个目的，有助于审计人员理解两办新规，理解两办新规与

32 号文（以下简称"新旧规定"）的一系列不同。

以下《大江大河 2》案例虽不涉及医院审计，但是，其对干部的评价理念，有助于理解两办新规的目的和宗旨。

【案例 1-1】　　　《大江大河 2》不同干部的典型形象

电视连续剧《大江大河 2》的背景是改革开放初期，讲述了我国国营经济、集体经济、个体经济在改革中艰难地蜕变、发展，以及有关人物的奋斗史。电视剧中和本书主题相关的是主角宋运辉和他所在的东海化工厂。当时，这个化工厂归化工部管，东海化工厂急需新设备、新技术方面的投资，用来购建产量、质量、技术方面都具有国际竞争力的设备，总共需要 2 500 万美元的资金，但是，当时的化工部只有 1 500 万美元的预算。

当时有两种选择——购买日本的设备和购买美国的设备。日本的设备价格低廉，预算能满足，但是，按宋运辉的调研结论，投产后将面临技术和产品质量落后，失去竞争力，造成投资损失，导致东海化工厂失去发展能力的问题。购买美国的设备能够保证在我国打开国门对外开放后，化工厂还能具备国际竞争力，从而保证东海化工厂的持续发展；但是，预算不够。

如何选择呢？当时的上级单位、东海化工厂的大部分领导都选择了保守但是对个人来讲没有风险的选项，即在预算范围内，进口日本的价格低廉但是技术水平相对低下的设备。

而宋运辉顶着各方面的压力选择了另一种解决方法——吸引外资入股，即美国的设备商以设备入股。这就触及了政治方面的问题，一旦选择错误，可能会造成严重的后果。

宋运辉代表的是一个开拓进取的形象，他看清了当时我国改革开放的大趋势，有担当、有作为，一切选择以东海化工厂的发展和未来作为评判标准，克服一切阻力，促成了东海化工厂引进外资。在这个过程中，他的工作也存在错误，付出了很大的代价——被调离原工作岗位。

《大江大河 2》是对怎样做一个合格的新时代领导干部的反思，对审计人员理解两办新规也有很好的参考意义。

二、新旧规定的主要区别

审计人员只有理解了两办新规主要条款的内涵和目的，才能在确定审计内容和审计范围、形成审计结论、界定经济责任方面做到有思路、有方法、有依据，才能实现经济责任审计的目标，让经济责任审计起到"促进领导干部履职尽责、担当作为，确保党中央令行禁止"的作用。

为了更好地理解两办新规，我们可将新旧规定加以对比，了解其中的差异，做到知其然，又知其所以然。

（一）制定目的

新旧规定制定目的对比如表 1-1 所示。

表 1-1　新旧规定制定目的对比

	两办新规	32 号文
条款	第一条　为了坚持和加强党对审计工作的集中统一领导，强化对党政主要领导干部和国有企事业单位主要领导人员（以下统称领导干部）的管理监督，促进领导干部履职尽责、担当作为，确保党中央令行禁止，根据《中华人民共和国审计法》和有关党内法规，制定本规定	第一条　为健全和完善经济责任审计制度，加强对党政主要领导干部和国有企业领导人员（以下简称领导干部）的管理监督，推进党风廉政建设，根据《中华人民共和国审计法》和其他有关法律法规，以及干部管理监督的有关规定，制定本规定
关键内容	1. 党政主要领导干部和国有企事业单位主要领导人员 2. 对审计工作集中统一领导，管理监督，促进领导干部履职尽责、担当作为，确保党中央令行禁止	1. 党政主要领导干部和国有企业领导人员 2. 管理监督、推进党风廉政建设

两办新规第一条阐释了两办新规出台的目的，其中，"促进领导干部履职尽责、担当作为，确保党中央令行禁止"是本条的关键内容，也说明了经济责任审计的最终目的。对这些关键内容的关注和理解，有助于审计人员理解两办新规后面的内容，如审计内容的规定，以及"三个区分开来"的规定等。这些条款的目标和导向都是相同的，都是为了促进领导干部"履职尽责、担当作为，确保党中央令行禁止"，从而贯彻落实党中央的一系列方针政策和决策部署。

反观 32 号文，它强调的是"推进党风廉政建设"，比较而言，32 号文的目的是让领导干部不犯错误、廉政。

而两办新规第二条则是明确了履职尽责担当作为的方向和内容，即"经济责任审计工作以马克思列宁主义、毛泽东思想、邓小平理论、'三个代表'重要思想、科学发展观、习近平新时代中国特色社会主义思想为指导，增强'四个意识'、坚定'四个自信'、做到'两个维护'，认真落实党中央、国务院决策部署，紧紧围绕统筹推进'五位一体'总体布局和协调推进'四个全面'战略布局，贯彻新发展理念，聚焦经济责任，客观评价，揭示问题，促进经济高质量发展，促进全面深化改革，促进权力规范运行，促进反腐倡廉，推进国家治理体系和治理能力现代化。"

（二）经济责任的定义

新旧规定关于经济责任的定义的对比如表 1-2 所示。

表 1-2　经济责任的定义的对比

	两办新规	32 号文
条款	第三条　本规定所称经济责任，是指领导干部在任职期间，对其管辖范围内贯彻执行党和国家经济方针政策、决策部署，推动经济和社会事业发展，管理公共资金、国有资产、国有资源，防控重大经济风险等有关经济活动应当履行的职责	第四条　本规定所称经济责任，是指领导干部在任职期间因其所任职务，依法对本地区、本部门（系统）、本单位的财政收支、财务收支以及有关经济活动应当履行的职责、义务
关键内容	贯彻执行党和国家经济方针政策、决策部署，推动经济和社会事业发展，管理公共资金、国有资产、国有资源，防控重大经济风险	财政收支、财务收支以及有关经济活动

1. 两办新规关于经济责任的范围远大于 32 号文的内容。领导干部承担的经济责任，是领导干部的职责，也是经济责任审计的标的。32 号文的经济责任限于"财政收支、财务收支以及有关经济活动"应当履行的职责、义务；而两办新规关于经济责任的内容包括管辖范围内"贯彻执行党和国家经济方针政策、决策部署，推动本单位事业发展，管理公共资金、国有资产、国有资源，防控重大经济风险等"有关经济活动应当履行的职责。32 号文的"财政收支、财务收支以及有关经济活动"包含在两办新规的"管理公共资金、国有资产、国有资源，防控重大经济风险"之中。

2. 两办新规关于经济责任的定义强调担当作为，强调做事；而 32 号文的规定仅限于财政收支、财务收支及有关经济活动。

3. 32 号文失于保守，两办新规强调开拓、担当、进取。

4. 两办新规关于经济责任定义的内涵解析。

第一，领导干部贯彻执行党和国家经济方针政策、决策部署是履行经济责任的首要职责，以确保党中央令行禁止。

第二，发展是党执政兴国的第一要务，是解决我国一切问题的基础和关键，推动经济和社会事业发展是领导干部履职行权的重要任务。领导干部在其职责范围内，推动本单位事业发展，是其基本要务。

第三，公共资金、国有资产、国有资源是领导干部行使权力的物质基础，管理、分配和使用公共资金、国有资产、国有资源是领导干部履职行权的主要载体。

第四，防控重大经济风险是保持经济持续健康发展和社会大局稳定的前提，是领导干部经济责任的重要内容。

【案例 1-2】　　**不同的经济责任定义导致的不同审计结论**

续【案例 1-1】，如果被审计人是《大江大河 2》的主角宋运辉，按照两办新规和 32 号文对经济责任的不同定义，很可能得出不同的结论。

按照两办新规，东海化工厂吸引外资入股，即美国的设备商以设备入股，解决了东海化工厂新设备、新技术的需求问题，避免了投产后设备面临的技术和产品质量落后、失去竞争力、造成投资损失的问题，促进了东海化工厂的发展，防控了未来经济风险。

反观当时与他持相反观点的同事，则是不求有功，但求无过。追求无过，最终可能不会"无过"，一旦引进了日本的设备，就会造成投产后产品过时、技术落后的问题，还是会造成重大损失。当然，这个重大损失要经过一段时间之后，即投产后，随着国际市场竞争才会显现出来。

如果按照 32 号文的经济责任定义来评价，可能很难简单认定观点迥异的两方谁对谁错。宋运辉一方，引进外资是前无古人的做法，按当时的观念，是不被允许的。而与他持相反观点的一方，按当时的情况和政策，确实"无过"，因为领导干部只要财政收支、财务收支符合法规，就是无过。

按不同的规定评价一个经济事项，会得出不同的结论，主要差别是两办新规强调"推动经济和社会事业发展"，同时"防控重大经济风险"，而 32 号文没有强调这方面。

（三）如何确定审计内容

新旧规定关于如何确定审计内容的对比如表 1-3 所示。

表 1-3　如何确定审计内容的对比

	两办新规	32 号文
条款	第十六条　经济责任审计应当以领导干部任职期间公共资金、国有资产、国有资源的管理、分配和使用为基础，以领导干部权力运行和责任落实情况为重点，充分考虑领导干部管理监督需要、履职特点和审计资源等因素，依规依法确定审计内容	第十四条　经济责任审计应当以促进领导干部推动本地区、本部门（系统）、本单位科学发展为目标，以领导干部守法、守纪、守规、尽责情况为重点，以领导干部任职期间本地区、本部门（系统）、本单位财政收支、财务收支以及有关经济活动的真实、合法和效益为基础，严格依法界定审计内容
关键内容	1. 以领导干部权力运行和责任落实情况为重点 2. 以领导干部任职期间公共资金、国有资产、国有资源的管理、分配和使用为基础	1. 以领导干部守法、守纪、守规、尽责情况为重点 2. 以领导干部任职期间本地区、本部门（系统）、本单位财政收支、财务收支以及有关经济活动的真实、合法和效益为基础

两办新规强调领导干部权力运行和责任落实情况，而32号文强调守法、守纪、守规、尽责情况，从这里也能看出新旧规定比较大的区别是：两办新规强调尽职尽责、担当作为，在履职过程中，要强调权力规范运行；32号文强调守法、守纪、尽责，导向存在差异，容易使干部滋生不求有功，但求无过，以及无所作为的心态。

（四）审计内容

审计内容的变化，是两办新规相较32号文最大的变化。新旧规定关于经济责任审计内容的对比如表1-4所示。

表1-4　审计内容的对比

	两办新规	32号文
条款	第十七条　地方各级党委和政府主要领导干部经济责任审计的内容包括： （一）贯彻执行党和国家经济方针政策、决策部署情况； （二）本地区经济社会发展规划和政策措施的制定、执行和效果情况； （三）重大经济事项的决策、执行和效果情况； （四）财政财务管理和经济风险防范情况，民生保障和改善情况，生态文明建设项目、资金等管理使用和效益情况，以及在预算管理中执行机构编制管理规定情况； （五）在经济活动中落实有关党风廉政建设责任和遵守廉洁从政规定情况； （六）以往审计发现问题的整改情况； （七）其他需要审计的内容。 第十八条　党政工作部门、纪检监察机关、法院、检察院、事业单位和人民团体等单位主要领导干部经济责任审计的内容包括： （一）贯彻执行党和国家经济方针政策、决策部署情况； （二）本部门本单位重要发展规划和政策措施的制定、执行和效果情况； （三）重大经济事项的决策、执行和效果情况； （四）财政财务管理和经济风险防范情况，生态文明建设项目、资金等管理使用和效益情况，以及在预算管理中执行机构编制管理规定情况； （五）在经济活动中落实有关党风廉政建设责任和遵守廉洁从政规定情况； （六）以往审计发现问题的整改情况； （七）其他需要审计的内容。	第十五条　地方各级党委和政府主要领导干部经济责任审计的主要内容是：本地区财政收支的真实、合法和效益情况；国有资产的管理和使用情况；政府债务的举借、管理和使用情况；政府投资和以政府投资为主的重要项目的建设和管理情况；对直接分管部门预算执行和其他财政收支、财务收支以及有关经济活动的管理和监督情况。 第十六条　党政工作部门、审判机关、检察机关、事业单位和人民团体等单位主要领导干部经济责任审计的主要内容是：本部门（系统）、本单位预算执行和其他财政收支、财务收支的真实、合法和效益情况；重要投资项目的建设和管理情况；重要经济事项管理制度的建立和执行情况；对下属单位财政收支、财务收支以及有关经济活动的管理和监督情况。 第十七条　国有企业领导人员经济责任审计的主要内容是：本企业财务收支的真实、合法和效益情况；有关内部控制制度的建立和执行情况；履行国有资产出资人经济管理和监督职责情况。

（续表）

条款	两办新规	32 号文
	第十九条　国有企业主要领导人员经济责任审计的内容包括： （一）贯彻执行党和国家经济方针政策、决策部署情况； （二）企业发展战略规划的制定、执行和效果情况； （三）重大经济事项的决策、执行和效果情况； （四）企业法人治理结构的建立、健全和运行情况，内部控制制度的制定和执行情况； （五）企业财务的真实合法效益情况，风险管控情况，境外资产管理情况，生态环境保护情况； （六）在经济活动中落实有关党风廉政建设责任和遵守廉洁从业规定情况； （七）以往审计发现问题的整改情况； （八）其他需要审计的内容	第十八条　在审计以上主要内容时，应当关注领导干部在履行经济责任过程中的下列情况：贯彻落实科学发展观，推动经济社会科学发展情况；遵守有关经济法律法规、贯彻执行党和国家有关经济工作的方针政策和决策部署情况；制定和执行重大经济决策情况；与领导干部履行经济责任有关的管理、决策等活动的经济效益、社会效益和环境效益情况；遵守有关廉洁从政（从业）规定情况等

1. 新旧规定审计内容的变化。

经济责任的审计内容也是被审计领导的职责内容。通过以上对比可以看出，党政领导干部、事业单位领导人、国有企业领导人三类被审计人审计内容的变化类似，下面以党政工作部门、纪检监察机关、法院、检察院、事业单位和人民团体等单位主要领导干部经济责任审计的内容为例，来分析新旧规定的主要变化。

（1）贯彻执行党和国家经济方针政策、决策部署情况。在两办新规中，这项内容排在最前面，说明是最重要的审计内容，也是一个单位领导人最重要的履职内容。而在32 号文中，相关规定是置于一系列财政、财务和经济管理事项后面的。

不同的被审计单位的层级不同，所辖地区的自然资源和经济条件不同，或者不同单位的职能不同，涉及的"党和国家经济方针政策、决策部署"不同，而党和国家经济方针政策、决策部署涉及的内容很多，审计人员难以界定边界，这也是审计工作的难点。

（2）本部门本单位重要发展规划和政策措施的制定、执行和效果情况。这是第二重要的审计内容，是两办新规新增审计内容，也是被审计领导干部重要的履职内容。被审计领导干部要制定本部门本单位重要发展规划和政策措施，并通过政策措施切实落实，即要在职责范围内，实现发展。与32 号文的"贯彻落实科学发展观，推动经济社会科学发展情况"相比，两办新规更强调具体执行，要制定规划，通过政策措施将规划落地，从而切实实现发展。

对审计人员来说，发展规划的制定、落实相对比较具体，相对于"科学发展"，更容易把握。

（3）重大经济事项的决策、执行和效果情况。与32 号文"制定和执行重大经济决策情况；与领导干部履行经济责任有关的管理、决策等活动的经济效益、社会效益和环境效益情况"相比，两办新规增加了对"执行"的强调，审计人员对重大经济事项的审计，除了决策和效果外，还应该对执行过程是否合法合规、是否符合单位内部控制制度进行关注。

（4）财政财务管理和经济风险防范情况，生态文明建设项目、资金等管理使用和效益情况，以及在预算管理中执行机构编制管理规定情况。

关于"财政财务管理"，两办新规与32号文规定的审计内容内涵相仿，对审计人员来说，是容易把握的、熟悉的审计领域。

"经济风险防范"是两办新规新增内容，与国家防范化解重大风险的政策要求是一致的。不同被审计单位面临不同的风险防控要求，审计人员需要根据被审计单位的实际情况，关注风险管控范围。

"生态文明建设项目、资金等管理使用和效益情况"为两办新规新增内容。这与党和国家加快推进生态文明建设的国策相关，属于党和国家重要的经济政策之一。如果被审计领导干部的职责范围涉及生态文明建设项目，那么建设项目的管理、资金使用和效果就是重要的审计内容。

"在预算管理中执行机构编制管理规定情况"为两办新规新增内容，主要关注实践中机构编制管理存在的各种问题。

（5）在经济活动中落实有关党风廉政建设责任和遵守廉洁从政规定情况。

前面的四款都强调了开拓进取、担当作为，但是，并不是说权力的运行可以不受约束，领导干部履职过程中，需要恪守原则，即落实有关党风廉政建设责任和遵守廉洁从政规定。

与32号文"遵守有关廉洁从政（从业）规定情况"相比，两办新规除了要求领导干部本人"遵守廉洁从政规定"外，更重要的是强调领导干部要"在经济活动中落实有关党风廉政建设责任"，即领导干部不但要本人遵守廉洁从业规定，还要在单位的经济活动中落实有关党风廉政建设责任。如果所负责的单位中存在违反廉洁从业规定的情况，被审计领导干部本人即使没有违反廉洁从业规定的行为，也要承担责任。

（6）以往审计发现问题的整改情况。这是两办新规新增审计内容，经济责任审计，除了对被审计人经济责任履行情况进行评价外，更重要的是为了改进和提高，如果对以往审计发现的问题不重视、不整改，经济责任审计会失去改进和提高的重要意义。

（7）其他需要审计的内容。

综合起来，两办新规强调审计职责履行情况，32号文强调财务审计。对各类被审计人，新旧规定都强调"贯彻执行党和国家经济方针政策、决策部署情况"，促进领导干部履职尽责、担当作为，确保党中央令行禁止。

2.审计实践中如何把握审计内容。

（1）明确经济责任审计的内容。审计人员应当按照权责一致、权责对等原则，以领导干部任职期间公共资金、国有资产、国有资源的管理、分配和使用为基础，依法依规确定审计内容。审计人员围绕领导干部履行经济责任的主要载体，即公共资金、国有资产、国有资源的管理、分配和使用情况，针对财政资金分配、国有资产处置、公共资源配置审批和交易等问题易发、高发的重点领域和关键环节开展审计。

（2）明确经济责任审计的重点。审计应当以领导干部权力运行和责任落实情况为重点。习近平总书记在十九届中央纪委二次全会上总结党的十八大以来全面从严治党的重要经验时指出，"要坚持行使权力和担当责任相统一，真正把落实管党治党政治责任作为最根本的政治担当，紧紧咬住'责任'二字，抓住'问责'这个要害"。党的十八届三中全会要求加强和改进对主要领导干部行使权力的制约和监督，加强行政监察和审计监督。党的十九大强调加强对权力运行的制约和监督，让人民监督权力，让权力在阳光下运行，把权力关进制度的笼子。

实践中，应围绕"被审计领导干部履行经济责任应该干什么、干了什么、怎么干的、干得怎么样"等内容，突出审计重点。

（3）确定审计内容和审计重点的具体考虑因素。确定审计内容时，应当从工作实际出发。首先要根据领导干部管理监督部门需要和审计资源等实际情况，有针对地选定重点审计事项。其次要考虑不同类别、不同级次、不同地区（部门、单位）领导干部履职特点、自然资源禀赋等实际情况，科学合理确定审计重点。实践中，不要求审计内容面面俱到，但应当体现地区（部门、单位）特色，体现被审计领导干部履职特点等。对于两办新规第十七条至第十九条列述的各项审计内容，审计人员应在把握总体情况的基础上，确定审计重点，可结合审计目标和审计资源等情况，进行有针对性、代表性的抽查，但要防止以偏概全。

3. 关于"党和国家经济方针政策、决策部署"的主要内容。

（1）审计重点。

贯彻执行党和国家经济方针政策、决策部署情况，主要是指国家重大战略、重大规划、重大宏观调控政策、重大改革任务、重大项目等经济方针政策及决策部署，习近平总书记对部门（系统、行业）做出的有关经济工作重要批示指示等的贯彻落实情况。

审计人员应重点关注是否存在相关重大政策措施和决策部署贯彻落实不坚决、不全面、不到位等问题。

（2）具体内容示例。

在审计实践中，审计人员不好把握的具体内容是"党和国家经济方针政策、决策部署"。不同的被审计单位和被审计人，职责不同，要贯彻执行的方针政策、决策部署不同，审计人员需要根据被审计单位和被审计人的实际职责范围确定审计内容。方针政策、决策部署可能涉及的具体内容示例如下。

- 是否将中央经济工作会议、政府工作报告中与部门（系统、行业）相关的任务分工分解落实、按期推进。

- 深化"放管服"改革方面，是否存在推进行政审批制度改革、简政放权、降低实体经济成本、清理涉企收费、减轻企业负担等任务落实不到位的情况。

- 营造良好营商环境政策措施方面，是否存在违规设立、变相设立或者擅自保留已取消的行政许可事项，是否存在已下放的审批事项承接不到位，是否存在未经批准将应取消或者下放的非行政许可审批事项转为行政许可审批事项，是否存在指定所属企业或者主管协会进行违规收费、设置前置性审批条件和歧视性条件等情况。

实践中，审计人员可以重点关注部门、单位在贯彻落实中央重大政策措施时是否明确了贯彻执行的时间表、路线图和阶段性目标，相关实施方案是否符合国家战略规划，相关职能部门采取的措施是否到位，目标任务是否完成或者落实效果是否达成预期目标，贯彻落实是否打折扣、做选择、搞变通。实施审计时，审计人员要注意防止简单根据是否及时召开会议、是否及时下发文件等形式上的措施进行评价，重点要看被审计领导干部是否采取了实质性举措推进工作。

4. 关于"本部门本单位重要发展规划和政策措施的制定、执行和效果情况"的主要内容。

重要发展规划和政策措施的制定、执行和效果情况，主要是指被审计领导干部任职期间，制定部门（系统、行业）发展战略规划及其执行和效果情况。重点关注内容如下。

- 是否制定部门（系统、行业）的重要发展规划和政策措施，制定的规划是否符合国家战略规划等要求。

- 是否采取有效措施推进部门（系统、行业）重要发展规划和政策措施落实。

- 部门（系统、行业）重要发展规划和政策措施中阶段性目标任务等是否按期完成，是否达到预期效果等。

5. 关于"重大经济事项的决策、执行和效果情况"的主要内容。

重大经济事项的决策、执行和效果情况，主要是指被审计领导干部任职期间在部门基本建设、资产采购、资产处置等领域主持制定重大经济决策制度及其执行和效果的情况。重点关注内容如下。

- 重大经济决策制度的建立健全情况，包括是否制定重大经济决策制度，是否对重大经济决策的程序、范围、权限和标准做出明确规定，制定的经济决策制度是否符合国家法律法规，是否将预决算管理、基本建设、大额对外投资、大额物资采购、大额资产处置、大额资金使用等重大经济事项纳入决策范围。

- 重大经济决策制度执行情况，包括决策事项是否经过充分论证，决策程序和权限是否合规，决策内容是否合规合纪合法等。

- 重大经济决策执行效果情况，包括重大经济决策事项是否按期完成，是否实现预期目标，是否因决策不当或者失误造成损失浪费、环境破坏、风险隐患等。

实践中，可通过梳理领导干部任职期间重大经济决策事项清单等方式，确保重点突出、指向清晰、任务落实。

6. 关于"财政财务管理"的主要内容。

财政财务管理，主要是指部门预决算管理和财政资金分配管理绩效情况。重点关注内容如下。

- 部门、单位主导和参与分配的专项转移支付资金，以及管理的重点民生专项资金和其他公共资金分配管理等使用情况，是否合法合理设置专项资金，政策目标是否清晰、分配方法是否科学、分配标准是否统一、分配程序是否合规。
- 是否及时下达预算，是否建立健全资金监督管理和绩效考评等制度，绩效考评制度是否具有可操作性，是否及时执行到位，是否存在资金使用效益不高等问题。
- 部门、单位对所属单位管理监督是否严格，是否实现资产保值增值，是否存在依托部门职权、利用行业资源或者部门影响力违规投资获利、谋取小团体利益，所属企事业单位对外投资经营是否合规等问题。

7. 关于"经济风险防范情况"的主要内容。

经济风险防范情况，主要是指被审计领导干部任职期间防范化解经济风险采取的具体措施，以及对这些措施的跟进督查、实施效果等情况。重点关注内容如下。

- 是否对部门（系统、行业）面临的经济风险进行科学预判。
- 是否及时采取措施防范化解风险。
- 是否存在由于决策不当或者管控不严造成公共资金、国有资产、国有资源损失浪费等情况。

8. 关于"生态文明建设项目、资金等管理使用和效益情况"的主要内容。

生态文明建设项目、资金等管理使用和效益情况，主要是指环境保护监管等有关部门、单位贯彻执行中央生态文明建设方针政策和决策部署情况，遵守自然资源资产管理和生态环境保护法律法规及相关重大决策情况，履行自然资源资产管理和生态环境保护监督责任情况，等等。

9. 关于"在预算管理中执行机构编制管理规定情况"的主要内容。

在预算管理中执行机构编制管理规定情况，可以重点关注以下内容。

- 部门、单位是否存在未经批准擅自设立机构或者增加内设机构的情况。
- 是否存在超编进人、超职数超规格配备领导干部、虚报人员占用编制等情况，揭示其引起的超预算支出、无预算开支等涉及预算管理方面的问题。

为更好落实《中共中央关于深化党和国家机构改革的决定》中关于加大机构编制违纪违法行为查处力度，完善机构编制同纪检监察机关和组织人事、审计等部门的协作联动机制，形成监督检查合力的要求，审计机关应及时将相关问题线索移交给机构编制管理部门进行进一步处理。

10.关于"在经济活动中落实有关党风廉政建设责任和遵守廉洁从政规定情况"的主要内容。

在经济活动中落实有关党风廉政建设责任和遵守廉洁从政规定情况，主要是指党政工作部门等单位主要领导干部作为党风廉政建设第一责任人，在加强党风廉政建设方面职责履行情况。

考虑到党风廉政建设涉及面广，为进一步聚焦经济责任、明晰审计边界，本项对有关党风廉政建设责任和廉洁从政规定情况的表述进行了"在经济活动中"的限定，以聚焦经济责任。

本项内容贯穿审计内容的始终。审计人员可以重点关注被审计领导干部、班子成员是否存在违反中央八项规定及其实施细则精神等问题，是否存在违规经商办企业、违规持股、违规兼职取酬、违规从事有偿中介活动、超标准配备办公用房和用车等。

11.关于"以往审计发现问题的整改情况"的主要内容。

关于以往审计发现问题的整改情况，可以重点关注以下内容。

被审计领导干部任职期间是否按照审计法、《关于完善审计制度若干重大问题的框架意见》及相关配套文件等要求，对审计机关查出的问题认真进行整改，是否存在主要领导干部对审计整改不重视、不部署，以及未采取有效措施造成整改不到位等问题。

（五）审计操作方法

两办新规将一些具体操作层面的内容，即审计方法和部门之间互相支持方面的内容固化。新旧规定关于经济责任审计操作方法方面的内容对比如表1-5所示。

表1-5　审计操作方法方面的内容对比

	两办新规	32号文
条款	第二十八条　经济责任审计应当加强与领导干部自然资源资产离任审计等其他审计的统筹协调，科学配置审计资源，创新审计组织管理，推动大数据等新技术应用，建立健全审计工作信息和结果共享机制，提高审计监督整体效能。 第二十九条　经济责任审计过程中，可以依规依法提请有关部门、单位予以协助。有关部门、单位应当予以支持，并及时提供有关资料和信息	第二十六条　审计机关履行经济责任审计职责时，可以依法提请有关部门和单位予以协助，有关部门和单位应当予以配合
关键内容	创新审计组织管理、推动大数据等新技术应用、信息和结果共享机制	—

第二十八条为两办新规新增内容，强调以下两点。

1. 为提高审计效率，经济责任审计应当加强与领导干部自然资源资产离任审计等其他审计的统筹协调，共享信息和结果。

2. 将"推动大数据等新技术应用，建立健全审计工作信息和结果共享机制"写入规定。目前，在科技、信息化技术发达的背景下，强调审计方法和手段的与时俱进，提高审计效能。审计方法不应局限于检查、监盘、观察、询问、函证、重新计算、重新执行和分析等传统的审计方法，而应该利用科技手段，履行审计程序，提高审计效率和效果。

以下獐子岛的案例，虽然不是医院审计，但是可以借鉴其审计方法，拓展思路。

【案例 1-3】　　信息化技术解决审计难题

自 2014 年起，獐子岛家的扇贝就过得很惨，不是"跑路"就是"死亡"，而这些看起来有些离谱的事情，也成为獐子岛解释财务数据的理由。

证监会调查发现，獐子岛在 2014 年、2015 年已连续两年亏损的情况下，利用海底库存及采捕情况难发现、难调查、难核实的特点，不以实际采捕海域为依据进行成本结转，导致财务报告严重失真。2016 年，獐子岛通过少记录成本、营业外支出的方法将利润由亏损披露为盈利，2017 年将以前年度已采捕海域列入核销海域或减值海域，夸大亏损幅度。

证监会是如何进行调查的呢？

据披露，证监会借助卫星定位数据，对獐子岛 27 条采捕船只数百万条海上航行定位数据进行分析，委托两家第三方专业机构运用计算机技术还原了采捕船只的真实航行轨迹，复原了獐子岛最近两年真实的采捕海域，进而确定实际采捕面积，并据此认定獐子岛成本、营业外支出、利润等存在虚假。

（六）审计报告要点

关于审计报告要点的规定，也属于操作层面的内容。新旧规定关于经济责任审计报告要点的对比如表 1-6 所示。

表 1-6　经济责任审计报告要点的对比

条款	第三十条　审计组实施审计后，应当向派出审计组的审计委员会办公室、审计机关提交审计报告。审计报告一般包括被审计领导干部任职期间履行经济责任情况的总体评价、主要业绩、审计发现的主要问题和责任认定、审计建议等内容	无

（续表）

关键内容	两办新规	32 号文
关键内容	总体评价、主要业绩、审计发现的主要问题和责任认定、审计建议	无

两办新规规定了审计报告的主要内容，主要包括以下四点。

一是总体评价。经济责任审计报告，应当对被审计人进行总体评价。

二是主要业绩。经济责任审计，是对领导干部经济责任的履行情况进行监督、评价和鉴证，审计报告应该全面反映职责履行情况，不只反映问题，也应该公允地反映业绩。

三是审计发现的主要问题和责任认定。这部分是经济责任审计报告的重点，如果审计不能发现问题、界定责任，就不能促进被审计单位及被审计人各方面工作的提高，就不能改进管理，不能阻塞漏洞，不能完善制度，不能防范风险，等等。

四是审计建议。发现问题的最终目的是解决问题、完善管理，所以，审计建议不可或缺。没有审计建议，审计就不能很好地实现两办新规第二条中规定的"促进经济高质量发展，促进全面深化改革，促进权力规范运行，促进反腐倡廉，推进国家治理体系和治理能力现代化。"的目标。

（七）责任分类

新旧规定关于经济责任分类的对比如表 1-7 所示。

表 1-7　经济责任分类的对比

	两办新规	32 号文
条款	第三十九条　对领导干部履行经济责任过程中存在的问题，审计委员会办公室、审计机关应当按照权责一致原则，根据领导干部职责分工，综合考虑相关问题的历史背景、决策过程、性质、后果和领导干部实际所起的作用等情况，界定其应当承担的直接责任或者领导责任	第三十四条　审计机关对被审计领导干部履行经济责任过程中存在问题所应当承担的直接责任、主管责任、领导责任，应当区别不同情况作出界定
关键内容	1. 权责一致原则 2. 直接责任、领导责任	直接责任、主管责任、领导责任

两办新规强调权责一致原则，综合考虑相关问题的历史背景、决策过程、性质、后果和领导干部实际所起的作用等情况；与 32 号文相比，两办新规对责任的界定要求考虑的要素更多，定责更谨慎，强调了责任界定要尊重事实、依据事实的理念。

两办新规只规定直接责任和领导责任两种责任，取消了主管责任。

（八）承担不同责任的行为分类

新旧规定都对承担不同责任的行为特征进行了分类列示，条款对比如表 1-8 所示。

表 1-8　承担不同责任的行为分类对比

	两办新规	32 号文
条款	第四十条　领导干部对履行经济责任过程中的下列行为应当承担直接责任： （一）直接违反有关党内法规、法律法规、政策规定的； （二）授意、指使、强令、纵容、包庇下属人员违反有关党内法规、法律法规、政策规定的； （三）贯彻党和国家经济方针政策、决策部署不坚决不全面不到位，造成公共资金、国有资产、国有资源损失浪费，生态环境破坏，公共利益损害等后果的； （四）未完成有关法律法规规章、政策措施、目标责任书等规定的领导干部作为第一责任人（负总责）事项，造成公共资金、国有资产、国有资源损失浪费，生态环境破坏，公共利益损害等后果的； （五）未经民主决策程序或者民主决策时在多数人不同意的情况下，直接决定、批准、组织实施重大经济事项，造成公共资金、国有资产、国有资源损失浪费，生态环境破坏，公共利益损害等后果的； （六）不履行或者不正确履行职责，对造成的后果起决定性作用的其他行为。 第四十一条　领导干部对履行经济责任过程中的下列行为应当承担领导责任： （一）民主决策时，在多数人同意的情况下，决定、批准、组织实施重大经济事项，由于决策不当或者决策失误造成公共资金、国有资产、国有资源损失浪费，生态环境破坏，公共利益损害等后果的； （二）违反部门、单位内部管理规定造成公共资金、国有资产、国有资源损失浪费，生态环境破坏，公共利益损害等后果的； （三）参与相关决策和工作时，没有发表明确的反对意见，相关决策和工作违反有关党内法规、法律法规、政策规定，或者造成公共资金、国有资产、国有资源损失浪费，生态环境破坏，公共利益损害等后果的； （四）疏于监管，未及时发现和处理所管辖范围内本级或者下一级地区（部门、单位）违反有关党内法规、法律法规、政策规定的问题，造成公共资金、国有资产、国有资源损失浪费，生态环境破坏，公共利益损害等后果的； （五）除直接责任外，不履行或者不正确履行职责，对造成的后果应当承担责任的其他行为	第三十五条　本规定所称直接责任，是指领导干部对履行经济责任过程中的下列行为应当承担的责任： （一）直接违反法律法规、国家有关规定和单位内部管理规定的行为； （二）授意、指使、强令、纵容、包庇下属人员违反法律法规、国家有关规定和单位内部管理规定的行为； （三）未经民主决策、相关会议讨论而直接决定、批准、组织实施重大经济事项，并造成重大经济损失浪费、国有资产（资金、资源）流失等严重后果的行为； （四）主持相关会议讨论或者以其他方式研究，但是在多数人不同意的情况下直接决定、批准、组织实施重大经济事项，由于决策不当或者决策失误造成重大经济损失浪费、国有资产（资金、资源）流失等严重后果的行为； （五）其他应当承担直接责任的行为。 第三十六条　本规定所称主管责任，是指领导干部对履行经济责任过程中的下列行为应当承担的责任： （一）除直接责任外，领导干部对其直接分管的工作不履行或者不正确履行经济责任的行为； （二）主持相关会议讨论或者以其他方式研究，并且在多数人同意的情况下决定、批准、组织实施重大经济事项，由于决策不当或者决策失误造成重大经济损失浪费、国有资产（资金、资源）流失等严重后果的行为。 第三十七条　本规定所称领导责任，是指除直接责任和主管责任外，领导干部对其不履行或者不正确履行经济责任的其他行为应当承担的责任

1. 新旧规定的主要区别。

（1）两办新规与32号文关于直接责任的最大差异为增加了第四十条的第（三）、（四）款。第（三）款"贯彻党和国家经济方针政策、决策部署不坚决不全面不到位，造成公共资金、国有资产、国有资源损失浪费，生态环境破坏，公共利益损害等后果的；"与前述审计内容中，"贯彻党和国家经济方针政策、决策部署"是领导干部最重要的职责相呼应，最重要的职责没有履行到位，造成后果的，界定为直接责任。第（四）款，对有关法律法规规章、政策措施、目标责任书等规定的领导干部作为第一责任人（负总责）的事项，没有完成且造成后果的，界定为直接责任。

（2）32号文规定的直接责任包括违反单位内部管理规定，而两办新规不包括违反单位内部管理规定。

2. 关于两办新规规定承担责任的各类情形分析。

两办新规明确了直接责任和领导责任的各种表现，即"症状"，分析如下。

（1）领导干部对履行经济责任过程中的下列行为应当承担直接责任。

①直接违反有关党内法规、法律法规、政策规定的。

"直接"是指被审计领导干部在履行经济责任过程中，个人直接决定，或者通过主持会议、传签文件、会签文件等方式进行集体研究，在决策过程中起决定性作用。概括起来，就是"直接干"。

②授意、指使、强令、纵容、包庇下属人员违反有关党内法规、法律法规、政策规定的。

这是指被审计领导干部没有上述第一项所述的直接违反的行为，但下属人员直接违反了有关党内法规、法律法规、政策规定，且被审计领导干部存在授意、指使、强令、纵容、包庇情形的，被审计领导干部承担直接责任。概括起来，就是"令别人干"。

③贯彻党和国家经济方针政策、决策部署不坚决不全面不到位，造成公共资金、国有资产、国有资源损失浪费，生态环境破坏，公共利益损害等后果的。

"不坚决不全面不到位"是指被审计领导干部不重视、不部署或者未采取有效措施推进工作，导致贯彻落实党和国家决策部署不坚决不到位等问题。此情形需结合造成的公共资金、国有资产、国有资源损失浪费，生态环境破坏，公共利益损害等后果，才能认定为直接责任。概括起来，就是"主要职责履行不到位"。

④未完成有关法律法规规章、政策措施、目标责任书等规定的领导干部作为第一责任人（负总责）事项，造成公共资金、国有资产、国有资源损失浪费，生态环境破坏，公共利益损害等后果的。

明确领导干部作为第一责任人的事项，如果没有完成而造成不良后果，有关领导干部要负直接责任。概括起来，就是"主要职责履行不到位"。

⑤未经民主决策程序或者民主决策时在多数人不同意的情况下，直接决定、批准、

组织实施重大经济事项，造成公共资金、国有资产、国有资源损失浪费，生态环境破坏，公共利益损害等后果的。

本款规定主要针对被审计领导干部违反规定程序进行决策的情形，包括应当经过民主决策未经过民主决策，或者民主决策时在多数人反对的情况下直接决策，此情形需结合造成的公共资金、国有资产、国有资源损失浪费，生态环境破坏，公共利益损害等后果，才能认定为直接责任。

未经民主决策，或者经过民主决策多数人不同意情况下，直接决定、批准、组织实施重大经济事项，相当于"直接违规"。

⑥不履行或者不正确履行职责，对造成的后果起决定性作用的其他行为。

这一项为兜底条款，直接责任的共同特征，都是不履行或者不正确履行职责，对造成的后果起决定性作用。

（2）领导干部对履行经济责任过程中的下列行为应当承担领导责任。

①民主决策时，在多数人同意的情况下，决定、批准、组织实施重大经济事项，由于决策不当或者决策失误造成公共资金、国有资产、国有资源损失浪费，生态环境破坏，公共利益损害等后果的。

在重大经济事项决策形式合规的情况下，因决策不当或者失误造成相关后果的，应认定被审计领导干部承担领导责任。概括起来，就是"领导人没能掌控大方向"，没能起到领导应有的作用。

②违反部门、单位内部管理规定造成公共资金、国有资产、国有资源损失浪费，生态环境破坏，公共利益损害等后果的。

考虑到部门、单位内部管理规定的约束力明显低于有关党内法规、法律法规、政策规定，而且有时存在被审计领导干部所在单位自我加压，制定的内部管理规定严于国家标准，或者制定的制度不够科学严谨、操作性不强甚至不具操作性等情形，本项规定明确了审计人员发现违反内部管理规定的行为时，要结合造成的公共资金、国有资产、国有资源损失浪费，生态环境破坏，公共利益损害等后果来认定责任。

概括起来，对比"违反单位内部管理规定"造成损失，与"直接违反有关党内法规、法律法规、政策规定"造成损失，前者为领导责任，后者为直接责任。

③参与相关决策和工作时，没有发表明确的反对意见，相关决策和工作违反有关党内法规、法律法规、政策规定，或者造成公共资金、国有资产、国有资源损失浪费，生态环境破坏，公共利益损害等后果的。

这主要适用于经济责任同步审计中的责任认定。明确领导干部参与相关决策和工作时未发表明确的反对意见，相关决策和工作违规违纪违法或者造成相关后果，即可认定为领导责任。

如开展董事长和总经理经济责任同步审计时，对于董事长主持会议决策的事项，总经理如果同时参加了会议，未发表明确的反对意见，决策事项出现违反有关党内法规、法律法规、政策规定的情形，董事长应当承担直接责任，总经理应当承担领导责任。

概括起来，虽然参与决策，但是没有"发表明确的反对意见"，也是没有履行管理职责的体现，界定为"领导责任"。

④疏于监管，未及时发现和处理所管辖范围内本级或者下一级地区（部门、单位）违反有关党内法规、法律法规、政策规定的问题，造成公共资金、国有资产、国有资源损失浪费，生态环境破坏，公共利益损害等后果的。

该条款主要规定被审计领导干部应履行而未履行监管职责，或者履行监管职责不到位，未及时发现和处理本级或者下一级地区（部门、单位）违反有关党内法规、法律法规、政策规定且造成相关后果，被审计领导干部应承担领导责任。

实践中，经济责任审计应聚焦本级和下一级重点地区（部门、单位）的问题，但对于审计发现的三级及以下地区（部门、单位）出现的普遍性、典型性、倾向性问题，或者与被审计领导干部履行经济责任关联较大的事项，可以参照此项规定认定被审计领导干部应承担的责任。

对管辖范围内的违法行为不能及时发现，正是没有或者没能履行管理职责，应界定为领导责任。

⑤除直接责任外，不履行或者不正确履行职责，对造成的后果应当承担责任的其他行为。该条属于兜底条款。

关于责任认定，《第 3204 号内部审计实务指南——经济责任审计》又提出了以下操作性的规定。

关于直接责任和领导责任的认定，《第 2205 号内部审计具体准则——经济责任审计》和本指南只是列举了一些常见和典型的情形，不可能穷尽所有情形，有的情形强调后果，有的情形不强调后果。这里列举的"后果"，突出了对公共资金、国有资产、国有资源的影响，对内部审计而言，造成的损失浪费后果可以不限于对被审计单位掌握的公共资金、国有资产、国有资源，而且"后果"也不限于损失浪费、生态环境破坏、公共利益损害、会计信息不实等相对直观、易于发现取证的情况，还包括造成的恶劣影响、潜在的经济损失浪费和风险隐患等相对隐蔽但直接影响到经济社会和本单位、被审计单位持续健康发展的情况。实践中，内部审计要贯彻本指南第 3 章第 2 节所述责任认定的基本原则，坚持从实际出发，注重精准性、有效性，不能简单地、机械地套用上述列举的情形，必须实事求是、审慎客观，具体问题具体分析。同时，认定责任时，对相同职务层次和相同类别领导干部，应注意保持责任认定原则的一致性和可比性。

重要事项原则。在开展责任认定前，需要按照审计发现问题的重要性划分，确定应进行责任认定的有关事项，即应是由于被审计领导干部对其领导或直接分管的工作，不履行或者不正确履行经济责任，造成国家（单位）利益（资产）损失浪费等后果的，以

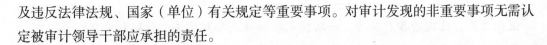

及违反法律法规、国家（单位）有关规定等重要事项。对审计发现的非重要事项无需认定被审计领导干部应承担的责任。

（九）"三个区分开来"

不同审计人员的审计评价难免受到个人主观因素的影响，导致不同审计人员对同一经济事项的审计评价可能不同，两办新规规定了进行审计评价应遵循的基本原则，主要内容如表 1-9 所示。

表 1-9　"三个区分开来"

	两办新规	32 号文
条款	第四十三条　审计评价时，应当把领导干部在推进改革中因缺乏经验、先行先试出现的失误和错误，同明知故犯的违纪违法行为区分开来；把上级尚无明确限制的探索性试验中的失误和错误，同上级明令禁止后依然我行我素的违纪违法行为区分开来；把为推动发展的无意过失，同为谋取私利的违纪违法行为区分开来。对领导干部在改革创新中的失误和错误，正确把握事业为上、实事求是、依纪依法、容纠并举等原则，经综合分析研判，可以免责或者从轻定责，鼓励探索创新，支持担当作为，保护领导干部干事创业的积极性、主动性、创造性	无

"三个区分开来"是两办新规全新的内容，也是与 32 号文相比重要的变化之一，体现了鼓励担当作为、鼓励探索创新，保护领导干部干事创业的积极性、主动性、创造性的干部管理理念。

1. 明确要求贯彻落实习近平总书记关于"三个区分开来"的重要要求。经济责任审计要求全面、客观、辩证地看待问题，审慎做出审计评价，鼓励探索创新，引导各级领导干部争当改革的促进派、实干家。

2. 推动建立激励和容错免责工作机制。经济责任审计中，审计人员要坚持严格依法审计，坚持问题导向，做到应审尽审、凡审必严，严肃揭示违规违纪违法问题线索。同时，对领导干部在改革创新中的失误和错误，应当从目的正当、程序合规、行为合法、结果合理等维度进行分析研判，区分无意过失与明知故犯、工作失误与失职渎职、探索实践与以权谋私，经综合分析研判，确定是否可以免责或者从轻定责，鼓励领导干部积极干事创业、勇于担当作为。

【案例 1-4】　对宋运辉的处理结果及对先进干部管理理念的诠释

《大江大河 2》中有关组织部门和领导对宋运辉所犯"错误"的处理结果，体现了"三个区分开来"的理念。

剧中的宋运辉一心想将东海化工厂建设成为技术一流、有持续发展潜力的一流化工厂，他顶着各种压力，一路披荆斩棘攻克各种难关，争取到外商投资。但是，他在运作过程中没有注意与周围同事搞好关系，没有注意对重大经济事项的集体决策，被人陷害，犯了所谓的"错误"。他在与外商谈判过程中，将与其他外商谈判的资料透露给对方，加之其他捕风捉影的所谓的作风问题，最后被停职调查。宋运辉无疑是一个开拓进取、担当作为的干部。

但是，开拓进取、担当作为的干部，不见得不会犯错误，本案例关注的是宋运辉的"错误"的性质和上级的处理方式。

当时是改革开放初期，是"摸着石头过河"，没有现成的模式可照搬，更没有配套的法规制度可遵守。宋运辉的错误，属于在推进改革中因缺乏经验、先行先试出现的失误，不是明知故犯的违纪违法行为；是上级尚无明确限制的探索性试验中的失误，不是上级明令禁止后依然我行我素的违纪违法行为；是为推动发展的无意过失，不是为谋取私利的违纪违法行为。

上级单位的处理，也很符合两办新规的精神。剧中的上级领导老徐指出并批评了宋运辉存在的错误：只考虑结果，不考虑过程，不注意过程中团结同事。上级领导强调宋运辉身上的可贵之处，即创业的锐气和闯劲。最终，宋运辉只是被调离东海化工厂，调入化工系统内的其他工厂。这么做的目的是"保护和锻炼"，符合"促进领导干部履职尽责、担当作为"的原则，符合"保护领导干部干事创业的积极性、主动性、创造性"的原则。

三、审前调查及审计风险评估

审前调查是经济责任审计工作开展的重点和关键环节，要确定具体的审计范围，确定应纳入审计范围的被审计单位的经济事项，必须了解被审计单位与审计相关的各方面的情况，在此基础上，确定审计范围和审计重点，评估审计风险，制定审计策略和审计计划。

关于审前调查的内容，《第 3204 号内部审计实务指南——经济责任审计》给出了详细的指引："审计组在编制审计方案前，应调查了解被审计领导干部及其所在单位的相关情况。主要包括：党和国家有关工作重点、有关主管部门的工作要求；所在单位的发展目标、年度计划及工作重点；被审计领导干部任职期间的职责范围和分管工作；相关法律法规和政策制度；经济环境、行业状况及其他外部因素；管理体制、组织架构、经营范围、主要（工作）业务开展情况；财政、财务收支情况；适用的业绩指标体系及业绩评价情况；内部管理情况；相关信息系统及数据等。同时，内部审计机构应当听取协调机构有关成员部门（机构）的意见，及时了解与被审计领导干部履行经济责任有关的考察考核、群众反映、巡视巡察反馈、组织约谈、函询调查、案件查处结果等情况，并将相关情况提供给审计组。"

审前调查的方法除了传统的访谈、阅读文件资料外，还可以通过多种渠道了解被审计单位所在行业和被审计单位的情况，形成对被审计单位的认识，评估审计风险。而审前调查的时间也不局限于审计进点之后，审前调查的地点也不局限于被审计单位的场所，审前调查可采用一切合法的方法，取得与被审计单位相关的各类信息。

对于公立医疗机构的审计，同样应该履行程序，关注相关法律规定，特别是与医疗业务相关的各类法律法规，这些法规的规定，就是主要的审计内容和审计重点。

以下以案例的形式说明某医院经济责任审计审前调查的重要性。

【案例 1-5】　　　　　　　　**审前调查的重要性**

2022 年 2 月，A 事务所中标了 DEF 医院经济责任审计项目。

承接项目后，项目负责人李一发现项目组人员都没有医院审计经验，并且项目组中大部分是年轻人，审计经验有些不足。李一浏览了以往的医院审计报告，发现这些审计报告中披露的问题几乎都是一般的财务管理、资产管理、会计核算等问题，这些问题是任何一个单位都有可能发生的，而属于医疗业务方面的问题几乎没有，所以，这些审计报告借鉴价值不大。

如何在整个团队审计经验不足的情况下，高质量地完成审计工作呢？李一决定进行高质量的审前调查工作，以取得高质量的审计结果。

一、进点前的准备工作

为更好地完成审计任务，准备工作从中标之后就开始了。考虑到项目组对医疗行业审计经验的不足，李一带领项目组利用现有的网络资源，开始搜集医疗行业有关法规政策、行业情况、案例等相关信息，尽可能增加项目组成员对被审计单位的了解。

（一）调查的主要内容

审计是对业务的审计，而审计的评价标准是国家的相关法规政策。为了高质量地完成审计项目，李一及其团队在实际进点之前就开始进行准备，主要从以下几个方面进行审前的调查、准备。

1. 了解与公立医院相关的国家相关政策和法律法规。

2. 了解一般公立医院的主要业务及管理方式。

3. 了解公立医院可能存在的问题。

4. 了解 DEF 医院基本情况。

（二）调查方法

为使团队全体成员都能在调查中实现知识和经验共享，李一将以上工作内容进行了分工。一部分人员到国家卫生健康委员会、医院所在省卫生管理部门，以及其他有关主管部门的网站搜集相关法规制度，并浏览这些法规制度，将重点内容分门别类进行摘抄；一部分人员通过初步搜集到的 DEF 医院的年度工作计划、总结、所审计期间涉及的发展规划等资料，了解 DEF 医院的基本情况；一部分人员通过搜集审计署与审计局等关于公立医院的审计报告、与医疗有关的网络新闻、与有经验的朋友沟通交流等方式，了解公立医院一般的管理方式、流程和可能存在的问题。

"共享"是采用每两天开一次会的方式，每个成员向大家分享自己近两天的成果，并对这些成果进行集体分析评价，为确定审计内容和审计重点做准备。

李一是一个有多年审计经验的审计人员，经常开会的目的是使项目组每个人除了明白各自分工外，都清楚所有审计策略、审计目标、审计程序和审计方法，明白不同审计内容之间可能存在的联系，方便项目组成员之间配合默契，使不同分工的项目组成员之间能相互协助，提高工作效率，使大家业务水平都有大幅度提高，继而提高项目组成员的积极性。

（三）调查成果

1.搜集了与公立医疗机构业务相关的法规政策。

项目组通过一段时间的调查和沟通交流，搜集了大量与公立医院业务相关的法规政策，对公立医院领域不再陌生。对公立医院法规政策的了解，对具体业务审计至关重要。

我国公立医院综合改革一直在进行中，改革的目标就是促进医疗卫生事业的发展，保障公民健康，让公民治得起病、吃得起药。理解了这个目标，就会理解很多其他具体的业务方面的管理制度。

例如，公立医院的主要采购项目是药品、耗材和设备，药品的采购不能由医院自行招标采购，而要到所在省卫生管理部门主办的网上平台采购。公立医院的药品由政府集中招标采购，再以一定价格销售给医院。这些采购业务的要求显然与一般企业不同，审计人员如果不了解这些政策，按一般企业的采购管理标准审计医院的采购业务，显然评价标准就是错误的。

2.扩大了对法规政策的关注面。

以会议分享成果的方式，除了让项目组成员共享相关法规和经验外，还能起到意想不到的作用。例如，项目组中负责搜集公立医院可能存在问题的王二，了解到公立医院的改革目标是减轻公民负担，让公民治得起病，吃得起药。而他得知有些医院的医生奖金与收入挂钩，所以存在过度治疗、过量用药的问题。医生个人薪酬与创收挂钩的做法，是不是违反了国家政策呢？

带着这个问题，项目组成员进一步搜集与医务人员考核和薪酬相关的法规制度，果然，有关制度规定，医务人员的收入是不能与创收挂钩的。

通过项目组内这种相关知识和经验的融合与碰撞，项目组成员搜集到了更多方面的制度规定。

项目组通过对被审计单位业务的了解，搜集与有关业务相关的法规制度。例如，了解到 DEF 医院存在大量的设备维修支出，项目组针对该项业务搜集到了医疗设备的管理规范、设备档案管理相关规定等。了解与基本业务相关的法规制度，是对业务进行审计的基本条件。

3. 搜集到多个医院问题案例启发了审计思路。

项目组通过查阅网上医疗领域有关新闻，结合已经了解的相关法规规定，总结出了一些公立医院可能存在的问题。

例如，审计人员看到一则网上新闻：某医院院长因为与供应商存在长时间、大金额的舞弊行为，被追究刑事责任。该新闻还详细介绍了有关人员舞弊的细节，这对审计人员来说很有启发，说明医疗机构在药品、耗材、医疗器械的采购领域存在问题的风险很大，应该将其作为审计重点。

医生乱开药、过度医疗的行为，说明医生可能因为利益驱动而出现违法违规行为。因此，医院的薪酬和考核情况应该作为审计重点。

（四）对审计策略和审计方案的影响

经过两周的准备工作，项目组在进点前的最后一次会议上，集中所有成员的意见和建议，初步确定了审计重点内容，这些内容的确定思路如下。

1. 相关法规重点关注的业务领域，应该列为审计重点。

实践中，法规的出台总是针对一定的对单位、对社会有负面影响的行为，而法规禁而不能止的，就是审计风险所在。例如，多个法规规定，药品、耗材必须通过省采购平台阳光采购，不允许线下采购，这就说明，药品、耗材采购是审计重点。

2. 常规的审计内容，应该列为审计重点。

项目组根据了解到的该医院的具体情况，将一些常规的审计内容列为审计重点，如建设项目、资产管理、内部控制等。

3. 常被群众诟病的领域，应该列为审计重点。

收受患者红包、过量开药、过度医疗等，属于常被群众诟病的领域，所以项目组决定尽量去解决问题，取得突破，提高审计质量。

二、进点后的审前调查

（一）面对困难理清思路

进点后，项目组开始进行审前调查。项目组前期虽然了解了与公立医疗机构相关的法规政策，但是对被审计单位的具体情况了解不多，面对被审计单位繁多的部门和业务，怎样保证尽可能全面地了解被审计单位的情况？"全面了解"是关键，只有全面了解，才能进行风险评估，锁定审计重点。"全面了解"也是难点。

项目组成员通过会议研究，理清了思路。

其一，通过部门理清业务。

审计的范围应该是被审计单位的业务，而这些业务是归口到具体的部门管辖的，所以，审计人员应该先了解被审计单位有哪些部门，即现有组织机构；再通过对部门相关人员访谈、阅读部门相关制度和工作手册等方式，了解有关部门的业务、管理流程、重大经济事项、与部门相关的方针政策及其他审计关注的事项，包括被访谈人员对被审计单位当前管理的评价、对被审计人员履职情况的评价等。

项目组立即取得医院的组织机构图，针对不同部门的主要职责，梳理了访谈纲要，这些纲要也通过项目组会议的方式逐一审定。

其二，依据前期对国家政策和相关法规的了解，将关注的重点引入访谈内容，如针对有关法规要求医院的信息系统要互联互通，在访谈内容中加入"医院目前有哪些信息系统，如何互联互通"的内容。

其三，访谈的对象不局限于部门负责人，还应该包括部门业务人员。

部门负责人和业务人员分别处于领导位置和干具体工作的位置，立场和对具体业务的了解可能不一样，为尽量全面掌握信息，访谈的对象包括部门负责人和业务人员。

（二）思路决定出路，审前调查卓有成效

项目组成员分别对有关部门进行访谈，取得了不错的成果。项目组通过这次访谈，除了解了各部门的主要业务外，还了解了其他一些重大经济事项，如投资失败造成损失、重大建设项目违反公立医院公益性原则、违规与社会资本合作等问题。这些都是对医院员工造成很大影响的问题，也属于审计重点内容的重大经济事项。对这些事项的了解，使后来的审计有方向、有效率。如果没有这次访谈，有些问题只通过传统的财务审计、资料审核，可能发现不了。例如，重大建设项目违规，这个建设项目没有在财务账内核算，而是在被审计单位海量的、手写的、难以辨识的会议纪要中，审计中可能难以发现这个重大事项的存在。

这次访谈也刷新了项目组成员对访谈程序的认识。项目组的大部分人员原来对访谈的效果是不看好的，认为一般人员不会说出对单位和领导的负面看法。但是，通过这次访谈，审计人员发现，很多人员对被审计单位存在的管理问题是希望得到披露和解决的，审计人员通过访谈可以发现很多问题的线索，有助于后续审计高效开展。

四、公立医院经济责任审计审计内容的确定

在审计实践中，如何根据两办新规规定的审计内容，在具体审计项目中确定具体审计内容，是审计人员必须解决的难题。审计人员对此应该有清晰的思路，才能保证审计内容的完整，保证将重要审计内容纳入审计范围。

（一）确立以职责范围确定审计内容的思路

两办新规给出了审计内容的确认原则，即"第十六条　经济责任审计应当以领导干部任职期间公共资金、国有资产、国有资源的管理、分配和使用为基础，以领导干部权力运行和责任落实情况为重点，充分考虑领导干部管理监督需要、履职特点和审计资源等因素，依规依法确定审计内容。""领导干部任职期间公共资金、国有资产、国有资源的管理、分配和使用"是基础，不是审计内容的全部，审计内容的重点是"权力运行和责任落实情况"。

很多审计人员往往将"领导干部任职期间公共资金、国有资产、国有资源的管理、分配和使用"当作审计内容的全部，这将经济责任审计与其他财务审计的审计内容混淆了。一般财务审计能够很容易划定范围，即财务报表及对应的经济业务就是审计范围。对单户报表来说，总账、明细账及相关会计凭证，以及这些财务凭证涉及的经济业务就是审计范围，以这个审计范围内的财务支出和经济业务作为审计内容。但是，经济责任审计，不应以财务报表、账簿来划定范围，经济责任审计应该以"权力运行和责任落实情况"划定范围，当然，这个范围包括财务报表、账簿及凭证等。"权力运行和责任落实情况"中的有些事项记录在财务报表和账簿中，有些事项没有记录。

如果不以财务报表、账簿、凭证来划定审计范围，那么应该怎样确定审计范围呢？

应该以被审计单位和被审计人的责任或者职责来划定审计范围，以审计范围内的经济事项作为审计内容及确定重点审计内容，即：

1.应该履行哪些职责或者做哪些事；

2.实际对哪些事项履行了职责或者做了哪些事，有无应履行而未履行的职责；

3.履职情况或经济事项的运作过程是否符合相关法律法规；

4.履职情况或者重大经济事项是否实现预期的效益；

5.有无损失或者其他不良后果。

对于公立医院经济责任审计，确定审计内容还应该结合国家深化医药卫生体制改革的大背景，立足被审计单位的业务，确定审计内容和审计重点，进而做出以下评价：（1）贯彻执行党和国家经济方针政策、决策部署情况；（2）本单位重要发展规划和政策措施的制定、执行和效果情况；（3）重大经济事项的决策、执行和效果情况；（4）财政财务管理和经济风险防范情况，生态文明建设项目、资金等管理使用和效益情况，以及在预算管理中执行机构编制管理规定情况；（5）在经济活动中落实有关党风廉政建设责任和遵守廉洁从政规定情况；（6）以往审计发现问题的整改情况；（7）其他需要审计的内容。

【案例1-6】   **审计内容与经济事项的关系**

某项目组对某医院副院长王一进行经济责任审计，经了解，审计期间，王一主要负责新院区建设项目、药品、耗材采购业务，项目组根据王一负责的业务，将新院区建设项目、药品、耗材采购作为审计内容。其中，新院区建设项目资金支出金额大，访谈过程中，项目组发现医院职工对新院区建设项目意见较多，新院区建设项目被确定为审计重点。

项目组经审计，取得与项目有关的财务信息如下。

1. 该项目投资额达到30亿元，预计投资额达到50亿元。

2. 该项目没有在财务账内核算，经询问，财务负责人给出的理由是项目未经审批，且未以医院的资金支付工程款。

3. 该项目存在虚列支出情况，资金达到8 900万元，经医院纪检监察部门配合追查，虚列支出的资金流入王一亲属的工程公司。

4. 该项目存在超过合同规定的进度支付工程款的情况，由于施工方破产，存在资金难以收回的风险，涉及金额1 500万元。

项目组经过访谈、审查有关会议记录、检查与工程项目相关的文件资料，收集有关非财务信息如下。

1. 项目未经上级卫生主管部门、主管财政部门审批。

2. 资金提供方为该医院的主要供应商B公司，合同规定在新院区运营后，以新院区经营利润偿还借款本息，还款期十年。B公司提供资金的条件，一是垄断医院的所有药品、耗材、设备采购，二是以医院所有的房屋、设备作为担保。

3. 审计人员进一步审计药品、耗材的采购，发现所有药品、耗材的采购都由B公司直接供应，没有通过当地政府部门的阳光采购平台采购。

4. 审计人员检查以上经济事项的决策过程资料，访谈有关人员，发现存在一言堂的情况，不同意见被忽略，决策过程流于形式。

综合以上信息，项目组得到以下审计结论。

1. 没有"贯彻执行党和国家经济方针政策、决策部署"。

该医院将药品、耗材和设备的供应权全部作为融资条件授予 B 公司，没有按规定在当地政府集中采购平台集中采购，违反了国家多年三令五申要求集中采购、阳光采购的相关规定，不利于实现国家减轻人民群众医疗支出负担，让群众治得起病、吃得起药的医改目标。

2. 重大经济事项的决策不合规。

从决策过程来看，有些事项未经集体决策，有些事项虽有集体决策，但在集体决策过程中没有不同意见。在项目进行过程中，审计、纪检监察部门，都没有提出不同意见，集体失灵。

审计人员访谈有关与会人员了解到，王一一向一言堂，所谓的开会，实质上是通知各有关部门开始某项工作，并不是征求意见，长久以来，有关与会人员都认识到这一点，"认识不到的，早晚要混不下去"。

3. 存在违反廉洁从业规定的情况。

虚列支出 8 900 万元的资金流入王一亲属公司，说明王一严重违反廉洁从业规定。

4. 财务信息虚假。

建设项目有关资产、负债、支出未纳入会计账内核算，违反了会计法"各单位必须依法设置会计账簿，并保证其真实、完整"相关规定，财务信息虚假。

5. 形成重大经济风险。

（1）负债建设违反了公立医院严禁举债建设相关规定，违反了"确需借入或融资租赁的，应当按照规定报批；严禁举债建设"相关规定。

（2）以医院主要资产作为担保借款，如果到期不能偿还，存在失去主要资产产权的风险。

（3）超过合同规定进度预付工程款，预付款难以收回，存在造成损失风险。

6. 内部控制制度实质缺失。

医院建设项目管理、重大决策、会计核算、大宗物资采购违规等存在的严重问题，经检查，发现有些内部控制制度缺失，如融资投资相关制度，有些内部控制制度没有得到有效执行，如"三重一大"决策相关制度。

以上案例说明，经济责任审计应以被审计单位的经济事项为审计标的，这些经济事项往往涉及"公共资金、国有资产、国有资源的管理、分配和使用"，通过对这些具体经济事项的审计，形成审计结论，结合两办新规规定的审计内容，评价被审计单位和被审计人各项经济责任的履行情况。即"以领导干部任职期间公共资金、国有资产、国有资源的管理、分配和使用为基础，以领导干部权力运行和责任落实情况为重点。"

（二）以职责范围确定审计内容

既然审计范围应以被审计单位和被审计人的职责范围确定，那么，确定被审计单位和被审计人的职责范围就是确定审计内容的关键。

32号文中关于审计内容的规定，强调"本企业财务收支的真实、合法和效益情况；有关内部控制制度的建立和执行情况；履行国有资产出资人经济管理和监督职责情况。"可以看出，32号文中规定国有企业领导人员经济责任审计，主要以财务账套作为边界，其他与财务收支事项相关的非财务内容作为辅助，因为有关内部控制制度基本与财务相关，所以界定审计范围相对容易。

两办新规规定的审计内容为"贯彻执行党和国家经济方针政策、决策部署情况；本部门本单位重要发展规划和政策措施的制定、执行和效果情况；重大经济事项的决策、执行和效果情况；财政财务管理和经济风险防范情况，生态文明建设项目、资金等管理使用和效益情况，以及在预算管理中执行机构编制管理规定情况；在经济活动中落实有关党风廉政建设责任和遵守廉洁从政规定情况；以往审计发现问题的整改情况；其他需要审计的内容。"两办新规规定的一些审计内容没有一个清晰的边界，界定审计范围相对困难，如方针政策、决策部署等。

但是，两办新规定也明确了确定审计范围的标尺，即"管辖范围"。两办新规"第三条　本规定所称经济责任，是指领导干部在任职期间，对其管辖范围内贯彻执行党和国家经济方针政策、决策部署，推动经济和社会事业发展，管理公共资金、国有资产、国有资源，防控重大经济风险等有关经济活动应当履行的职责。""第十六条　经济责任审计应当以领导干部任职期间公共资金、国有资产、国有资源的管理、分配和使用为基础，以领导干部权力运行和责任落实情况为重点，充分考虑领导干部管理监督需要、履职特点和审计资源等因素，依规依法确定审计内容。"

从中可以看出，两办新规以职责范围或者管辖范围，作为圈定审计范围的标准，在此基础上确定被审计单位或者被审计人应该的职责范围，进而确定审计范围和审计内容、审计重点。

审计人员可以采用以下方法确定被审计单位或者被审计人应该的职责范围、已经履行的职责或者发生的重大经济事项，从中确定审计人员应该关注的重大事项。

1. 确定被审计单位或者被审计人应该的职责范围。

了解被审计单位或者被审计人应该的职责范围，通俗地讲，即了解被审计单位或者被审计人应该对哪些经济事项负责，或者说应该做哪些事情。这个范围是审计应有的范围，界定清楚这个范围，才可以进一步确定被审计单位或者被审计人对应该履行的职责是否都已履行。具体如下：

（1）通过审计各年度任务书或者其他上级单位下达的考核指标等了解有关任务下达情况。

（2）审前调查，了解国家政策、行业情况、与行业相关法律法规等。

（3）阅读述职报告、年度工作计划、工作总结、所属部门年度工作计划和总结。

（4）访谈主要部门、主要管理人员。

（5）访谈委托方。

（6）检查收文记录，梳理上级下达的任务。

（7）根据被审计单位实际情况采取其他方法。

2. 了解实际履职情况

了解实际履职情况，通俗地讲，即了解被审计单位或者被审计人实际做了哪些事。被审计单位或者被审计人实际履职的情况是当然的经济责任审计范围。具体如下。

（1）审前调查。

（2）阅读述职报告、年度工作计划、工作总结、所属部门年度工作计划和总结、专项报告。

（3）访谈主要部门、主要管理人员。

（4）检查发文记录，梳理主要经济事项情况。

（5）检查各类会议纪要。

（6）审计财务账面资料。

（7）根据被审计单位实际情况采取其他方法。

通过对比以上 1 和 2 的内容，审计人员应该初步评价被审计单位或者被审计人是否明显存在应履行未履行的职责。

对于被审计单位有记录的已履行的职责，审计内容主要为检查相关职责是否切实得到履行，是否达成预期目标，是否遵守了相关法规制度，等等。

（三）全面完整地搜集资料

全面地界定审计范围，关键是搜集到全面的、与被审计单位责任范围、经济事项相关的资料。

经济责任审计的质量，与搜集资料的完整性紧密相关，如果审计人员能及时、完整地搜集与被审计单位职责范围、重要经济事项相关的资料，审计的质量可能会很高。审计实践中，很多审计项目质量不高的原因，都是不能及时取得相关的、完整的、高质量的审计资料。有时，审计的过程，就是与被审计单位博弈、取得资料的过程。

审计人员应该积极访谈有关部门，与有关人员沟通，了解被审计单位的业务、业务流程、管理环节，在了解基本情况的基础上，有效率、有质量地搜集相关文件。

审计人员要在了解被审计单位基本情况的基础上，掌握被审计单位所属行业或者地域主管部门、上级单位等，通过对这些内容的了解，可以了解被审计单位的政策下达渠道，从而掌握这些线索和渠道，掌握与被审计单位有关的国家经济方针政策、决策部署。

【案例 1-7】   *拘泥于财务资料导致的审计范围不足*

    【案例 1-6】中医院的问题，几年前就存在。该医院曾经过两次经济责任审计，但是，执行前两次审计的项目组进驻后，对审计范围的认定，习惯于围绕着账簿进行，思路仍旧是"本部门（系统）、本单位预算执行和其他财政收支、财务收支的真实、合法和效益情况；重要投资项目的建设和管理情况；重要经济事项管理制度的建立和执行情况""对下属单位财政收支、财务收支及有关经济活动的管理和监督情况。"这导致相关项目组没有发现账外核算的新院区建设项目，当然，也没有发现药品、耗材和设备采购存在的问题，审计报告反映的只是会计核算存在的一些相对不严重的问题、低值易耗品管理存在个别不规范的情况。

五、一般经济事项的审计操作流程

一般经济事项的审计，应该按以下操作流程进行。

（一）查找相关事项的制度依据

审计的判断标准就是有关事项的制度依据，这些制度依据可能是法律、行政法规、与经济事项相关的专门管理办法、有关内部控制制度等。没有制度依据，审计就无法进行，无法评价有关经济事项是否合法。有了相关经济事项的制度依据，针对有关经济事项也就有了审计内容及审计重点，有了评价其是否合法合规的判断标准。

对于一般的经济活动，国家有关部门一般会有相应的政策，如针对相关事项的党中央、国务院、财政部等的政策、相关的管理制度等（如"三供一业"分离移交、混合所有制改革）。

被审计单位上级主管部门、财政部门一般会针对相关事项，在国家相关政策制度的指导下，根据本部门（系统）的实际情况，制定具体的管理制度、操作细则等。

被审计单位一般会根据以上相关规定，制定本单位对相关经济事项或者经济活动的管理制度。

（二）取得与相关事项有关的考核目标、上级任务书或类似资料

上级任务指标、考核目标等是否完成，是审计重要内容之一，所以，应该取得有关资料。

（三）从法规制度、考核目标、上级任务书等依据出发，确定审计内容和审

计重点

1. 是否按党和国家、上级单位要求履行相应职责，执行重大经济事项相关要求。

2. 相关经济事项内部控制制度是否健全，是否符合国家有关法律法规规定；相关内部控制制度是否得到有效执行。

3. 相关经济事项运作是否合规。

是否合规的判断标准是相关的管理制度。管理制度包括与经济事项直接相关的管理制度，还包括其他管理制度。

4. 相关经济事项是否实现预期的目标（这些目标在立项阶段确定，一般包括经济目标、社会效益目标、环境目标及其他目标等）。

5. 财务收支是否合规。相关经济事项是否纳入预算管理、是否专款专用，过程中有无管理不规范甚至舞弊贪污行为等。

（四）了解基本情况，评估风险

1. 了解相关经济事项的负责部门、人员，了解相关经济事项的进行情况。

2. 了解各项业务流程、内部控制制度、内部控制环节。

3. 索取与经济事项相关的会议纪要，了解决策情况。

4. 了解年度工作计划、年度工作总结、部门工作总结等文件披露的相关事项进行情况。

5. 初步评估审计风险，根据风险评估结果初步制定审计策略和审计方法。

（五）制定审计计划、审计策略

根据已有的资源及审计目标制定审计计划、审计策略。

（六）审计查证

1. 了解有关经济事项的进度或者完成情况。

（1）分析有关经济事项决策、计划、执行、完成情况的相关资料，了解有关事项决策过程是否规范、是否经过必要审批及完成情况。

（2）取得有关职能部门、监管部门验收、审计、绩效评价报告、后评价报告等，了解有关部门对相关经济事项的鉴定意见。

（3）走访有关部门、人员，开座谈会等，了解基层干部群众的反映，了解相关项目运行的真实情况。

（4）实地察看相关项目的建设情况或者运行情况，了解相关项目建设或者运行的真实情况。

现场检查、盘点有关资产是否真实存在；现场观察项目运营情况，如养老院等设施的运营情况、排污设施的运转情况、荒山绿化实际情况、美丽乡村的实际情况。通过现场观察，关注项目运营有无异常。

（5）访谈有关经济事项受益人，了解相关项目是否实现了预期目标，是否存在问题；分析存在问题的原因，以提出管理建议，有益于后续改进。

（6）向其他职能部门或者机构了解相关情况，或者取得统计记录信息等，如到环保部门查阅被审计单位有无环保方面的违法记录。

（7）其他必要审计程序，包括咨询专家意见等。

2. 财务审计。

针对有关经济事项进行财务收支审计，了解相关资产管理是否规范，相关资金是否管理规范，资金使用是否符合有关资金管理标准，资金使用是否专款专用，资金发放是否符合规定的条件和标准，有无虚假列支、以项目名义腐败贪污的情况。

针对受经济事项影响的财务收支进行审计，确认相关收支的真实性、完整性、准确性，评估有关经济事项是否实现了预期的经济效益。

3. 审计结论及审计评价。

审计发现的一个问题，可能影响对被审计单位和被审计人多方面的评价，根据审计结果，从相关的不同方面进行审计评价。

（1）贯彻执行党和国家经济方针政策、决策部署情况。

（2）企业发展战略规划的制定、执行和效果情况。

（3）考虑对重大经济事项的决策、执行和效果情况评价的影响。

（4）被审计单位法人治理结构的建立、健全和运行情况，内部控制制度的制定和执行情况。

（5）被审计单位财务的真实、合法、效益情况，风险管控情况，境外资产管理情况，生态环境保护情况。

（6）在经济活动中落实有关党风廉政建设责任和遵守廉洁从业规定情况。

（7）以往审计发现问题的整改情况。

（七）撰写审计报告

根据相关资料，撰写准确、客观的审计报告，并按内部分级复核相关规定进行复核。

（八）沟通交流、关注后续整改、制度完善等

沟通交流、关注后续整改、制度完善等是审计工作结束后需要进行的重要工作。

六、利用其他审计检查工作成果

关于利用其他审计检查工作成果，两办新规第二十八条规定："经济责任审计应

当加强与领导干部自然资源资产离任审计等其他审计的统筹协调，科学配置审计资源，创新审计组织管理，推动大数据等新技术应用，建立健全审计工作信息和结果共享机制，提高审计监督整体效能。"《第 3204 号内部审计实务指南——经济责任审计》的"（五）推动成果共享"提到："在开展经济责任审计过程中，内部审计机构可以充分利用内外部检查工作成果，尽可能减少重复工作，提高工作效率。借鉴不同类型的检查成果应有所区别：一是借鉴内部审计成果时，在合理确认审计成果有效性的基础上可以直接利用；二是借鉴社会审计成果时，应采用一定的审计程序进行评估，以合理确认审计结论的可靠性；三是可以直接利用国家审计相关审计成果；四是借鉴纪检监察、巡视巡察工作成果时，对已经办结的案件，可以直接利用；对正在办理的案件，应与相关纪检监察、巡视巡察等部门（机构）相互沟通配合。"

但是，实践中还是存在误区。有些审计人员对外部审计成果不加利用，不利用的理由有几种：一是认为不是自己审出来的，放到自己的审计报告里，好像是窃取了别人的成果；二是某报告已经反映了相关情况，经济责任审计报告没有必要重复反映；三是被审计单位已经整改了，没有必要再写了。上述问题将导致审计不能全面公允地反映和评价被审计人经济责任的履行情况。

【案例 1-8】　是否利用外部成果导致审计结论的巨大差异

某审计组对 A 医院院长王一进行经济责任审计，审计组由于缺乏经验和时间紧迫等原因，在审计过程中除了个别会计核算问题，并未发现该医院存在其他严重问题。但是，在审计即将结束时的一次酒席上，审计组成员与 A 医院一醉酒的员工闲谈，才发现被审计单位两个月前发生了重大刑事案件：副院长王二等人大搞医药、器械采购利益输送终陷囹圄，A 医院所在 B 市纪委对王二涉嫌严重违纪违法问题立案调查并采取留置措施。经查，2005 年至 2022 年，王二在担任 A 医院副院长期间，先后收受财物共计 9 810.6 万元，另有 9 939 万余元的财产不能说明来源。

调查发现，王二收受近 20 名医疗行业商人财物，主要违纪违法行为发生在药品、医疗耗材、检验试剂及医疗器械等采购过程中。2022 年 5 月 20 日，王二因犯受贿罪、巨额财产来源不明罪被判处有期徒刑 13 年，并处罚金 4 000 万元，在当地影响十分恶劣。

这个问题，在院长王一主持工作期间发生，也是审计涵盖的期间发生，无疑是严重的。但是，这个问题是否作为问题写入审计报告，审计组内部意见如下。部分人认为，出问题的是王二，不是王一，王二的问题，写进王一的审计报告是不是不合适；部分人认为，既然王二已经进了监狱，说明这个问题已经被处理完了，结案了，经济责任审计报告中不应该旧事重提；部分人认为，这个问题不是审计组查出来的，不是审计组的审计成果，写进审计报告里，不合适。针对大家对这个问题存在的困惑，审计组长分析如下。

（一）如果不反映该问题会导致审计结论严重失实

如果本次经济责任审计报告中不反映这个问题，而本次审计几乎没有发现什么其他问题，那么，总体审计评价中，只能评价王一几年的经济责任履行情况基本很好。审计评价是建立在审计确定的被审计人的业绩和发现的问题的基础上的，如果被审计人没有什么问题，差评就没有依据。"经济责任履行情况基本很好"的结论与A医院的现状是矛盾的。王二事件说明，被审计单位存在的问题十分严重。

（二）不反映该问题导致不能全面地对被审计人经济责任履行情况进行评价

虽然从市纪委调查结果来看，尚未发现被审计人王一参与相关违法活动，但王二的一系列违纪违法行为持续多年，王一一直没有发现，也说明他至少是"疏于监管，未及时发现和处理所管辖范围内本级或者下属单位违反有关党内法规、法律法规、政策规定的问题，造成所在单位公共资金、国有资产、国有资源损失浪费，生态环境破坏，公共利益损害等后果的"。因此，王一对王二事件，应该承担领导责任。

如果审计报告不反映这个问题，那么也谈不上王一对此事的领导责任，这对被审计人的评价是不公允的。

（三）两办新规及内部审计实务指南提供了充分的依据

两办新规第二十八条和《第3204号内部审计实务指南——经济责任审计》，都对经济责任审计充分利用其他审计检查工作成果，尽可能减少重复工作，提高工作效率提出要求。

审计组统一认识后，将王二事件写入审计报告，并影响了对王一履职情况的总体评价，王一以及A医院，都未能提出异议，因为这是审计期间真实发生的客观事实，不能被无视。

七、审计评价

关于审计评价，两办新规规定："第三十八条 审计委员会办公室、审计机关应当根据不同领导职务的职责要求在审计查证或者认定事实的基础上综合运用多种方法，坚持定性评价与定量评价相结合，依照有关党内法规、法律法规、政策规定、责任制考核目标等，在审计范围内，对被审计领导干部履行经济责任情况，包括公共资金、国有资产、国有资源的管理、分配和使用中个人遵守廉洁从政（从业）规定等情况，作出客观公正、实事求是的评价。审计评价应当有充分的审计证据支持，对审计中未涉及的事项不作评价。""第三十九条　对领导干部履行经济责任过程中存在的问题，审计委员会办公室、审计机关应当按照权责一致原则，根据领导干部职责分工，综合考虑相关问题的历史背景、决策过程、性质、后果和领导干部实际所起的作用等情况，界定其应当承担的直接责任或者领导责任。"

（一）审计评价的总体要求

审计组应当根据不同领导职务的职责要求，在查证或者认定事实的基础上，获取充分的审计证据支持，做出客观公正、实事求是的评价，对审计中未涉及的事项不进行评价。

需要说明的是，经济责任审计不是对被审计领导干部的全面评价，不能超越法定职责权限进行审计评价，而要聚焦领导干部经济责任履行情况做出评价，为领导干部管理监督部门等提供专业、客观、准确的参考。

（二）审计评价的主要内容

审计组要在审计范围内，对被审计领导干部履行经济责任情况，做出明确评价。

审计评价必须坚持权责一致原则，全面、客观地反映被审计领导干部任职期间经济责任履行情况，既要看问题，也要看成绩。坚持审什么评价什么，审计评价内容不能超出审计范围，对审计中未涉及、审计证据不充分或者不适当的事项不进行评价。

（三）审计评价的主要依据

审计组判断是非、评估绩效、得出评价结论的标准，首先是有关党内法规、法律法规、政策规定和中央领导批示指示精神；其次是责任制考核目标，行业标准，有关职能部门、主管部门发布或者认可的统计数据、考核结果和评价意见，专业机构的意见，公认的业务管理或者良好实务，以及被审计单位制定的重要发展战略规划、内部规章制度等。实践中，应当针对审计评价的具体事项，综合考虑被审计领导干部履职特点、岗位性质等因素，选择科学、适用的评价依据。

（四）审计评价的方法

审计组可以综合采用多种方法，将定性评价与定量评价相结合。如采取目标责任法、历史参照法、业绩比较法等，纵向比较被审计领导干部审计时或者离任时与上任时的有关数据，横向比较资源禀赋相近、岗位性质相似、行业性质相同的地方（部门、单位）的有关数据，将被审计领导干部履行经济责任的行为或者事项放到发生时的历史背景等客观环境下进行统筹考虑和辩证分析，审慎做出审计评价。

【案例 1-9】　　　　主观标准引起的审计评价不当

　　某审计组对某医院院长进行经济责任审计。其中一个审计结论认为：被审计人工资过高，年薪达到 140 万元，远超过领导班子平均工资水平，更远超过员工工资水平，不符合廉洁从业的相关规定。

　　以上审计结论遭到了被审计单位和被审计人强烈的抵触，被审计单位提交了上级单位的任务书及考核结果，无论被审计人个人还是领导班子的薪酬，都是经上级单位根据考核结果计算确定的，而不是由被审计人自行确定的。

　　以上事项虽然没有写进审计报告，但是反映了审计评价缺乏依据的问题。

八、审计报告

　　审计报告一般包括被审计领导干部任职期间履行经济责任情况的总体评价、主要业绩、审计发现的主要问题和责任认定、审计建议等内容。《第 3204 号内部审计实务指南——经济责任审计》给出了审计报告的参考文本，主要内容如下。

　　（一）基本情况。

　　一般包括：审计依据、审计实施的情况、被审计领导干部的任职及分工情况、被审计单位的基本情况等。被审计单位基本情况可以重点反映任职前到审计时的核心财务、业务指标变化趋势情况，详细的财务、业务数据可以通过附件《主要财务业务数据表》的方式反映。

　　（二）总体评价。

　　"总体评价"是指综合被审计领导干部主要业绩、主要问题及所应承担的责任类型等情况，对其任职期间履行经济责任情况做出的概要评价。总体评价可以写实评价，也可以在建立完善的审计评价指标体系的基础上，探索进行"好""较好""一般""较差"等量化分等评价。其中，对于被审计领导干部个人遵守廉洁从业规定情况，如果本次审计未发现被审计领导干部本人存在以权谋私、中饱私囊、利益输送等违纪违法问题线索的，应做出"在本次审计范围内，未发现××同志本人在公共资金、国有资产、国有资源管理、分配和使用中存在违反廉洁从业规定的问题"的评价意见。

　　（三）被审计领导干部履行经济责任的主要业绩。

　　"主要业绩"是指被审计领导干部任职期间主导提出的经济社会和事业发展、单位发展的工作思路、发展规划、重大举措并取得公认良好效果的重要发展成果。"主要业绩"应当简明扼要、具体明确、表述平实，在区分工作基础、环境变化、个人努力程度等主客观因素的基础上客观进行评价，防止把一个单位的成绩简单归为被审计领导干部的个人业绩。此部分表述应有充分的审计证据支持，引用的相关数据要经过审计查证，如无法经过核实又需引用，要注明引用来源。同时，应注意避免此部分内容与审计发现主要问题及其责任认定的内容相互矛盾。

（四）审计发现的主要问题和责任认定。

本部分是审计报告的核心内容，包括审计发现的主要问题，被审计领导干部应承担的责任类型，以及审计发现的其他问题。其中，审计发现的主要问题一般应根据项目审计方案确定的重点审计内容，归类列示，并清晰表述被审计领导干部与审计发现问题的关联。责任认定应写明定责依据。审计发现的其他问题是指与被审计领导干部履行经济责任无直接关系，或不宜界定被审计领导干部责任的其他问题，可以在附件《审计发现问题汇总表》中反映，或者在与经济责任审计同步实施的政策跟踪审计、财务收支审计等其他审计项目的审计报告中反映。

（五）审计意见和建议。

审计意见是内部审计机构对审计发现的主要问题提出的纠正处理意见。内部审计机构可以在组织授权处理范围内直接提出审计意见；超出组织授权范围的，可以建议组织适当管理层或相关部门做出处理。同时，应当针对审计发现的问题或者审计中了解到的其他不足，深入分析背后的体制性障碍、机制性缺陷和制度性漏洞，有针对性地提出可操作的审计建议，以促进被审计领导干部及其所在单位改进工作，完善制度、深化改革、加强管理、堵塞漏洞，防患于未然。

（六）其他必要的内容。

经济责任审计报告一般还应当包括告知被审计领导干部对审计报告有异议情况下的救济途径、明确相关单位和人员审计整改要求的内容，也可以包括告知将进行审计情况通报等内容。但如果本单位规定通过单位另行制发文件方式批转或下发经济责任审计报告，并告知当事人救济途径、明确相关单位和人员审计整改要求、告知审计情况通报的，可以不在内部审计机构出具的审计报告中包括这些内容。

实践中，除以上主要内容外，审计报告还应该包括以往审计发现问题的整改情况和其他必要内容。其他必要内容是指审计过程中可能会发现的审计组认为重要的、不属于前述内容的特殊事项，或者委托方要求关注的其他事项。

撰写审计报告除以上参考文本中提到的注意事项外，还应该注意以下事项。

（一）注意篇幅结构合理

对于被审计单位、被审计人的基本情况介绍应该言简意赅，不应该过长。实践中，一些审计报告关于基本情况的介绍占了很大比重，甚至超过业绩、问题、意见和建议等内容，导致审计报告重点不突出。

（二）对被审计人介绍注意与审计发现的问题照应

考虑到对审计发现问题要进行责任界定，有时说明清楚被审计人在审计期间不同阶段的主要职责很重要。被审计人在审计期间，可能会有职务、职责调整，应逐一描述。

实践中，有的被审计单位相关人员为了界定清楚对审计发现问题的责任，也要求对被审计人的职责及变化，进行必要描述。

（三）对被审计单位的财务分析应注意表现方式灵活，重点突出

审计期间各年度末的资产总额、负债总额、净资产总额，各年度收入、费用、盈余等对比分析，可以以图表等对比的方式反映被审计单位审计期间各项财务指标各年度变化情况，并简述变化原因。

切忌将报告附表原封不动粘贴到报告正文中，再一个科目一个科目事无巨细地说明变化金额、变化比例等，且没有结合经济业务变化，说明财务状况、收入、支出等变化原因，导致重复累赘，重点不突出。

（四）灵活进行报告布局

实践中，限于报告篇幅，审计发现问题的定性依据等内容可另行制作表格作为报告附件。

审计过程中发现的多个性质相似或者雷同的问题可以汇总定性，汇总分析对落实国家方针政策及决策部署、企业发展战略、重大经济事项、内部控制、风险管理、公司治理及其他方面评价的影响，或者汇总进行责任界定。

【案例1-10】　　　　　　　　**审计总体评价**

某经济责任审计组在审计过程中发现被审计人基本履行了应履行的职责，但是，审计发现了被审计单位对外投资前期决策不规范，造成投资损失的问题，除此外，审计未发现其他问题。审计总体评价如下。

"××同志任职期间，对其管辖范围内贯彻执行党和国家经济方针政策、决策部署，推动医院事业发展，在管理公共资金、国有资产、国有资源，防控重大经济风险等方面较好地履行了职责。但是，××医院对外投资失败，给医院造成一定的经济损失，说明××医院重大经济事项决策机制有待健全完善。对此事项，××同志应承担直接责任。"

第 2 章

公立医疗机构信息系统审计

第2章

一、业务简介

信息系统审计的详细内容，详见《第 3205 号内部审计实务指南——信息系统审计》，本章主要介绍与医院业务相关的部分内容。

之所以将信息系统审计放在其他有关内容审计之前，是因为信息系统审计是后续其他业务审计的基础，对信息系统的了解是对医疗机构业务审计的基本条件之一。

医疗机构是靠高度发达的信息系统来支持运行的，信息系统是医院运行的基础设施之一，了解医院的业务流程及信息系统的基本功能，是了解医院主要业务运行和管理的关键。如果医院的信息系统不能满足国家部委、所在省的要求，可能在医疗事业方面就无法贯彻实施国家医疗卫生方面的方针政策。对信息系统的基本了解也是审计的必要前提条件，对信息系统的了解可以使审计人员知道哪些数据是能够取得的，是审计过程中索取业务数据以实现与财务数据对比的基础。对医院信息系统了解得越多，对医院业务了解得也就越多，赖以分析判断的基础信息也就越充分。

实践中，医院的信息系统可能不仅是 HIS（注：HIS 是多数医院使用的信息系统，以该系统进行业务、药品、耗材、设备、低值易耗品及其他资产管理，进行数据分析汇总，与外部社保部门及其他卫生监管部门对接），还包括其他信息系统，这些信息系统是否实现互联互通，综合在一起的功能是否实现了《医院信息系统基本功能规范》要求，是审计过程中应该关注的基础。

《医院信息系统基本功能规范》是各级医院进行信息化建设的指导性文件，是用于评价各级医院信息化建设程度的基本标准，全面阐述了医院信息系统（HIS）的功能、应遵循的法规。了解《医院信息系统基本功能规范》的基本内容，有助于对医院的运行有基本了解，有益于在审计中向被审计单位有针对性地索取一些数据。

医院信息系统划分为以下五部分。

（一）临床诊疗部分

临床诊疗部分主要以患者信息为核心，将整个患者诊疗过程作为主线，医院中所有科室将沿此主线展开工作。随着患者在医院中每一步诊疗活动的进行，产生并处理与患者诊疗有关的各种诊疗数据与信息。整个诊疗活动主要由各种与诊疗有关的工作站来完成，其将临床信息进行整理、处理、汇总、统计、分析等。此部分包括：门诊医生工作站、住院医生工作站、护士工作站、临床检验系统、输血管理系统、医学影像系统、手术室麻醉系统等。

（二）药品管理部分

药品管理部分主要包括药品的管理与临床使用。在医院中，药品从入库到出库直到患者使用，是一个比较复杂的流程，贯穿患者的整个诊疗活动。这部分主要处理的是与药品有关的所有数据与信息，共分为两部分：一部分是基本部分，包括药库、药房及发药管理；另一部分是临床部分，包括合理用药的各种审核及用药咨询与服务。

（三）经济管理部分

经济管理部分属于医院信息系统中的基本部分，它与医院中所有发生费用的部门有关，处理的是整个医院中各有关部门产生的费用数据，并将这些数据整理、汇总、传输到各相关部门，供各级部门分析、使用，并为医院的财务与经济收支情况服务。此部分包括：门急诊挂号，门急诊划价收费，住院患者入、出、转，住院收费、物资、设备，财务与经济核算，等等。

（四）综合管理与统计分析部分

综合管理与统计分析部分主要是对病案进行统计分析、管理，并将医院中的所有数据汇总、分析、综合处理供领导决策使用。此部分包括：病案管理、医疗统计、院长综合查询与分析、患者咨询服务。

（五）外部接口部分

随着社会的发展及各项改革的进行，医院信息系统已不是一个独立存在的系统，它必须考虑与社会上相关系统互联的问题。因此，外部接口部分提供医院信息系统与医疗保险系统、社区医疗系统、远程医疗咨询系统等接口。

二、审计依据

（一）有关法规

1.《医院信息系统基本功能规范》（卫办发〔2002〕116号）。

2.《中医医院信息化建设基本规范（试行）》（中医药发〔2003〕53号）和《中医医院信息系统基本功能规范》。

3.《关于加强医疗卫生机构统方管理的规定》（国卫纠发〔2014〕1号）。

4.《医疗机构医用耗材管理办法（试行）》（国卫医发〔2019〕43号）。

5.《关于加强公立医院运营管理的指导意见》（国卫财务发〔2020〕27号）。

6.《公立医院内部控制管理办法》（国卫财务发〔2020〕31号）。

7.其他相关法规。

国家及所在省其他业务方面的制度，可能对信息系统提出要求，被审计单位信息系统应该满足相关要求及功能。

（二）关键条款

1.《医院信息系统基本功能规范》（卫办发〔2002〕116号）。

第一章 总则

第七条 医院信息系统是一个综合性的信息系统，功能涉及国家有关部委制定的法律、法规。包括医疗、教育、科研、财务、会计、审计、统计、病案、人事、药品、保险、物资、设备等。因此，评价医院信息系统首先必须保证医院信息系统基本功能规范与我国现行的有关法律、法规、规章制度相一致，并能满足各级医疗机构和各级卫生行政部门对信息的要求。

第十四条 本规范所指医院信息系统是在网络环境下运行的系统，因此各模块之间要实现数据共享，互联互通，清晰体现内在逻辑联系，并且数据之间必须相互关联，相互制约。

第二章 数据、数据库、数据字典编码标准化

第四条 医院信息系统数据技术规范要求。

1.数据输入：提供数据输入准确、快速、完整的操作手段，实现应用系统在数据源发生地一次性输入数据技术。

2.数据共享：必须提供系统数据共享功能。

3.数据通信：必须具备通过网络自动通信交换数据的功能，避免通过介质（软盘、磁带、光盘……）交换数据。

4.数据备份：具备数据备份功能，包括自动定时数据备份，程序操作备份和手工操作备份。为防止不可预见的事故及灾害，数据必须异地备份。

5.数据恢复：具备数据恢复功能，包括程序操作数据恢复和手工操作数据恢复。

6.数据字典编码标准：数据字典包括国家标准数据字典、行业标准数据字典、地方标准数据字典和用户数据字典。为确保数据规范，信息分类编码应符合我国法律、法规、规章及有关规定，应采用相应的有关标准，不得自定义。使用允许用户扩充的标准，应严格按照该标准的编码原则扩充。在标准出台后应立即改用标准编码，如果技术

限制导致已经使用的系统不能更换字典，必须建立自定义字典与标准编码字典的医院信息系统基本功能规范对照表，并开发相应的检索和数据转换程序。

2.《关于加强医疗卫生机构统方管理的规定》（国卫纠发〔2014〕1号）。

第二条　本规定所指的统方，是指医疗卫生机构及科室或医疗卫生人员根据工作需要，通过一定的方式和途径，统计医疗卫生机构、科室及医疗卫生人员使用药品、医用耗材的用量信息。

为不正当商业目的统方，是指医疗卫生机构及科室或医疗卫生人员出于不正当商业目的，统计、提供医疗卫生机构、科室及医疗卫生人员使用有关药品、医用耗材的用量信息，或为医药营销人员统计提供便利。

第三条　地方各级卫生计生行政部门、中医药管理部门和各级各类医疗卫生机构要建立健全相关工作制度，加强统方管理，严禁为不正当商业目的统方。

第五条　医疗卫生机构应当严格执行《关于建立医药购销领域商业贿赂不良记录的规定》（国卫法制发〔2013〕50号），不得以任何形式向医药营销人员、非行政管理部门或未经行政管理部门授权的行业组织提供医疗卫生人员个人或科室的药品、医用耗材用量信息，并不得为医药营销人员统计提供便利。

第六条　医疗卫生机构向行政管理部门或其授权的行业组织提供的药品、医用耗材用量信息，应当是以机构为单位的信息。医疗卫生机构在提供药品、医用耗材用量信息，以及在日常管理工作中应用相关信息时，应严格执行相关工作制度，确保各个环节的信息安全。

第七条　医疗卫生机构要建立健全信息系统的管理制度，对信息系统中有关药品、医用耗材用量等统计功能实行专人负责、加密管理。

第八条　医疗卫生机构要对通过信息系统查询药品、医用耗材用量等信息的权限实行严格的分级管理和审批程序。信息系统中要设置重要和敏感信息查询留痕功能，建立查询日志，定期分析，及时发现异常情况并进行处理。

第九条　医疗卫生机构要与为信息系统提供常规维护、升级换代，以及安装新系统、新设备的信息技术人员和机构签署信息保密协议，并设置合理的访问权限。外来的信息技术人员和机构完成工作后要履行交接手续，确保密码、设备、技术资料及相关敏感信息等按照规范程序移交。对于获取信息用于不正当商业目的的信息技术人员和机构，按相关的法规、业务合同规定处理，并追究相应责任。

第十条　医疗卫生机构不得将医疗卫生人员收入与药品、医用耗材用量挂钩。医疗卫生人员及科室使用药品、医用耗材用量统计不得用于开单提成。

第十一条　医疗卫生人员不得违规参与统方行为，不得为医药营销人员提供药品、医用耗材的用量及相关信息。严禁医疗卫生人员为医药营销人员提供统方便利，或充当医药营销人员代理人违规统方。

第十三条　对于违反有关规定为不正当商业目的统方的医疗卫生人员，要依法依纪严肃处理，纳入医师不良执业行为记录记分管理。对于未触犯刑法的人员，由所在单位按照有关规定给予当事人批评教育、取消当年评优评职资格或低聘、缓聘、解职待聘、解聘；对于涉嫌犯罪的，移送司法机关处理。

3.《医疗机构医用耗材管理办法（试行）》（国卫医发〔2019〕43号）。

第七章　信息化建设

第五十二条　医疗机构应当逐步建立医用耗材信息化管理制度和系统。

第五十三条　医疗机构耗材管理信息系统应当与医疗机构其他相关信息系统整合，做到信息互联互通。

第五十四条　医疗机构耗材管理信息系统应当覆盖医用耗材遴选、采购、验收、入库、储存、盘点、申领、出库、临床使用、质量安全事件报告、不良反应监测、重点监控、超常预警、点评等各环节，实现每一件医用耗材的全生命周期可溯源。

第五十五条　医用耗材管理部门应当在医用耗材验收入库时，将有关信息录入信息系统。信息内容至少包括医用耗材的级别、风险类别、注册证类别、医用耗材类别、用途、功能、材质、规格、型号、销售厂商、价格、生产批号、生产日期、消毒灭菌日期等。

4.《关于加强公立医院运营管理的指导意见》（国卫财务发〔2020〕27号）。

（九）强化信息支撑。医院应当充分利用现代化信息技术，加强医院运营管理信息集成平台标准化建设。

1. 建立运营管理系统和数据中心，实现资源全流程管理。主要围绕人力、财务、物资、基础运行、综合决策等5大领域，医疗、医保、药品、教学、科研、预防等6大事项，重点建设人力资源管理系统，资金结算、会计核算、预算管理、全成本管理、审计管理等财务系统，绩效考核系统，物资用品管理系统（药品、试剂、高值耗材、低值耗材及办公用品、消毒器械及材料、物资条码等）、采购管理系统（供应商、采购计划、订单管理等）、制剂管理系统（中药材和制剂原料、中药饮片和制剂成品）、资产管理系统（房屋、医疗设备、后勤设备、无形资产、在建工程），内部控制、项目、合同、科研、教学、后勤等管理系统，以及基础平台、数据接口和运营数据中心等。

2. 促进互联互通，实现业务系统与运营系统融合。医院应当依托信息平台，加强信息系统标准化、规范化建设，强化数据的协同共享，实现临床与管理系统间的互联互通。通过信息系统应用完成原有工作流程的重新梳理及再造，让信息多跑路，实现业务管理与运营管理的充分融合。

3. 利用数据分析技术，构建运营数据仓库。医院应当从医、教、研、防各业务信息系统中抽取用于支持运营管理决策的相关数据，经过清洗转换形成运营数据仓库，为运营数据分析展示和运营决策模型构建提供依据。

5.《公立医院内部控制管理办法》（国卫财务发〔2020〕31号）。

第二十条 （十二）信息系统管理情况。包括是否实现信息化建设归口管理；是否制定信息系统建设总体规划；是否符合信息化建设相关标准规范；**是否将内部控制流程和要求嵌入信息系统，是否实现各主要信息系统之间的互联互通、信息共享和业务协同**；是否采取有效措施强化信息系统安全等。

第二十七条 医院应当充分利用信息技术加强内部控制建设，将内部控制流程和关键点嵌入医院信息系统；加强信息平台化、集成化建设，实现主要信息系统互联互通、信息共享，包含但不限于预算、收支、库存、采购、资产、建设项目、合同、科研管理等模块；应当对内部控制信息化建设情况进行评价，推动信息化建设，减少或消除人为因素，增强经济业务事项处理过程与结果的公开和透明。

第三十九条 信息化建设业务内部控制

（一）医院应当建立健全信息化建设管理制度，涵盖信息化建设需求分析、系统开发、升级改造、运行维护、信息安全和数据管理等方面内容。

（二）信息化建设应当实行归口管理。明确归口管理部门和信息系统建设项目牵头部门，建立相互合作与制约的工作机制。

（三）合理设置信息系统建设管理岗位，明确其职责权限。信息系统建设管理不相容岗位包括但不限于：信息系统规划论证与审批、系统设计开发与系统验收、运行维护与系统监控等。

（四）医院应当根据事业发展战略和业务活动需要，编制中长期信息化建设规划以及年度工作计划，从全局角度对经济活动及相关业务活动的信息系统建设进行整体规划，提高资金使用效率，防范风险。

（五）医院应当建立信息数据质量管理制度。信息归口管理部门应当落实信息化建设相关标准规范，制定数据共享与交互的规则和标准；各信息系统应当按照统一标准建设，能够完整反映业务制度规定的活动控制流程。

（六）医院应当将内部控制关键管控点嵌入信息系统，设立不相容岗位账户并体现其职责权限，明确操作权限；相关部门及人员应当严格执行岗位操作规范，遵守相关业务流程及数据标准；应当建立药品、可收费医用耗材的信息流、物流、单据流对应关系；设计校对程序，定期或不定期进行校对。

（七）加强内部控制信息系统的安全管理，建立用户管理制度、系统数据定期备份制度、信息系统安全保密和泄密责任追究制度等措施，确保重要信息系统安全、可靠，增强信息安全保障能力。

6.所在省市有关管理制度。

除以上规定外，还应该包括被审计医院所在省的有关管理制度，如某省关于药采平台与医院信息系统对接要求如下。

按照全省卫生计生信息化建设的总体要求，省医疗机构药品采购中心的药采平台，通过各级卫生计生信息平台，与各级公立医院 HIS 对接，实现医院药采人员在保证原有的药品采购流程不改变的基础上，直接通过医院 HIS 操作完成药品订单的生成、下单、入库等业务操作。各级公立医疗机构要按照省卫生计生委提供的《×× 省药采平台与医院信息系统接口标准》，改造本院的 HIS，达到与各级卫生计生信息平台对接，市、县平台不成熟的公立医院采取省直连的办法，确保与省药采平台互联互通。

三、应有的基本内部控制

（一）基本内部控制制度健全完善

建立健全信息化建设管理制度，涵盖信息化建设需求分析、系统开发、升级改造、运行维护、信息安全和数据管理等方面内容。

（二）归口管理

设立专门的信息化技术支撑部门，具体负责与经济活动相关的各类信息系统的开发、运行、维护和安全保障。合理设置信息系统建设管理岗位，明确其职责权限。信息系统建设管理不相容岗位包括但不限于信息系统规划论证与审批、系统设计开发与系统验收、运行维护与系统监控等。

（三）制定信息系统建设总体规划

医院应当根据事业发展战略和业务活动需要，编制中长期信息化建设规划及年度工作计划，从全局角度对经济活动及相关业务活动的信息系统建设进行整体规划，提高资金使用效率，防范风险。

医院应当建立信息数据质量管理制度。信息归口管理部门应当落实信息化建设相关标准规范，制定数据共享与交互的规则和标准；各信息系统应当按照统一标准建设，能够完整反映业务制度规定的活动控制流程。

（四）信息系统的基本要求

1. 符合信息化建设相关标准规范，以及其他相关法规要求的功能。

2. 将内部控制关键管控点嵌入信息系统，设立不相容岗位账户并体现其职责权限，明确操作权限。

3. 相关部门及人员严格执行岗位操作规范，遵守相关业务流程及数据标准；建立药品、可收费医用耗材的信息流、物流、单据流对应关系。

4. 设计校对程序，定期或不定期进行校对。

5. 对内部控制信息化建设情况进行评价，推动信息化建设，减少或消除人为因素，增强经济业务或事项处理过程与结果的公开和透明。

6. 采取有效措施强化信息系统安全。

7. 加强内部控制信息系统的安全管理，建立用户管理制度、系统数据定期备份制度、信息系统安全保密和泄密责任追究制度等措施，确保重要信息系统安全、可靠，增强信息安全保障能力。

（五）实现互联互通

加强信息平台化、集成化建设，实现主要信息系统互联互通、信息共享，包含但不限于预算、收支、库存、采购、资产、建设项目、合同、科研管理等模块。

（六）符合其他相关法规要求

本部分指符合国家、所在省有关业务管理要求及相关规定。

四、可能存在的风险

1. 与经济活动相关的各信息系统间缺乏统一规划和归口管理，缺乏有效整合，存在重复建设或真空区域，导致管理效率低下。

2. 不同业务由不同信息系统管理，未能实现互联互通。

3. 与经济活动相关的各业务信息系统的实施与内部控制流程结合不紧密，权限设置与授权管理不当，可能导致无法利用信息技术实现对经济活动的有效控制。

4. 与经济活动相关的各业务信息系统设计不合理，没有考虑相关法规要求，无法通过信息技术落实国家相关法规政策。

5. 与经济活动相关的各信息系统间业务协同程度低、缺乏基础数据的标准化，造成数据无法共享，影响数据分析的准确性，可能导致决策失误、相关管理措施难以落实。

6. 信息系统的安全保障不到位，可能导致信息泄露或毁损，系统无法正常运行，影响经济活动的正常开展。

五、审计内容

医疗机构信息系统主要审计内容一般如下。

1. 是否对信息系统的购置制定了相关内部控制制度。

2. 是否实现信息化建设归口管理。

3. 是否制定信息系统建设总体规划。

4. 是否符合信息化建设相关标准规范。

5. 信息系统建设过程是否符合内部控制制度相关规定。

6. 是否将内部控制流程和要求嵌入信息系统，是否实现各主要信息系统之间的互联互通、信息共享和业务协同。

7. 是否将国家、所在省相关法规、规章制度的要求嵌入信息系统，以切实落实相关法规、规章制度。

8. 是否采取有效措施强化信息系统安全。

六、建议审计程序及审计方法

（一）访谈信息管理部门

访谈信息管理部门，了解如下信息。

1. 归口管理部门、有关部门的职责权限。

2. 信息系统的决策、建设、验收等相关流程。

3. 信息系统建设情况，主要存在哪些信息系统、不同信息系统管理的业务、信息系统实现的主要功能、不同信息系统之间是否实现互联互通。

4. 信息系统建设情况，建设的目的或者背景，软、硬件供应商，项目进展情况、投入使用情况。

5. 对国家、所在省具体业务要求的符合情况，如是否按所在省卫生厅要求实现 HIS 与省采购平台的联结。

（二）取得并审阅有关内部控制制度

1. 评价有关内部控制制度是否全面规定了在信息系统建设、使用、运维等活动中相关部门的职能权限。

2. 评价信息系统建设、验收、维护等经济活动是否符合内部控制制度基本原则。

3. 评价内部控制制度是否全面体现了国家、所在省信息系统建设相关要求，是否体现了其他业务的法规要求。

（三）检查信息系统建设过程相关资料

1. 取得并检查正在建设、审计期间已经建完投入使用相关信息系统建设过程中的决策、审批、招投标、合同、验收相关资料，分析评价是否符合内部控制相关规定。

2. 属于重大经济事项范围的项目，检查是否履行重大经济事项相关的专家论证、集体决策等程序。

3. 检查在信息系统的购置请求、决策、设计、验收等环节，是否考虑了与其他信息系统集成、信息共享、互联互通等要求，是否考虑了国家、所在省相关规章制度要求。

（四）实地察看有关信息系统运行情况

1. 在被审计单位有关人员配合下，登录相关信息系统，了解信息系统功能、运行情况、取数方式（从其他信息系统自动取数，还是人工输入）、数据生成、与其他信息系统互联互通情况、有关功能实现方式等。

2.检查系统中权限设定模块设定的不同岗位权限，是否符合用户管理制度，分析是否符合内部控制制度相关规定，是否符合授权审批、不相容职务分离及其他内部控制基本原则。

3.检查运维部门相关工作记录，了解数据定期备份、安全保密工作进行情况。

（五）通过其他业务审计评价信息系统建设情况

审计实践中，一些审计人员不具备信息系统相关知识，不能自如地进行信息系统审计，此时可以在其他业务审计过程中，根据相关法规制度对业务的要求、对信息系统的要求，评价被审计单位信息系统是否满足了相关要求。

七、审计案例

本章及以后章节，多数案例以对 A 医院院长王一进行经济责任审计为背景，医院名称及相关人名均为虚构，主要对审计过程中发现的问题及处理方式方法进行分析，阐述审计方法、责任界定等事项。

【案例 2-1】   **A 医院信息系统审计存在的问题**

一、物价审计发现的信息系统问题

A 医院审计中，负责物价审计的审计人员现场了解、访谈物价部门的职责、权限、工作情况，并观察有关工作人员在物价模块对物价信息的输入、修改、维护、价格生成过程。过程中，审计人员发现物价部门工作人员对医用耗材购买价格的输入为手工输入，而输入的价格信息来源于招标采购部门。招标采购部门以纸制表格向物价部门传递所采购耗材的名称、规格型号、价格等信息，物价部门有关人员手工输入后，系统自动生成售价，售价与进价相等。从这个环节来看，A 医院实现了国家关于耗材"零加价"的要求。但是，审计人员分析：如果招标采购部门以纸制表格传递的耗材价格高于实际采购的价格，那么无法实现"零加价"。审计人员在审计过程中了解到，招标采购部门使用独立的信息系统"大管家"管理招标采购、入库、库存管理，而物价部门的物价管理系统则是 HIS 中的一个模块，"大管家"没有与 HIS 实现互联互通，无论哪个模块也不能实现耗材进价与售价的对比，无法对国家"零加价"政策执行情况进行监控。

二、信息系统未实现互联互通带来的问题

审计人员进一步了解到，A 医院卫生材料的采购、库存管理都由招标采购部门负责，以"大管家"系统管理，在使用环节由 HIS 管理。但是，A 医院"大管家"系统和 HIS 没有实现互联互通，有新耗材购入或者耗材价格发生变动时，招标采

购部门提供明细，由财务室分管物价岗位人员手工录入 HIS，在 HIS 中，只有售价信息，不反映进价。这种管理方式存在缺陷。其一，HIS 中的价格不能随着进价同步即时变动，必须通过人工干涉，即使人工输入过程中有复核程序，也存在 HIS 的价格与购入价格不一致的风险，不利于内部或者外部审计监察部门对国家耗材"零加价"政策执行情况的监控。按国家有关规定，公立医院的药品和耗材"零加价"，销售给患者的价格必须是进价；而 A 医院靠人工将进价信息输入 HIS，存在输入的价格高于实际进价的风险。其二，工作效率低下。

A 医院的信息系统不符合《医院信息系统基本功能规范》的以下规定。

第一章　总则

第七条　医院信息系统是一个综合性的信息系统，功能涉及国家有关部委制定的法律、法规。包括医疗、教育、科研、财务、会计、审计、统计、病案、人事、药品、保险、物资、设备等。因此，评价医院信息系统首先必须保证与我国现行的有关法律、法规、规章制度相一致，并能满足各级医疗机构和各级卫生行政部门对信息的要求。

第二章　数据、数据库、数据字典编码标准化

第四条　医院信息系统数据技术规范要求。1. 数据输入：提供数据输入准确、快速、完整的操作手段，实现应用系统在数据源发生地一次性输入数据技术。2. 数据共享：必须提供系统数据共享功能。3. 数据通信：必须具备通过网络自动通信交换数据的功能，避免通过介质（软盘、磁带、光盘……）交换数据。

三、HIS 未能按所属省要求实现与省阳光采购平台互联互通

A 医院没有通过省阳光采购平台进行药品采购，也没有实现 HIS 与省阳光采购平台的对接，不能在 HIS 中直接通过省阳光采购平台采购药品。

不符合《××省卫生计生委办公室关于做好药采平台与医院信息系统对接工作的通知》的以下规定。

按照全省卫生计生信息化建设的总体要求，省医疗机构药品采购中心的药采平台，通过各级卫生计生信息平台，与各级公立医院 HIS 对接，实现医院药采人员在保证原有的药品采购流程不改变的基础上，直接通过医院 HIS 操作完成药品订单的生成、下单、入库等业务操作。各级公立医疗机构要按照省卫生计生委提供的《××省药采平台与医院信息系统接口标准》，改造本院的 HIS，达到与各级卫生计生信息平台对接，市、县平台不成熟的公立医院采取省直连的办法，确保与省药采平台互联互通。

由于以上信息系统建设不合规及其导致的内部控制制度缺陷，尚未发现造成公共资金、国有资产、国有资源损失浪费、生态环境破坏、公共利益损害等后果，

也尚未发现造成明显恶劣影响，因此，审计组决定不界定被审计人对以上事项应承担的责任。

　　注：在以后的案例中，凡审计发现的问题尚未造成公共资金、国有资产、国有资源损失浪费、生态环境破坏、公共利益损害等后果，且尚未发现造成明显恶劣影响的，都不再分析责任界定问题。

第 3 章

药品采购审计

一、业务简介

　　药品采购是医院的重要支出，也是重要业务，药品采购的原则是质量优先、价格合理。医院实行药品在省（区、市）级平台集中采购，目前，已经发展到国家组织集中采购，主要目的是：保障药品质量，降低药品虚高价格，减轻人民群众用药负担，降低医药成本；预防和遏制药品购销领域腐败行为，抵制商业贿赂；推动药品生产流通企业整合重组、公平竞争，促进医药产业健康发展。

　　药品采购实行"两票制"，即医疗机构采购药品要取得两张发票，一张为药品生产企业开给药品配送企业的发票，另一张为药品配送企业开给医疗机构的发票。实行"两票制"的目的是减少流通环节，降低医疗机构采购成本。

二、审计依据

（一）有关法规

1.《卫生部关于加强卫生行业作风建设的意见》（卫办发〔2004〕130 号）。

2.《医疗机构财务会计内部控制规定（试行）》（卫规财发〔2006〕227 号）。

3.《药品流通监督管理办法（暂行）》（局令第 26 号）（2006 年）。

4.《关于建立国家基本药物制度的实施意见》（卫药政发〔2009〕78 号）。

5.《医疗机构药品集中采购工作规范》（卫规财发〔2010〕64 号）。

6.《医疗机构药事管理规定》（卫医政发〔2011〕11 号）。

7.《加强医疗卫生行风建设"九不准"》（国卫办发〔2013〕49 号）。

8.《国务院办公厅关于完善公立医院药品集中采购工作的指导意见》（国办发

〔2015〕7号）。

9.《国务院办公厅关于全面推开县级公立医院综合改革的实施意见》（国办发〔2015〕33号）。

10.《国务院办公厅关于城市公立医院综合改革试点的指导意见》（国办发〔2015〕38号）。

11.《国家卫生计生委关于落实完善公立医院药品集中采购工作指导意见的通知》（国卫药政发〔2015〕70号）。

12.《关于在公立医疗机构药品采购中推行"两票制"的实施意见（试行）》（国医改办发〔2016〕4号）。

13.《国家组织药品集中采购和使用试点方案》（国办发〔2019〕2号）。

14.《关于以药品集中采购和使用为突破口 进一步深化医药卫生体制改革的若干政策措施》（国医改发〔2019〕3号）。

15.《国家医疗保障局等九部门关于国家组织药品集中采购和使用试点扩大区域范围实施意见》（医保发〔2019〕56号）。

16.《中华人民共和国药品管理法》（中华人民共和国主席令第三十一号）。

17.《关于做好当前药品价格管理工作的意见》（医保发〔2019〕67号）。

18.《公立医院内部控制管理办法》（国卫财务发〔2020〕31号）。

19.《国家短缺药品清单管理办法（试行）》（国卫办药政发〔2020〕5号）。

20.《国务院办公厅关于进一步做好短缺药品保供稳价工作的意见》（国办发〔2019〕47号）。

21.《关于印发国家短缺药品清单的通知》（国卫办药政发〔2020〕25号）。

22.《关于加强医疗机构药事管理促进合理用药的意见》（国卫医发〔2020〕2号）。

23.其他有关规定及所在省相关规定。

（二）关键条款

以下为与集中采购相关的条款。

1.《卫生部关于加强卫生行业作风建设的意见》（卫办发〔2004〕130号）。

积极协调有关部门研究出台《医疗机构药品集中招标采购若干规定》，完善价格政策，强化监督管理，降低药品费用，让利于群众。积极推动医用耗材、试剂，特别是高值医用耗材的集中采购工作，督促医疗机构逐步建立公开、透明、民主决策的大型医疗设备、高值医用耗材的采购和使用管理机制，降低大型设备检查费用。按照"总量控制、结构调整、适当降低"的原则，积极协调有关部门完善医疗机构补偿机制，落实财政补助政策，适当提高医疗技术劳务价格，逐步改革"以药补医"机制，降低药品收入比重。有条件的地方，可选择部分大医院进行药品零加成改革试点，切断医疗机构和医务人员与药品销售之间的直接利益关系，按照医疗需要和减轻患者负担合理用药。

在加强教育、严格管理的基础上，对不听劝告、继续违反以下行业纪律的，要依法依纪严肃查处。

医务人员不准接受医疗器械、药品、试剂等生产、销售企业或人员以各种名义、形式给予的回扣、提成和其他不正当利益。

医务人员不准通过介绍病人到其他单位检查、治疗或购买药品、医疗器械等收取回扣或提成。

医疗机构不准违反国家有关药品集中招标采购政策规定，对中标药品必须按合同采购，合理使用。

医疗机构不准使用假劣药品，或生产、销售、使用无生产批准文号的自制药品与制剂。

2.《医疗机构药品集中采购工作规范》（卫规财发〔2010〕64号）。

第三条　县级及县级以上人民政府、国有企业（含国有控股企业）等举办的非营利性医疗机构必须参加医疗机构药品集中采购工作。鼓励其他医疗机构参加药品集中采购活动。

第四条　实行以政府主导、以省（区、市）为单位的医疗机构网上药品集中采购工作。医疗机构和药品生产经营企业购销药品必须通过各省（区、市）政府建立的非营利性药品集中采购平台开展采购，实行统一组织、统一平台和统一监管。执行国家基本药物政策药品的采购规范性文件另行制定。

第八条　依照本规范必须进行集中采购的药品，有下列情形之一的，不实行集中采购：

（一）因战争、自然灾害等，需进行紧急采购的；

（二）发生重大疫情、重大事故等，需进行紧急采购的；

（三）卫生部和省级人民政府认定的其他情形。

第二十九条　医疗机构应当按照卫生行政部门规定建立药物与治疗学委员会（组）。医院药物与治疗学委员会（组）要根据有关规定，在省级集中采购入围药品目录范围内组织遴选本院使用的药品目录。

第三十条　医疗机构必须通过政府建立的非营利性药品集中采购平台采购药品。

第三十二条　医疗机构原则上不得购买药品集中采购入围药品目录外的药品。有特殊需要的，须经省级药品集中采购工作管理机构审批同意。

第三十六条　医疗机构按照合同购销药品，不得进行"二次议价"。严格对药品采购发票进行审核，防止标外采购、违价采购或从非规定渠道采购药品。

第三十八条　医疗机构在药品集中采购活动中，不得有下列行为：

（一）不参加药品集中采购活动，或以其他任何方式规避集中采购活动；

（二）提供虚假的药品采购历史资料；

（三）不按照规定要求同药品生产经营企业签订药品购销合同；

（四）不按购销合同采购药品，擅自采购非入围药品替代入围药品，不按时结算货款或者其他不履行合同义务的行为；

（五）药品购销合同签订后，再同企业订立背离合同实质性内容的其他协议，牟取其他不正当利益；

（六）不执行价格主管部门制定的集中采购药品零售价格；

（七）不按照规定向卫生行政部门报送集中采购履约情况报表；

（八）其他违反法律法规的行为。

第四十四条　集中采购药品的配送费用包含在集中采购价格之内。

第四十六条　原则上每种药品只允许委托配送一次，但在一个地区可以委托多家进行配送。如果被委托企业不能直接完成配送任务，可再委托另一家药品经营企业配送，并报省级药品集中采购工作管理机构备案，但不得提高药品的采购价格。

第四十九条　国家实行特殊管理的麻醉药品和第一类精神药品不纳入药品集中采购目录。第二类精神药品、医疗放射药品、医疗毒性药品、原料药、中药材和中药饮片等药品可不纳入药品集中采购目录。

第五十二条　药品集中采购主要按以下程序实施：

（一）制定药品集中采购实施细则和集中采购文件等，并公开征求意见；

（二）发布药品集中采购公告和集中采购文件；

（三）接受企业咨询，企业准备并提交相关资质证明文件，企业同时提供国家食品药品监督管理局为所申报药品赋予的编码；

（四）相关部门对企业递交的材料进行审核；

（五）公示审核结果，接受企业咨询和申诉，并及时回复；

（六）组织药品评价和遴选，确定入围企业及其产品；

（七）将集中采购结果报药品集中采购工作管理机构审核；

（八）对药品集中采购结果进行公示；

（九）受理企业申诉并及时处理；

（十）价格主管部门按照集中采购价格审核入围药品零售价格；

（十一）公布入围品种、药品采购价格及零售价格；

（十二）医疗机构确认纳入本单位药品购销合同的品种及采购数量；

（十三）医疗机构与药品生产企业或受委托的药品经营企业签订药品购销合同并开展采购活动。

第八十一条　医疗机构有下列行为之一的，除追究当事人的责任外，视其情节追究主管领导的责任。涉嫌犯罪的，移交司法机关依法处理。

（一）不参加药品集中采购活动，以其他任何方式规避集中采购活动的；

（二）提供虚假的药品采购历史资料的；

（三）不按照规定同药品企业签订药品购销合同的；

（四）不按购销合同采购药品，擅自采购非入围药品替代入围药品，不按时结算货款或者其他不履行合同义务的行为的；

（五）药品购销合同签订后，再同企业订立背离合同实质性内容的其他协议，牟取其他不正当利益的；

（六）不执行价格主管部门审核的集中采购药品临时零售价的；

（七）收受药品生产经营企业钱物或其他利益的；

（八）其他违反法律法规的行为。

3.《医疗机构药事管理规定》（卫医政发〔2011〕11 号）。

第六条　医疗机构不得将药品购销、使用情况作为医务人员或者部门、科室经济分配的依据。医疗机构及医务人员不得在药品购销、使用中牟取不正当经济利益。

第二十三条　医疗机构应当根据《国家基本药物目录》《处方管理办法》《国家处方集》《药品采购供应质量管理规范》等制订本机构《药品处方集》和《基本用药供应目录》，编制药品采购计划，按规定购入药品。

第二十四条　医疗机构应当制订本机构药品采购工作流程；建立健全药品成本核算和账务管理制度；严格执行药品购入检查、验收制度；不得购入和使用不符合规定的药品。

第二十五条　医疗机构临床使用的药品应当由药学部门统一采购供应。经药事管理与药物治疗学委员会（组）审核同意，核医学科可以购用、调剂本专业所需的放射性药品。其他科室或者部门不得从事药品的采购、调剂活动，不得在临床使用非药学部门采购供应的药品。

第三十九条　医疗机构出现下列情形之一的，由县级以上地方卫生、中医药行政部门责令改正、通报批评、给予警告；对于直接负责的主管人员和其他直接责任人员，依法给予降级、撤职、开除等处分：

（一）未建立药事管理组织机构，药事管理工作和药学专业技术工作混乱，造成医疗安全隐患和严重不良后果的；

（四）非药学部门从事药品购用、调剂或制剂活动的；

（五）将药品购销、使用情况作为个人或者部门、科室经济分配的依据，或者在药品购销、使用中牟取不正当利益的。

4.《加强医疗卫生行风建设"九不准"》（国卫办发〔2013〕49 号）。

为进一步加强医疗卫生行风建设，严肃行业纪律，促进依法执业、廉洁行医，针对医疗卫生方面群众反映强烈的突出问题，制定以下"九不准"。

六、不准为商业目的统方

医疗卫生机构应当加强本单位信息系统中药品、医用耗材用量统计功能的管理，严格处方统计权限和审批程序。严禁医疗卫生人员利用任何途径和方式为商业目的统计医师个人及临床科室有关药品、医用耗材的用量信息，或为医药营销人员统计提供便利。

七、不准违规私自采购使用医药产品

医疗卫生机构应当严格遵守药品采购、验收、保管、供应等各项制度。严禁医疗卫生人员违反规定私自采购、销售、使用药品、医疗器械、医用卫生材料等医药产品。

八、不准收受回扣

医疗卫生人员应当遵纪守法、廉洁从业。严禁利用执业之便谋取不正当利益，严禁接受药品、医疗器械、医用卫生材料等医药产品生产、经营企业或经销人员以各种名义、形式给予的回扣，严禁参加其安排、组织或支付费用的营业性娱乐场所的娱乐活动。

5.《国务院办公厅关于完善公立医院药品集中采购工作的指导意见》（国办发〔2015〕7号）。

医院使用的所有药品（不含中药饮片）均应通过省级药品集中采购平台采购。

三、改进药款结算方式

（一）加强药品购销合同管理。医院签订药品采购合同时应当明确采购品种、剂型、规格、价格、数量、配送批量和时限、结算方式和结算时间等内容。合同约定的采购数量应是采购计划申报的一个采购周期的全部采购量。

（二）规范药品货款支付。医院应将药品收支纳入预算管理，严格按照合同约定的时间支付货款，从交货验收合格到付款不得超过30天。依托和发挥省级药品集中采购平台集中支付结算的优势，鼓励医院与药品生产企业直接结算药品货款、药品生产企业与配送企业结算配送费用。

四、加强药品配送管理

（一）药品生产企业是保障药品质量和供应的第一责任人。药品可由中标生产企业直接配送或委托有配送能力的药品经营企业配送到指定医院。药品生产企业委托的药品经营企业应在省级药品集中采购平台上备案，备案情况向社会公开。省级药品采购机构应及时公布每家医院的配送企业名单，接受社会监督。

六、强化综合监督管理

（三）将药品集中采购情况作为医院及其负责人的重要考核内容，纳入目标管理及医院评审评价工作。对违规网下采购、拖延货款的医院，视情节轻重给予通报批评、限期整改、责令支付违约金、降低等级等处理。涉及商业贿赂等腐败行为的，依法严肃查处。

6.《国务院办公厅关于全面推开县级公立医院综合改革的实施意见》（国办发

〔2015〕33号）。

（十四）降低药品和高值医用耗材费用。全面落实《国务院办公厅关于完善公立医院药品集中采购工作的指导意见》（国办发〔2015〕7号）。县级公立医院使用的药品，要依托省级药品集中采购平台，以省（区、市）为单位，实行分类采购，采取招采合一、量价挂钩、双信封制等办法开展集中招标采购。地方可结合实际，按照有利于破除以药补医机制、降低药品虚高价格、预防和遏制腐败行为、推动药品生产流通企业整合重组的原则，探索药品集中采购的多种形式，进一步提高医院在药品采购中的参与度。**允许公立医院改革试点城市所辖县（市）与试点城市一道，在省级药品集中采购平台上自行采购。高值医用耗材应通过省级集中采购平台进行阳光采购，网上公开交易。**鼓励各地对高值医用耗材采取招采合一、量价挂钩等办法实行集中招标采购。在质优价廉的前提下鼓励购买国产创新药和医用耗材。采取多种形式推进医药分开，鼓励患者自主选择在医院门诊药房或凭处方到零售药店购药。县级公立医院要重点围绕辅助性、高回扣的药品和高值医用耗材，加强对医务人员处方行为的监控，推行电子处方，按照规范建立系统化、标准化和持续改进的处方点评制度，促进合理用药。

（十六）加强药品采购全过程监管。将药品集中采购情况作为对医院及其负责人的重要考核内容，纳入目标管理及医院评审评价工作。**对违规网下采购、拖延货款的医院，视情节轻重给予通报批评、限期整改、责令支付违约金、降低等级等处理。**涉及商业贿赂等腐败行为的，依法严肃查处。严格执行诚信记录和市场清退制度。建立健全检查督导制度，建立药品生产经营企业诚信记录并及时向社会公布。加强对药品价格执行情况的监督检查，规范价格行为，保护患者合法权益。

7.《国务院办公厅关于城市公立医院综合改革试点的指导意见》（国办发〔2015〕38号）。

（十一）降低药品和医用耗材费用。改革药品价格监管方式，规范高值医用耗材的价格行为。减少药品和医用耗材流通环节，规范流通经营和企业自主定价行为。全面落实《国务院办公厅关于完善公立医院药品集中采购工作的指导意见》（国办发〔2015〕7号），允许试点城市以市为单位，按照有利于破除以药补医机制、降低药品虚高价格、预防和遏制腐败行为、推动药品生产流通企业整合重组的原则，在省级药品集中采购平台上自行采购。试点城市成交价格不得高于省级中标价格。如果试点城市成交价格明显低于省级中标价格，省级中标价格应按试点城市成交价格调整。可结合实际鼓励省际跨区域、专科医院等联合采购。高值医用耗材必须通过省级集中采购平台进行阳光采购，网上公开交易。在保证质量的前提下鼓励采购国产高值医用耗材。加强药品质量安全监管，严格市场准入和药品注册审批，保障药品的供应配送和质量安全。采取多种形式推进医药分开，患者可自主选择在医院门诊药房或凭处方到零售药店购药。加强合理用药和处方监管，采取处方负面清单管理、处方点评等形式控制抗菌药物不合理使用，强化激素类药物、抗肿瘤药物、辅助用药的临床使用干预。

8.《国家卫生计生委关于落实完善公立医院药品集中采购工作指导意见的通知》（国卫药政发〔2015〕70号）。

要以省（区、市）为单位，结合确定的药品采购范围，进一步细化各类采购药品。医院使用的所有药品（不含中药饮片）都应在网上采购。

五、改进医院药款结算管理

医院从药品交货验收合格到付款的时间不得超过30天。加强政策引导，鼓励医院公开招标选择开户银行，通过互惠互利、集中开设银行账户，由银行提供相应药品周转金服务，加快医院付款时间，降低企业融资成本和药品生产流通成本。纠正和防止医院以承兑汇票等形式变相拖延付款时间的现象和行为。要将药品支出纳入预算管理和年度考核，定期向社会公布。逐步实现药占比（不含中药饮片）总体降到30%以下。

严肃查处医院违反采购合同、违规网下采购等行为。对通过招标、谈判、定点生产等方式形成的采购价格，医院不得另行组织议价；对医院直接挂网采购药品的价格，要加强市场监测和跟踪，维护公平竞争的市场环境和秩序。

9.《关于以药品集中采购和使用为突破口 进一步深化医药卫生体制改革的若干政策措施》（国医改发〔2019〕3号）。

生产企业自主选定流通企业进行配送，禁止地方行政部门和医疗机构指定配送企业。

促进市场公平有序竞争，打破医药产品市场分割、地方保护，推动药品生产与流通企业跨地区、跨所有制兼并重组，培育一批具有国际竞争力的大型企业集团，加快形成以大型骨干企业为主体、中小型企业为补充的药品生产、流通格局。各地在药品采购中不得限定经营、购买、使用特定生产配送企业提供的商品和服务，不得限制外地生产配送企业进入本地市场，不得排斥、限制或者强制外地生产配送企业在本地投资或者设立分支机构，不得违法给予特定生产配送企业优惠政策，发现一起公开曝光一起，有关部门查实后要依法依规严肃处理。开展"两票制"实施情况常态化监管。严厉打击药品企业通过中介组织虚增推广费、服务费等偷逃税行为。

10.《国家组织药品集中采购和使用试点方案》（国办发〔2019〕2号）。

一、总体要求

（一）目标任务。选择北京、天津、上海、重庆、沈阳、大连、厦门、广州、深圳、成都、西安11个城市，从通过质量和疗效一致性评价（含按化学药品新注册分类批准上市，简称一致性评价，下同）的仿制药对应的通用名药品中遴选试点品种，国家组织药品集中采购和使用试点，实现药价明显降低，减轻患者药费负担；降低企业交易成本，净化流通环境，改善行业生态；引导医疗机构规范用药，支持公立医院改革；探索完善药品集中采购机制和以市场为主导的药品价格形成机制。

（二）总体思路。按照国家组织、联盟采购、平台操作的总体思路，即国家拟定基本政策、范围和要求，组织试点地区形成联盟，以联盟地区公立医疗机构为集中采购主体，探索跨区域联盟集中带量采购。在总结评估试点工作的基础上，逐步扩大集中采购的覆盖范围，引导社会形成长期稳定预期。

三、具体措施

（一）带量采购，以量换价。在试点地区公立医疗机构报送的采购量基础上，按照试点地区所有公立医疗机构年度药品总用量的 60%~70% 估算采购总量，进行带量采购，量价挂钩、以量换价，形成药品集中采购价格，试点城市公立医疗机构或其代表根据上述采购价格与生产企业签订带量购销合同。剩余用量，各公立医疗机构仍可采购省级药品集中采购的其他价格适宜的挂网品种。

六、工作安排

试点地区在省级采购平台上按照集中采购价格完成挂网，集中采购主体按集中采购价格与企业签订带量购销合同并实施采购，于 2019 年年初开始执行集中采购结果，周期为 1 年。

11.《国家医疗保障局等九部门关于国家组织药品集中采购和使用试点扩大区域范围实施意见》（医保发〔2019〕56 号）。

（一）目标任务。推动解决试点药品在 11 个国家组织药品集中采购和使用试点城市（以下简称试点城市）和其他相关地区间较大价格落差问题，使全国符合条件的医疗机构能够提供质优价廉的试点药品，让改革成果惠及更多群众；在全国范围内推广国家组织药品集中采购和使用试点集中带量采购模式，为全面开展药品集中带量采购积累经验；优化有关政策措施，保障中选药品长期稳定供应，引导医药产业健康有序和高质量发展。

12.《关于做好当前药品价格管理工作的意见》（医保发〔2019〕67 号）。

（一）坚持市场调节药品价格的总体方向。医疗保障部门管理价格的药品范围，包括化学药品、中成药、生化药品、中药饮片、医疗机构制剂等。其中，麻醉药品和第一类精神药品实行政府指导价，其他药品实行市场调节价。药品经营者（含上市许可持有人、生产企业、经营企业等，下同）制定价格应遵循公平、合法和诚实信用、质价相符的原则，使药品价格反映成本变化和市场供求，维护价格合理稳定。

（四）依法管理麻醉药品和第一类精神药品价格。麻醉药品和第一类精神药品价格继续依法实行最高出厂（口岸）价格和最高零售价格管理，研究制定相应的管理办法和具体政策。其中，对国家发展改革委已按麻醉药品和第一类精神药品制定公布政府指导价的，暂以已制定价格为基础，综合考虑定价时间、相关价格指数的变化情况，以及麻醉药品和第一类精神药品通行的商业流通作价规则等因素，统一实施过渡性调整，作为临时价格执行。

三、做好短缺药品保供稳价相关的价格招采工作

按照"保障药品供应优先、满足临床需要优先"的原则，采取鼓励短缺药品供应、防范短缺药品恶意涨价和非短缺药品"搭车涨价"的价格招采政策，依职责参与做好短缺药品保供稳价工作。

（一）落实短缺药品相关的挂网和采购政策。各地医疗保障部门应加强对短缺药品集中采购和使用工作的指导，切实落实短缺药品直接挂网采购政策。**对于国家和省级短缺药品供应保障工作会商联动机制办公室短缺药品清单所列品种，允许经营者自主报价、直接挂网，医疗机构按挂网价格采购或与经营者进一步谈判议价采购。省级药品集中采购平台上无企业挂网或没有列入本省份集中采购目录的短缺药品，允许医疗机构按规定自主备案采购。**医保基金对属于医保目录的短缺药品及时按规定支付。医疗保障部门不再按药品价格或费用高低制定公布低价药品目录清单。

（二）完善短缺药品挂网和采购工作规则。省级医疗保障部门指导药品招标采购机构完善直接挂网采购工作规则，既要完善价格监测和管理，也要避免不合理行政干预。短缺药品经营者要求调整挂网价格的，应向药品招标采购机构提供该药品产能、短缺原因、成本资料、完税出厂价格凭证等资料，不得有暴利、价格垄断、价格欺诈等行为。药品招标采购机构接受新报价挂网时，可同步公开不涉及商业秘密的必要信息。公立医疗机构自主备案采购短缺药品的，应及时向药品集中采购机构报备实际的采购来源、价格和数量。

13.《关于加强医疗机构药事管理促进合理用药的意见》（国卫医发〔2020〕2号）。

（二）完善医疗机构药品采购供应制度。医疗机构药事管理与药物治疗学委员会要按照集体决策、程序公开、阳光采购的要求，根据省级药品集中采购结果，确定药品生产企业或药品上市许可持有人，由生产企业或药品上市许可持有人确定配送企业。医疗机构药学部门负责本机构药品统一采购，严格执行药品购入检查、验收等制度。医疗机构应当坚持以临床需求为导向，坚持合理用药，严格执行通用名处方规定。公立医疗机构应当认真落实国家和省级药品集中采购要求，切实做好药品集中采购和使用相关工作；依托省级药品集中采购平台，积极参与建设全国统一开放的药品公共采购市场。鼓励医疗联合体探索药品统一采购。研究医疗联合体内临床急需的医疗机构制剂调剂和使用管理制度，合理促进在医疗联合体内共享使用。

（十六）规范药品推广和公立医疗机构药房管理。医疗机构要加强对参加涉及药品耗材推广的学术活动的管理，由企业举办或赞助的学术会议、培训项目等邀请由医疗机构统筹安排，并公示、备案备查。坚持公立医疗机构药房的公益性，公立医疗机构不得承包、出租药房，不得向营利性企业托管药房，不得以任何形式开设营利性药店。公立医疗机构与企业合作开展物流延伸服务的，应当按企业所提供的服务向企业支付相关费用，企业不得以任何形式参与医疗机构的药事管理工作。

14.《公立医院内部控制管理办法》(国卫财务发〔2020〕31 号)。

第三十条　采购业务内部控制

(一)建立健全采购管理制度,坚持质量优先、价格合理、阳光操作、严格监管的原则,涵盖采购预算与计划、需求申请与审批、过程管理、验收入库等方面内容。

(二)采购业务活动应当实行归口管理,明确归口管理部门和职责,明确各类采购业务的审批权限,履行审批程序,建立采购、资产、医务、医保、财务、内部审计、纪检监察等部门的相互协调和监督制约机制。

(三)合理设置采购业务关键岗位,配备关键岗位人员,明确岗位职责权限,确保采购预算编制与审定、采购需求制定与内部审批、招标文件准备与复核、合同签订与验收、采购验收与保管、付款审批与付款执行、采购执行与监督检查等不相容岗位相互分离。

(四)医院应当优化采购业务申请、采购文件内部审核、采购组织形式确定、采购方式确定及变更、采购验收、采购资料记录管理、采购信息统计分析等业务工作流程及规范,并加强上述业务工作重点环节的控制。

(五)医院应当严格遵守政府采购及药品、耗材和医疗设备等集中采购规定。政府采购项目应当按照规定选择采购方式,执行政府集中采购目录及标准,加强政府采购项目验收管理。

第三十一条　资产业务内部控制

(五)医院应当加强流动资产管理。合理确定存货的库存,加快资金周转,定期盘点。

15.《中华人民共和国药品管理法》(中华人民共和国主席令第三十一号)。

第六条　国家对药品管理实行药品上市许可持有人制度。药品上市许可持有人依法对药品研制、生产、经营、使用全过程中药品的安全性、有效性和质量可控性负责。

第二十四条　在中国境内上市的药品,应当经国务院药品监督管理部门批准,取得药品注册证书;但是,未实施审批管理的中药材和中药饮片除外。实施审批管理的中药材、中药饮片品种目录由国务院药品监督管理部门会同国务院中医药主管部门制定。

第三十条　药品上市许可持有人是指取得药品注册证书的企业或者药品研制机构等。

药品上市许可持有人应当依照本法规定,对药品的非临床研究、临床试验、生产经营、上市后研究、不良反应监测及报告与处理等承担责任。其他从事药品研制、生产、经营、储存、运输、使用等活动的单位和个人依法承担相应责任。

药品上市许可持有人的法定代表人、主要负责人对药品质量全面负责。

第三十二条　药品上市许可持有人可以自行生产药品,也可以委托药品生产企业生产。

药品上市许可持有人自行生产药品的，应当依照本法规定取得药品生产许可证；委托生产的，应当委托符合条件的药品生产企业。药品上市许可持有人和受托生产企业应当签订委托协议和质量协议，并严格履行协议约定的义务。

第三十四条　药品上市许可持有人可以自行销售其取得药品注册证书的药品，也可以委托药品经营企业销售。药品上市许可持有人从事药品零售活动的，应当取得药品经营许可证。

第三十六条　药品上市许可持有人、药品生产企业、药品经营企业和医疗机构应当建立并实施药品追溯制度，按照规定提供追溯信息，保证药品可追溯。

第四十一条　从事药品生产活动，应当经所在地省、自治区、直辖市人民政府药品监督管理部门批准，取得药品生产许可证。无药品生产许可证的，不得生产药品。

第五十一条　从事药品批发活动，应当经所在地省、自治区、直辖市人民政府药品监督管理部门批准，取得药品经营许可证。从事药品零售活动，应当经所在地县级以上地方人民政府药品监督管理部门批准，取得药品经营许可证。无药品经营许可证的，不得经营药品。

药品经营许可证应当标明有效期和经营范围，到期重新审查发证。

第五十五条　药品上市许可持有人、药品生产企业、药品经营企业和医疗机构应当从药品上市许可持有人或者具有药品生产、经营资格的企业购进药品；但是，购进未实施审批管理的中药材除外。

第八十八条　禁止药品上市许可持有人、药品生产企业、药品经营企业和医疗机构在药品购销中给予、收受回扣或者其他不正当利益。

禁止药品上市许可持有人、药品生产企业、药品经营企业或者代理人以任何名义给予使用其药品的医疗机构的负责人、药品采购人员、医师、药师等有关人员财物或者其他不正当利益。禁止医疗机构的负责人、药品采购人员、医师、药师等有关人员以任何名义收受药品上市许可持有人、药品生产企业、药品经营企业或者代理人给予的财物或者其他不正当利益。

16.《国家短缺药品清单管理办法（试行）》（国卫办药政发〔2020〕5号）。

第十一条　对于国家和省级短缺药品清单中的品种，允许企业在省级药品集中采购平台上自主报价、直接挂网，医疗机构自主采购。对于临床必需易短缺药品重点监测清单和短缺药品清单中的药品，省级药品集中采购平台上无企业挂网或没有列入本省份集中采购目录的，医疗机构可提出采购需求，线下搜寻药品生产企业，并与药品供应企业直接议价，按照公平原则协商确定采购价格，在省级药品集中采购平台自主备案，做到公开透明。

国家将加强短缺药品清单和临床必需易短缺药品重点监测清单中药品的价格异常情况监测预警，强化价格常态化监管，加大对原料药垄断等违法行为的执法力度，分类妥

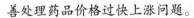

善处理药品价格过快上涨问题。

17.《国务院办公厅关于进一步做好短缺药品保供稳价工作的意见》（国办发〔2019〕47 号）。

三、完善短缺药品采购工作

（八）落实直接挂网采购政策。对于国家和省级短缺药品清单中的品种，允许企业在省级药品集中采购平台上自主报价、直接挂网，医疗机构自主采购。监督指导地方既要完善价格监测和管理，也要避免不合理行政干预。省级医疗保障部门要加强对直接挂网价格的监管，及时收集分析直接挂网实际采购价格相关信息，定期在省级药品集中采购平台公布。（国家医保局负责）

（九）允许医疗机构自主备案采购。对于临床必需易短缺药品重点监测清单和短缺药品清单中的药品，省级药品集中采购平台上无企业挂网或没有列入本省份集中采购目录的，医疗机构可提出采购需求，线下搜寻药品生产企业，并与药品供应企业直接议价，按照公平原则协商确定采购价格，**在省级药品集中采购平台自主备案**，做到公开透明。医疗保障、卫生健康部门要按职责分别加强对备案采购药品的采购和使用监管。直接挂网采购和自主备案采购的药品属于医保目录范围的，医疗保障部门要及时按规定进行支付。（国家医保局、国家卫生健康委分别负责）

（十）严格药品采购履约管理。省级医疗保障部门依托省级药品集中采购平台，定期监测药品配送率、采购数量、货款结算等情况，严格药品购销合同管理，对企业未按约定配送、供应等行为，及时按合同规定进行惩戒。加大监督和通报力度，推动医疗机构按合同及时结算药品货款、医保基金及时支付药品费用。（国家医保局、国家卫生健康委分别负责）短缺药品配送不得限制配送企业，不受"两票制"限制。（各省级人民政府负责，商务部、税务总局、国家医保局参与）不具备配送经济性的地区，在没有药品配送企业参与竞争的情况下，鼓励探索由邮政企业开展配送工作。（国家邮政局负责，国家医保局参与）

18.《关于在公立医疗机构药品采购中推行"两票制"的实施意见（试行）》（国医改办发〔2016〕4 号）。

二、"两票制"的界定

"两票制"是指药品生产企业到流通企业开一次发票，流通企业到医疗机构开一次发票。药品生产企业或科工贸一体化的集团型企业设立的仅销售本企业（集团）药品的全资或控股商业公司（全国仅限 1 家商业公司）、境外药品国内总代理（全国仅限 1 家国内总代理）可视同生产企业。药品流通集团型企业内部向全资（控股）子公司或全资（控股）子公司之间调拨药品可不视为一票，但最多允许开一次发票。药品生产、流通企业要按照公平、合法和诚实信用原则合理确定加价水平。鼓励公立医疗机构与药品生产企业直接结算药品货款、药品生产企业与流通企业结算配送费用。

为应对自然灾害、重大疫情、重大突发事件和病人急（抢）救等特殊情况，紧急采购药品或国家医药储备药品，可特殊处理。

四、严格执行药品购销票据管理规定

药品生产、流通企业销售药品，应当按照发票管理有关规定开具增值税专用发票或者增值税普通发票（以下统称"发票"），项目要填写齐全。所销售药品还应当按照药品经营质量管理规范（药品GSP）要求附符合规定的随货同行单，发票（以及清单，下同）的购、销方名称应当与随货同行单、付款流向一致、金额一致。

公立医疗机构在药品验收入库时，必须验明票、货、账三者一致方可入库、使用，不仅要向配送药品的流通企业索要、验证发票，还应当要求流通企业出具加盖印章的由生产企业提供的进货发票复印件，两张发票的药品流通企业名称、药品批号等相关内容互相印证，且作为公立医疗机构支付药品货款凭证，纳入财务档案管理。每个药品品种的进货发票复印件至少提供一次。鼓励有条件的地区使用电子发票，通过信息化手段验证"两票制"。

三、应有的基本内部控制

以下内容为非营利公立医疗机构应有的药品采购关键节点的内部控制及流程。实践中，不同省份卫生行政主管部门的要求可能略有不同，不同的医疗机构的管理流程也可能不同，审计人员需要对照国家、所在省有关制度规定，结合医疗机构的实际情况，分析内部控制是否健全、完善且符合规定。

（一）基本内部控制制度

1.有专门的部门负责风险评估、制定和完善有关内部控制制度。

2.具备完善的内部控制制度，内部控制制度符合被审计单位业务实际情况，内部控制制度全面具体地规定了归口管理部门及职责权限、药品供应目录的制定、供应商选择、采购、验收入库、预算管理等环节的操作规则。

3.内部控制制度明确规定所有药品在省集中采购平台采购。

（二）软、硬件条件

医院按照全省卫生计生信息化建设的总体要求，实现医院HIS与省医疗机构药品采购中心的药采平台对接，实现医院药采人员直接通过医院HIS操作完成药品订单在省采购平台的生成、下单、入库等业务操作。医院药品的采购、配送、入库、结算等必须通过省采购平台进行，杜绝标外采购和线下交易。

（三）相关组织机构

医院组织机构的设置及职责分工应该符合不相容职务分离的原则，即药品目录的制

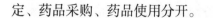

定、药品采购、药品使用分开。

1. 药学会。

医院设立药事管理与药物治疗学委员会，由具有高级技术职务任职资格的药学、临床医学、护理和医院感染管理、医疗行政管理等人员组成；医院负责人任药学会主任委员，药学和医务部门负责人任药学会副主任委员。

药学会在药品采购方面的职责：

（1）制定本医院药品处方集和基本用药供应目录；

（2）建立药品遴选制度，审核本医院临床科室申请的新购入药品、调整药品品种或者供应企业和申报医院制剂等事宜。

2. 药学部。

医院设置药学部，下设药库、门诊药房、住院药房、门诊中药房。

药学部负责医疗机构临床使用的药品的采购供应。

其他科室或者部门不得从事药品的采购、调剂活动，科室不得在临床使用非药学部采购供应的药品。

经药学会审核同意，核医学科可以购用、调剂本专业所需的放射性药品。

（四）药品采购目录的制定

药学会要根据有关规定，在省级集中采购入围药品目录范围内组织遴选本院使用的药品目录。药学会根据临床需求，坚持质量优先、价格合理、性价比适宜的原则，经专家遴选、药学会集体审定，综合考虑临床疗效、产品质量、科技水平、应用范围等因素，从基本药物挂网目录中选择确定药品采购目录。每种药品采购的剂型原则上不超过3 种，每种剂型对应的规格原则上不超过 2 种，兼顾成人和儿童用药需要。

药品采购目录的制定程序与方法如下。

1. 由药学会组织，在纪委监察、审计、财务等相关部门监督下，药学部具体承办。

2. 按照遴选原则，药学部应以不同形式不定期广泛征求临床科室意见，做好定期修订准备工作。

3. 经药学会讨论决定的品种，经院长办公会批准后，方可采购。

4. 原则上不购买药品集中采购入围药品目录外的药品。有特殊需要的，须经省级药品集中采购工作管理机构审批同意。

（五）采购计划的制订

医院每月编制采购计划，采购计划由 HIS 根据前三个月（或者其他适当时长）药品使用的平均数据自动生成，再由采购人员进行取整处理，如数据不足一箱的取整处理；采购计划经科室主任、药学部主任、药学会主任签字后，由药学部专职人员登录所在省药品集中采购平台进行采购。

临时采购同样在药品集中采购平台进行采购，科室提交临时采购申请单，经科室主任、药学部主任、药学会主任签字后进行采购。

（六）价格管理

医院药品采购价格在平台规定的限价之下（如果超过平台规定价格则无法进行下一步）。

药学部采购岗每月17日—22日（或者其他时段）与供应商进行议价，在省采购平台上，能看到每家医院的价格及最高限价，本医院尽量执行最低价。

医保局会随时比对本市所有医院的药品采购价格，通知医院降价，医院则协调厂家降价，待厂家降价后，医院再与平台上其他厂家进行比对，选取最低价；如厂家不同意降价，则更换或暂停使用该厂家。

医院依据省采购平台提供的价格信息，结合市场变化，及时调整相应药品的采购价格。

（七）合同签订

医院严格按照《中华人民共和国民法典》（以下简称《民法典》）的规定与挂网生产企业或配送企业签订药品购销合同，明确品种、规格、数量、价格、回款时间、履约方式、违约责任等内容，合同周期一年。合同采购数量应当与医院上报的计划采购数量相符。如合同采购数量不能满足临床用药需要，可以签订追加合同。

同时签订《医疗卫生机构医药产品廉洁购销合同》，要列明企业指定销售代表姓名、不得实施商业贿赂行为和被列入商业贿赂不良记录，解除购销合同并承担违约责任等条款，规范采购行为，从源头上遏制和预防医药购销领域腐败行为。

（八）平台采购

每次采购通过HIS在药品集中采购平台提交订单，在系统进行下单确认，供应商确认后由配送企业进行配送，药品送到医院进行验收入库。一些医院开始使用中国药品电子监管码，进行扫码入库，再在集中采购系统上确认验收。

（九）验收入库

医院制定并执行进货检查验收制度，并建有真实完整的药品购进记录。药品购进记录必须注明药品的通用名称、生产厂商（中药材标明产地）、剂型、规格、批号、生产日期、有效期、批准文号、供货单位、数量、价格、购进日期。

医疗机构购进药品，应当建立并执行进货检查验收制度，验明药品合格证明和其他标识；不符合规定要求的，不得购进和使用。

药品仓储部门负责入库验收，在入库验收药品和医用耗材时，必须验明发票、发票清单、货物、随货同行单，一致方可入库、使用。

医院实行"两票制"，要向药品和医用耗材的流通企业索要、验证发票，发票包括两张，一张是由流通企业加盖印章的由生产企业提供的进货发票复印件，另一张是药品流通企业开具给医院的发票，两张发票的流通企业名称、批号等相关内容互相印证，作为医院支付药品和医用耗材货款凭证，纳入财务档案管理。

药品验收入库后形成入库单，财务部门依据入库单、供应商开具的发票（发票须经库管员签字）、随货同行单、生产商开具给供应商的发票、药品入库单等记账。

（十）药款结算

医院应在药品验收合格并收到正式发票之日起 30 天内支付药品款项。

四、可能存在的风险

商业贿赂是医疗卫生领域存在的主要腐败之一，常表现为医疗生产、经营企业通过给医疗机构有关领导人、医生等回扣或者其他好处，"开拓市场"，将药品加价售给医院。给回扣、给好处都在暗处，可能不是审计人员能够取证的，但是，这些背后的腐败，也不是无迹可查，总会通过一系列不规范的迹象表现出来。审计中，审计人员可能会发现以下问题，虽然看不到背后的交易，但违反了相关规定。

1. 没有按规定在省集中采购平台采购药品。

医院没有执行在所在省集中采购平台进行网上集中采购，直接与药品生产、经营企业签订合同，难以保证药品生产经营企业具备合法资质，也难以保证药品的采购价格合理、药品质量达标；表现形式可能是全部或部分药品未在网上集中采购，即与部分供应商的药品采购未在省集中采购平台进行，与这部分供应商可能存在利益交换。

2. 与药品配送企业存在利益交换。

医院与药品配送企业存在利益交换，药品配送企业垄断医疗机构的全部或者主要药品配送。例如，某药品配送企业 A 与某医院 B 存在如下交易：A 为医院以捐赠为名提供设备，价值 2 000 万元，医院要将 50% 的药品配送权授予 A；医院在 A 处采购药物往往不通过所在省集中采购平台进行，而要另行签订合同。

3. 没有严格执行"两票制"。

医院没有严格执行"两票制"，增加了流通环节。比如，药品生产企业将药品销售给配送企业 X，X 销售给 Y，很可能还有更多的流通环节，最后的配送企业 Z 将药品配送给医院 A。这个过程中，医院很可能与 Z 勾结，强令上游的药品生产企业及配送企业 X、Y 等，将药物转销给 Z，由 Z 配送给医院。在这个过程中，增加了流通环节，每个流通环节都会加价，医院对同种药物的采购成本，可能远高于所在省的药品集中采购平台价格。增加的环节涉及的企业，如 X 和 Y 可能没有相应的资质，没有经过省集中采购平台招标，药品经营企业没有在省集中采购平台备案，不符合省集中采购平台要求的资质和条件。

由于增加了流通环节，医疗机构无法执行严格的"两票制"。

4. 医院在没有采购、对方没有开票、药品没有验收入库的情况下，支付货款。

5. 配送企业没有开具发票，导致医院药品验收入库时没有记账，但领用时贷记存货，从而使得账面相关存货出现赤字，出现账实不符的情况。这说明在验收过程中，医院没有验明票、货、账三者是否一致，是否符合"两票制"。

6. 医院没有按规定在所在省集中采购平台采购，由医院进行招投标采购或者其他方式采购，但是，招标过程或者采用其他方式的过程存在问题，如虚假招标、围标等。

7. 医院内部控制不规范，由科室自行采购药品，科室可能存在收受供应商贿赂的风险。

五、审计内容

1. 在采购业务中，贯彻执行党和国家经济方针政策、决策部署情况。

2. 对国家、卫生行政主管部门有关法律、法规、规章制度的执行情况。

3. 涉及的重大经济事项的决策、执行和效果情况。

4. 财务管理和经济风险防范情况、内部控制制度建设情况。

5. 在采购业务中落实有关党风廉政建设责任和遵守廉洁从政规定情况。

6. 以往审计发现问题的整改情况。

六、建议审计程序及审计方法

审计人员根据被审计单位的具体情况，采取包括但不限于以下审计方法，分析药品采购是否按规定通过省集中采购平台采购，管理是否合规。

（一）必要准备工作

为了后面审计程序顺利开展，审计人员应了解省集中采购平台的操作方法。审计人员应该到当地省集中采购平台下载有关操作手册，阅读了解平台操作方法；浏览平台消息，了解平台日常信息发布情况、主要内容等。

进行必要准备工作，有利于审计人员与被审计单位有关人员沟通。例如，审计人员在对A医院审计过程中，发现该医院没有在网上平台采购，理由是"要在网上逐条输入要采购的药物信息"。审计人员通过阅读该省集中采购平台的操作手册（该手册出台于十年之前，考虑到信息系统的技术进步，当前的系统操作可能更简单方便、人性化），发现并不是每次采购都要逐条输入采购信息，因为平台有订单管理功能，也有模板管理功能，常用采购目录可以成为模板，每次采购时，调整个别项目内容即可。所以，"平台功能不好使""逐条输入耗费时间"的说法是不能作为不在网上平台采购的理由的。

（二）阅读以前年度审计报告

了解以前年度审计报告中是否反映了药品采购方面的问题。注意，以前年度反映了有关问题，本次审计应该关注类似问题是否仍然存在。

（三）访谈有关部门和人员

访谈有关部门和人员，主要了解以下事项。

1. 与药品采购业务相关的部门及其职责。

2. 药品采购目录的负责部门和制定程序，采购目录是否由药学会决定而不是由科室决定。

3. 药品采购计划的制订和生成情况，采购计划的审批流程；采购计划是否由与药品使用部门无关的部门来制订，即药学部进行，而不是由使用科室来制订。

4. 药品采购的具体流程、负责的岗位、关键环节、关键控制措施，有无科室采购药品的情况，内部控制措施是否健全。

5. 药品采购的方式和渠道，是在所在省集中采购平台进行，还是自行招标进行，还是通过其他方式进行；如果未在省集中采购平台进行，了解原因和理由。

6. 其他可能与药品采购业务有关的事项。

（四）检查内部控制制度及相关资料

1. 取得与药品采购相关的内部控制制度，分析评价有关内部控制制度是否符合国家相关法规，是否健全完善。

2. 取得药学会会议纪要、药学部会议纪要等，了解药品目录制定情况、药品采购工作管理情况，评价是否符合国家、所在省有关法律法规规定，是否符合内部控制制度规定。

3. 取得近期的药品目录，以备后续检查。

4. 检查分析药品采购合同，检查合同管理是否规范，合同内容是否合法。

5. 检查其他相关资料。

（五）穿行测试及观察有关业务环节管理情况

1. 了解采购流程，由采购相关岗位人员讲解操作过程，了解各环节生成的凭证及主要格式，并拍照备查。

2. 观察仓储部门现场，观察验收部门验收工作进行情况，检查验收内容是否符合有关规定，是否进行实物与"两票"的核对。

3. 观察科室、病区领用药品操作情况。

4. 观察科室对领用药物管理情况，关注所储存药物是否现存患者正在使用的药物，有无其他节余药物，以及对节余管理情况。

5. 了解科室、病区药品管理情况，特别是按患者药方领用，但是没有使用的节余药品管理情况。关注这部分药物是否形成账外资产，或者被有关人员私自卖掉。（这部分药品的形成原因主要是药方用量与实际领用不一致。如 A 和 B 两个患者，对某种药品，每人用半瓶，但是医生无法给 A 和 B 两人每人开半瓶，即无法销售半瓶，医护人员在配药时，往往给 A、B 合用一瓶，这样就节余出来一瓶。）

6. 了解药库、病区药房定期盘点情况，以及如何保证账实相符。

7. 分析实际的操作流程是否与内部控制制度规定相符，有无异常。

8. 在穿行测试过程中，了解与药品采购、管理有关的信息系统，是否与医院其他信息系统，如 HIS 实现了互联互通；如果没有实现互联互通，药品的价格信息如何输入 HIS，有无输入 HIS 的价格与采购价格不一致的风险，有无无法监控"零加价"执行情况的风险。

9. 观察利用信息系统对药品采购过程的管理情况，观察业务流程在信息系统中的反映，观察不同部门和岗位在信息系统中的操作过程，评价内部控制措施是否整合在信息系统中，是否实现了信息系统对业务流程的内部控制。

（六）账簿凭证检查

1. 检查有关会计凭证有无异常，入库单等凭证与穿行测试中了解到的情况是否相符。被审计单位的入库流程一般是一贯的，打印机、入库单格式一般也是稳定的，如果存在不同格式的入库单，说明可能存在不同的入库流程，应该引起关注。

如果存在凭证不一致，或者检查情况与穿行测试了解的情况不一致的情况，审计人员应进一步调查具体原因，主要关注有无不在省集中采购平台采购的情况。

如果确定有不在省集中采购平台采购的情况，详细了解实际业务流程、管理系统，取得有关合同、协议、审计期间累计采购数量、金额等资料。

2. 核对药品明细账金额与仓储金额是否相符，如果有差异，调查差异原因。

3. 检查有关存货的明细余额，有无赤字情况，分析有无先使用、后办理入库手续，实际未在省集中采购平台采购的情况。

（七）检查采购价格

抽查部分近期采购的药品，对比所在省集中采购平台价格，检查有无采购价格高于或者严重高于省集中采购平台价格的情况。

（八）分析比较数据

1. 通过汇总分析财务账面药品采购记录、省集中采购平台采购记录、HIS 入库记录，检查采购总金额是否基本相符，分析有无省集中采购平台采购总金额远小于 HIS 入库数据的情况，并分析原因，关注有无未通过省集中采购平台进行采购的情况。

2. 通过汇总分析财务账面药品采购记录、省集中采购平台采购记录、HIS 入库记录

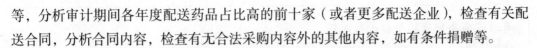

等，分析审计期间各年度配送药品占比高的前十家（或者更多配送企业），检查有关配送合同，分析合同内容，检查有无合法采购内容外的其他内容，如有条件捐赠等。

3. 了解主要供应商，以备在其他审计程序中，关注有无与主要供应商的不合法交易。

4. 了解主要供应商各年度的变动情况，对于发生较大变动的供应商了解变化原因，关注供应商的入围渠道是否合法合规，关注有无其他不合规交易。

5. 分析对比各年度采购金额变动趋势，访谈有关人员了解变动原因；对导致异常变动的事项取得相关证据，印证有关解释的客观性。

（九）检查配送企业资质

1. 分析比较合同对方单位、HIS 对方单位名单，检查名称是否相符、配送金额是否基本相符，关注有无不签订合同采购的情况。

2. 检查配送企业资质证书，检查配送企业有无医疗器械经营许可证。

3. 到省集中采购平台查询，配送企业是否在省集中采购平台挂网，是否符合省集中采购平台要求的资质和条件。

（十）其他渠道检查有无与药品采购有关的事项

1. 通过检查院长办公会、党政联席会等会议记录，关注有无涉及药品采购的异常事项。

2. 通过检查基本建设项目有关筹资、融资、施工协议以及其他协议，关注有无涉及药品采购的异常事项，如以投资、借款为条件，取得医院一定期间的药品销售权。

3. 通过检查捐赠协议，检查有无涉及药品的有条件捐赠协议。

如果存在有条件捐赠协议，检查捐赠物资入账记录；如果没有入账记录，检查其他记载药品使用管理的资料和凭证，分析有无捐赠物资被挪用或者贪污的情况。

4. 检查其他经济事项，有无影响药品采购的事项。

（十一）其他必要审计程序

根据实际情况履行其他必要审计程序。

七、审计案例

【案例 3-1】　　　　　　　*穿行测试发现的问题*

一、没有按规定通过省集中采购平台采购药品

A 医院审计中，审计人员检查药品采购岗位订单提交情况，发现有关负责岗位通过 QQ 将订单提交给供应商，而不是通过省集中采购平台提交，说明该医院没有通过省集中采购平台进行采购。

二、违反科室不允许采购药品相关规定

A 医院审计中，审计人员通过现场访谈、观察采购业务流程，了解了业务流程、入库单格式、发票保管情况等，并将相关凭证拍照作为备查资料。在后续的凭证检查过程中，审计人员发现有些药品采购没有穿行测试过程中见过的入库单，进一步调查原因，发现没有入库单的药品实际上没有通过省集中采购平台采购，是由配送商直接送到科室的，科室使用后再入账结算。这种做法违反了省集中采购平台采购的规定，也违反了科室不允许采购药品的规定。

以上问题的责任界定如下。

A 医院院长王一应对以上未通过省集中采购平台采购和科室直接采购药品的违规行为承担直接责任，主要理由如下。

1. 以上问题虽然没有明显的"造成公共资金、国有资产、国有资源损失浪费，生态环境破坏，公共利益损害"的后果，但是，药品采购作为 A 医院的主要物资采购，关系到保障药品质量、降低药品虚高价格、减轻人民群众用药负担、降低医药成本、预防和遏制药品购销领域腐败行为、抵制商业贿赂等多方面的问题，A 医院的做法存在多方面的违规风险，关系到国家相关政策贯彻执行问题，所以，应该界定院长王一的责任。

2. 药品、耗材采购是 A 医院主要的大宗物资采购项目，国家多年来三令五申要求集中带量采购、阳光采购，以减轻人民群众有关负担。A 医院院长王一任 A 医院药学会主任委员，负责主持制定本医院药品处方集和基本用药供应目录，审核本医院临床科室申请的新购入药品、调整药品品种或者供应企业等事宜。审计人员了解到，多年来，A 医院一直通过配送商直接送到科室和负责采购部门通过 QQ 与供应商联系两种方式采购药品，考虑到药品配送流程、供应企业的选择等都是由被审计人主持的药学会确定，而药学会的工作由被审计人王一主持，所以，以上问题属于"贯彻党和国家经济方针政策、决策部署不坚决不全面不到位"，王一应对以上问题承接直接责任。

【案例 3-2】　　　*附带药品采购条件的捐赠事项*

A 医院审计中，审计人员通过梳理该医院院长办公会会议纪要，发现该医院存在以下问题。

一、"三重一大"集体决策附带影响公平竞争条件的捐赠资助不符合国家规定

审计人员经对院长办公会的会议纪要进行梳理，发现 A 医院确定静脉配液中心的建设及设备投入由 A 公司、B 公司和 C 公司分别投资 410 万元，3 家公司利用疫情防控期间委托红十字会捐赠的方式投入 A 医院设备和建设资金，同时签订了 A 医院输液产品分配协议，约定 3 家公司各占 A 医院输液产品使用总量的 30%，A 医院必须在约定的时间内用 3 家公司配送的输液产品，不得随意更换其他厂家输液产品。

审计人员统计分析发现，A 公司、B 公司、C 公司 3 家公司输液产品合计在 2018 年、2019 年、2020 年占 A 医院输液产品总计的比例分别为 88%、87%、84%。

A 医院接受捐赠资助与采购商品（服务）挂钩的做法，不符合国家规定。

审计依据如下。

《关于以药品集中采购和使用为突破口　进一步深化医药卫生体制改革的若干政策措施》："四、确保药品稳定供应　建立完善对药品生产企业供应能力的调查、评估、考核和监测体系。从国家组织集中采购和使用药品做起，逐步建立中标生产企业应急储备、库存和产能报告制度。生产企业自主选定流通企业进行配送，禁止地方行政部门和医疗机构指定配送企业。严格依法惩戒药品采购失信行为，完善市场清退制度，出现不按合同供货、不能保障质量和供应等情况时，要及时采取相应的赔偿、惩戒、退出、备选和应急保障措施。对于出现围标、串标等价格同盟或操控价格以及恶意断供等违法违规行为的企业，依法依规采取取消其相关集中采购入围和挂网资格等措施。"

二、捐赠设备及投资建设静脉配液中心形成账外资产

A 医院与 A 公司、B 公司、C 公司投资建设的静脉配液中心及投入的设备没有入账，形成账外资产。

审计依据如下。

《政府会计制度》："4603 捐赠收入　一、本科目核算单位接受其他单位或者个人捐赠取得的收入。二、本科目应当按照捐赠资产的用途和捐赠单位等进行明细核算。"

以上问题的责任界定如下。

A 医院院长王一应对以上事项承担直接责任。

主要理由如下。

以上捐赠及与供应商交易相关决策，均通过院长办公会进行决策。从会议纪要来看，多次会议均由院长王一主持会议，积极动员参会人员提供不同思路，以实现捐赠表面上合规的目的。上述行为符合"直接违反有关党内法规、法律法规、政策规定的。'直接'是指被审计领导干部在履行经济责任过程中，个人直接决定，

或者通过主持会议、传签文件、会签文件等方式进行集体研究，在决策过程中起决定性作用"的界定标准。

【案例3-3】 **附带药品采购条件的融资事项**

A医院审计中，审计人员通过梳理该医院院长办公会会议纪要，发现该医院存在以下问题。

A医院决定建设莲塘分院，但是没有资金，于是与某国企B公司达成协议，由B公司负责建设分院所需要的资金，预算为40亿元，A医院负责满足莲塘分院的审批、技术、医务人员等其他必要条件。医院运营后，A医院和B公司通过向理事会委派理事的方式，由理事会管理莲塘分院。

B公司通过以下方式收回投资并取得投资收益。

1. 负责莲塘分院运营后的全部药品、耗材、设备及其他物资的采购，负责莲塘分院的后勤管理和商业配套服务管理。总之，除了给患者诊疗以外的业务，全部被B公司垄断。

2. 以莲塘分院运营后的经营活动净现金流量为基数，计提"经营费用"，提取比例按收回投资情况，在50%~80%浮动。

3. 如果没有特殊事项出现，A医院与B公司的合作没有终止期限。

4. B公司要为A医院负担研究费用，研究费用的负担比例为全年自B公司采购物资和服务金额的1%。

审计人员统计分析发现，从该合同订立到审计截止日的3年时间，A医院自B公司购买医用设备、药品、耗材、其他各类服务，合计达56亿元，支付莲塘分院经营费用13亿元，应计研究费用5 600万元。

审计人员账内检查有关收支情况，未发现研究费用入账。财务人员表示不知道上述收入的情况。

审计人员分析，以上事项存在如下问题。

1. 莲塘分院实质上成了B公司的盈利平台，违反了非营利机构不得分配或者变相分配利润的相关规定。

2. B公司收回投资的方式违反了药品和耗材在省集中采购平台集中采购的相关规定。

3. B公司垄断了莲塘分院的一切物资和服务采购，使莲塘分院不能通过招投标或者其他供应商选择机制保证所购买物资和服务的质量和价格，违反了政府采购相关规定，不利于落实医院控制成本费用、降低人民群众医疗费用的宗旨。

4.合同规定与采购金额捆绑的"研究费用"，违反了"九不准"相关规定。

审计依据如下。

《关于城镇医疗机构分类管理的实施意见》（卫医发〔2000〕233 号）："1.非营利性医疗机构是指为社会公众利益服务而设立和运营的医疗机构，不以营利为目的，其收入用于弥补医疗服务成本，实际运营中的收支结余只能用于自身的发展，如改善医疗条件、引进技术、开展新的医疗服务项目等。营利性医疗机构是指医疗服务所得收益可用于投资者经济回报的医疗机构。政府不举办营利性医疗机构。"

《中华人民共和国基本医疗卫生与健康促进法》第三十九条："国家对医疗卫生机构实行分类管理。""以政府资金、捐赠资产举办或者参与举办的医疗卫生机构不得设立为营利性医疗卫生机构。""非营利性医疗卫生机构不得向出资人、举办者分配或者变相分配收益。"第四十条："政府举办的医疗卫生机构应当坚持公益性质，所有收支均纳入预算管理，按照医疗卫生服务体系规划合理设置并控制规模。""政府举办的医疗卫生机构不得与其他组织投资设立非独立法人资格的医疗卫生机构，不得与社会资本合作举办营利性医疗卫生机构。"

《医疗机构药品集中采购工作规范》（卫规财发〔2010〕64 号）第三条："县级及县级以上人民政府、国有企业（含国有控股企业）等举办的非营利性医疗机构必须参加医疗机构药品集中采购工作。鼓励其他医疗机构参加药品集中采购活动。"

《加强医疗卫生行风建设"九不准"》（国卫办发〔2013〕49 号）："四、不准违规接受社会捐赠资助……严禁接受附有影响公平竞争条件的捐赠资助，严禁将接受捐赠资助与采购商品（服务）挂钩……"

《关于加强公立医疗机构廉洁风险防控的指导意见》（卫办发〔2012〕61 号）："四是实施诚信捐赠制度。供应商对医疗机构的自愿捐赠资助，必须按规定纳入医疗机构财务部门统一管理，捐赠资助不得附加任何影响公平竞争的条件，不得与采购商品（服务）挂钩，不得指向特定内部职能部门或个人。"

以上问题的责任界定如下。

A 医院院长王一应对以上事项承担直接责任。

主要理由如下。

以上莲塘分院建设、与 B 公司交易相关决策，均通过院长办公会进行决策。从会议纪要来看，多次会议均由院长王一主持会议，在早期的会议中，副院长李×、刘 × 提出过不同意见，认为相关事项不符合国家卫生健康委员会相关规定，可能得不到审批，被王一以本地医疗资源缺乏、严重影响本地民众对医疗资源的需求为由否决。后来，便没有人再提出异议。而让 B 公司以 1% 的比例负担"研究费用"，是王一主动提出的，其强势要求有关谈判人员必须让 B 公司接受这个条件，符合"直接违反有关党内法规、法律法规、政策规定的。'直接'是指被审计领导干部在履行经济责任过程中，个人直接决定，或者通过主持会议、传签文件、会签文件等方式进行集体研究，在决策过程中起决定性作用"的界定标准。

【案例 3-4】 **内部控制制度设计缺陷**

A 医院审计中，审计人员研究被审计单位内部控制制度，发现存在如下问题。

医院《药品遴选制度》规定："医院增加新药，由临床科室主任提出申请，填写新药申请表，同时提供有关药品注册证等证明性文件；药学部汇总各科室提交的申请表，并上报药事管理与药物治疗学委员会；药事管理与药物治疗学委员会评审新药。"制度没有规定临床科室如何选择新药的生产厂家。审计人员通过访谈了解到，临床科室选择新药生产厂家程序一般都由厂家跟临床科室沟通，临床科室通过调研此药的可行性来选择生产厂家，临床科室一般推荐一个生产厂家，药事管理与药物治疗学委员会通过投票的方式表决，同意票数超过参会委员人数的 2/3 即为通过。

以上新药及供应商的选择方式，由临床科室主任选择且只选择一家新药供应商，药事管理与药物治疗学委员会在投票过程中，没有更多选择余地，实质上相当于新药及供应商的选择决定权在科室。药事管理与药物治疗学委员会通过后，新药由临床科室开具处方使用，新药的选择权和使用权都在临床科室主任，不相容职责没有分离。临床科室直接与供应商接触沟通，没有规定第三方参与，临床科室与供应商的交易没有监督，存在舞弊风险。

以上做法不符合以下规定。

《医疗机构药事管理规定》（卫医政发〔2011〕11 号）第二十五条："医疗机构临床使用的药品应当由药学部门统一采购供应。经药事管理与药物治疗学委员会（组）审核同意，核医学科可以购用、调剂本专业所需的放射性药品。其他科室或者部门不得从事药品的采购、调剂活动，不得在临床使用非药学部门采购供应的药品。"

《公立医院内部控制管理办法》（国卫财务发〔2020〕31 号）第三十条："采购业务内部控制……（二）采购业务活动应当实行归口管理，明确归口管理部门和职责，明确各类采购业务的审批权限，履行审批程序，建立采购、资产、医务、医保、财务、内部审计、纪检监察等部门的相互协调和监督制约机制。（三）合理设置采购业务关键岗位，配备关键岗位人员，明确岗位职责权限，确保采购预算编制与审定、采购需求制定与内部审批、招标文件准备与复核、合同签订与验收、采购验收与保管、付款审批与付款执行、采购执行与监督检查等不相容岗位相互分离。"

第 4 章

耗材采购审计

一、业务简介

本章所指耗材采购是指医疗机构对医用耗材的采购业务。

医用耗材是指经药品监督管理部门批准、使用次数有限的消耗性医疗器械，包括一次性及可重复使用医用耗材。

高值医用耗材是指直接作用于人体、对安全性有严格要求、临床使用量大、价格相对较高、社会反响强烈的医用耗材。

医疗机构使用纳入阳光采购产品目录范围内的高值医用耗材必须通过省（区、市）药械平台进行采购，全部实行电子化、信息化交易，所选高值医用耗材品种、价格、生产厂家等信息要公开、阳光、透明，禁止从网外采购。

医疗机构因抢救急危重患者所需且无挂网品种可替代的高值医用耗材，可先采购使用，生产企业须在产品采购后规定期限内递交挂网所需相关手续，进行备案挂网。如生产企业提供资料不符合挂网要求，各医疗机构不得再备案采购该产品。

耗材采购实行"两票制"，即医疗机构采购耗材要取得两张发票，一张为药品生产企业开具给药品配送企业的发票，另一张为药品配送企业开具给医疗机构的发票。实行"两票制"的目的是减少流通环节，降低医疗机构采购成本。部分地区开始探索"一票制"，如河南省平顶山市在发布的《关于进一步加强公立医疗机构药品耗材配送管理的通知》中明确规定："优先选择科工贸一体药品耗材企业实行一票制，直接为我市医疗卫生机构配送药品耗材。"

国家医疗保障局等八部门印发《关于开展国家组织高值医用耗材集中带量采购和使用的指导意见》（医保发〔2021〕31 号），国家组织高值医用耗材集中采购，进一步压低耗材价格，江苏省、山东省、福建省、湖南省、广东省、浙江省等地也都发布了响应文件，"两票制"落地的同时，试点、鼓励医用耗材"一票制"，这些举措的目的都是降低药品、耗材虚高价格，促使药品和高值耗材价格回归合理水平，减轻人民群众医疗支出负担。

二、审计依据

（一）有关法规

1.《卫生部关于加强卫生行业作风建设的意见》（卫办发〔2004〕130号）。

2.《医疗机构财务会计内部控制规定（试行）》（卫规财发〔2006〕227号）。

3.《高值医用耗材集中采购工作规范（试行）》（卫规财发〔2012〕86号）。

4.《国务院深化医药卫生体制改革领导小组关于进一步推广深化医药卫生体制改革经验的若干意见》。

5.《加强医疗卫生行风建设"九不准"》（国卫办发〔2013〕49号）。

6.《卫生部预算管理医院医学装备管理实施办法》（卫规财发〔2013〕14号）。

7.《国务院办公厅关于城市公立医院综合改革试点的指导意见》（国办发〔2015〕38号）。

8.《关于在公立医疗机构药品采购中推行"两票制"的实施意见（试行）》（国医改办发〔2016〕4号）。

9.《医用耗材专项整治活动方案》（2017年）。

10.《治理高值医用耗材改革方案》国办发〔2019〕37号。

11.《医疗机构医用耗材管理办法（试行）》（国卫医发〔2019〕43号）。

12.《医疗器械监督管理条例》（中华人民共和国国务院令第680号）。

13.《关于开展国家组织高值医用耗材集中带量采购和使用的指导意见》（医保发〔2021〕31号）。

14.《公立医院内部控制管理办法》（国卫财务发〔2020〕31号）。

15.其他有关规定。

（二）关键条款

1.《卫生部关于加强卫生行业作风建设的意见》（卫办发〔2004〕130号）。

积极协调有关部门研究出台《医疗机构药品集中招标采购若干规定》，完善价格政策，强化监督管理，降低药品费用，让利于群众。积极推动医用耗材、试剂，特别是高值医用耗材的集中采购工作，督促医疗机构逐步建立公开、透明、民主决策的大型医疗设备、高值医用耗材的采购和使用管理机制，降低大型设备检查费用。按照"总量控制、结构调整、适当降低"的原则，积极协调有关部门完善医疗机构补偿机制，落实财政补助政策，适当提高医疗技术劳务价格，逐步改革"以药补医"机制，降低药品收入比重。有条件的地方，可选择部分大医院进行药品零加成改革试点，切断医疗机构和医务人员与药品销售之间的直接利益关系，按照医疗需要和减轻患者负担合理用药。

在加强教育、严格管理的基础上，对不听劝告、继续违反以下行业纪律的，要依法依纪严肃查处。

医务人员不准接受医疗器械、药品、试剂等生产、销售企业或人员以各种名义、形式给予的回扣、提成和其他不正当利益。

医务人员不准通过介绍病人到其他单位检查、治疗或购买药品、医疗器械等收取回扣或提成。

医疗机构不准违反国家有关药品集中招标采购政策规定，对中标药品必须按合同采购，合理使用。

医疗机构不准使用假劣药品，或生产、销售、使用无生产批准文号的自制药品与制剂。

2.《高值医用耗材集中采购工作规范（试行）》（卫规财发〔2012〕86 号）。

第三条　县级及县级以上人民政府、国有企业（含国有控股企业）举办的有资质的非营利性医疗机构采购高值医用耗材，必须全部参加集中采购。鼓励其他具有资质的医疗机构自愿参与高值医用耗材集中采购。

第四条　实行以政府为主导、以省（区、市）为单位的网上高值医用耗材集中采购（以下简称集中采购）工作。医疗机构和医用耗材生产经营企业必须通过各省（区、市）建立的集中采购工作平台开展采购，实行统一组织、统一平台和统一监管。研究探索部分省（区、市）联合开展集中采购的方式。

第五条　集中采购工作应当遵循公开透明、公平竞争、公正廉洁和科学诚信原则，保证医用耗材生产经营企业平等参与，禁止任何形式的地方保护。

第十三条　医疗机构必须具备开展相关高值医用耗材临床治疗的有关资质，主要职责包括：

（一）通过政府建立的非营利性集中采购工作平台采购集中采购入围目录内的高值医用耗材；

（二）在规定时间内，根据本单位的临床需求，提供采购信息；

（三）按照《民法典》的规定与医用耗材生产企业或被授权的经营企业签订购销合同，明确品种、规格、数量、价格、回款时间、履约方式、违约责任等内容；

（四）严格按照合同约定的时间付款；

（五）严格执行价格主管部门规定的价格政策，按照有关规定对主要高值医用耗材的购入价、销售价、生产厂商和经销商等信息进行公示；

（六）配合集中采购工作机构开展工作；

（七）加强内部管理，对高值医用耗材的采购、储存和使用全过程进行规范管理。

第十四条 医疗机构原则上不得购买集中采购入围品种外的高值医用耗材，有特殊需要的，须经集中采购管理机构审批同意。

第十五条 医疗机构在集中采购活动中，不得发生下列行为：

（一）不参加集中采购活动，或以其他任何方式规避集中采购活动；

（二）提供虚假的采购信息和历史资料；

（三）未按照要求同医用耗材生产经营企业签订医用耗材购销合同；

（四）不按照购销合同采购高值医用耗材，擅自采购入围品种外高值医用耗材，不按时结算货款或其他不履行合同义务的行为；

（五）与医用耗材生产经营企业订立背离合同实质性内容的其他协议，牟取不正当利益；

（六）未按照规定向卫生行政部门报送履约情况报表；

（七）其他违反法律法规的行为。

第十七条 参加集中采购活动的医用耗材生产企业应当按照集中采购文件的要求，按时提供真实、有效、合法的委托书、产品和企业资质证明文件、近2~3年出厂（口岸）价、保证供应承诺函及被授权的经营企业名单等资料，在集中采购平台上如实申报相关信息。

第十八条 入围高值医用耗材可以由生产企业直接配送，也可以委托医用耗材经营企业配送，有条件的地区可以逐步研究探索减少流通环节，降低配送成本。负责配送的医用耗材生产经营企业应当具备在集中采购平台上进行销售的条件，按照有关规定进行订单确认、备货、配送。

医用耗材生产经营企业必须提供合法生产的高值医用耗材，并按照购销合同规定的产品及时供货，不得提供入围品种外的高值医用耗材。

3.《卫生部预算管理医院医学装备管理实施办法》（卫规财发〔2013〕14号）。

第七十五条 医院应当建立医用耗材准入制度，加强植入类耗材等医用高值耗材管理。属于集中采购目录内的，医学装备管理处室应当按照有关规定执行。不在集中采购目录内但确需使用的，医学装备管理处室应当组织专家严格论证，并严格履行相关程序。

第七十六条 医院应当严格执行医用耗材入出库管理制度。严格核对订货信息与实物一致性，包括数量、规格、外观、效期、批次等，验收无误后方可办理入库手续。按照先进先出的原则，信息审核无误后方可办理出库手续。

第七十七条 医用耗材仓储空间应当实行分区分类管理，严格执行医用耗材贮存要求，确保安全存储。

第七十八条 医学装备管理处室应当根据本院医疗工作和管理需求，合理制订计划，设置医用耗材安全库存，及时补货，保障临床工作需要。

第七十九条　医用耗材库存应当定期盘点，保证账实相符，及时发现近效期产品、滞用产品并进行处理。

第八十条　医疗卫生技术人员使用医用耗材时，应当认真核对其规格、型号、消毒或者有效日期等，并进行登记。

第八十一条　使用过的一次性医用耗材应当及时毁形。属于医疗废物的，应当严格按照医疗废物管理有关规定处理。

第八十二条　医院应当利用信息化技术加强医用耗材全流程监控，建立医用耗材追溯制度。

第八十三条　医院应当加强医用耗材临床应用培训，确保使用安全。

第八十四条　医院应当加强医用耗材不良事件的监控和分析，发现问题及时上报主管部门。

4.《加强医疗卫生行风建设"九不准"》（国卫办发〔2013〕49号）。

为进一步加强医疗卫生行风建设，严肃行业纪律，促进依法执业、廉洁行医，针对医疗卫生方面群众反映强烈的突出问题，制定以下"九不准"。

六、不准为商业目的统方

医疗卫生机构应当加强本单位信息系统中药品、医用耗材用量统计功能的管理，严格处方统计权限和审批程序。严禁医疗卫生人员利用任何途径和方式为商业目的统计医师个人及临床科室有关药品、医用耗材的用量信息，或为医药营销人员统计提供便利。

七、不准违规私自采购使用医药产品

医疗卫生机构应当严格遵守药品采购、验收、保管、供应等各项制度。严禁医疗卫生人员违反规定私自采购、销售、使用药品、医疗器械、医用卫生材料等医药产品。

八、不准收受回扣

医疗卫生人员应当遵纪守法、廉洁从业。严禁利用执业之便谋取不正当利益，严禁接受药品、医疗器械、医用卫生材料等医药产品生产、经营企业或经销人员以各种名义、形式给予的回扣，严禁参加其安排、组织或支付费用的营业性娱乐场所的娱乐活动。

5.《国务院深化医药卫生体制改革领导小组关于进一步推广深化医药卫生体制改革经验的若干意见》。

（二）破除以药补医，建立健全公立医院运行新机制

3. 按照腾空间、调结构、保衔接的基本路径逐步理顺医疗服务价格。积极稳妥推进医疗服务价格改革，在确保公立医院良性运行、医保基金可承受、群众负担总体不增加的前提下，按照总量控制、结构调整、有升有降、逐步到位的要求，分类指导理顺不同级别医疗机构间和医疗服务项目的比价关系。所有公立医院取消药品加成，统筹考虑当

地政府确定的补偿政策，精准测算调价水平，同步调整医疗服务价格。通过规范诊疗行为、降低药品和耗材费用等腾出空间，动态调整医疗服务价格。价格调整要重点提高体现医务人员技术劳务价值的诊疗、手术、护理、康复和中医等医疗项目价格，降低大型医用设备检查治疗和检验等价格，并做好与医保支付、分级诊疗、费用控制等政策的相互衔接。通过综合施策，逐步增加医疗服务收入（不含药品、耗材、检查、化验收入）在医院总收入中的比例，建立公立医院运行新机制。

4.落实公立医院药品分类采购。区分药品不同情况，通过招标、谈判、直接挂网、定点生产等方式形成合理采购价格。坚持集中带量采购原则，对临床用量大、采购金额高、多家企业生产的基本药物和非专利药品，由省级药品采购机构集中招标采购。公立医院综合改革试点城市可采取以市为单位在省级药品集中采购平台上自行采购。鼓励跨区域联合采购和专科医院联合采购。实行医用耗材阳光采购，开展高值医用耗材、检验检测试剂和大型医疗设备集中采购。对部分专利药品、独家生产药品，建立公开透明、多方参与的价格谈判机制。谈判结果在国家药品供应保障综合管理信息平台上公布，医院按谈判结果采购药品。做好与医保支付政策的衔接，按规定将符合条件的谈判药品纳入医保合规费用范围。

5.公立医院药品采购逐步实行"两票制"。各地要因地制宜，逐步推行公立医疗机构药品采购"两票制"（生产企业到流通企业开一次发票，流通企业到医疗机构开一次发票），鼓励其他医疗机构推行"两票制"，减少药品流通领域中间环节，提高流通企业集中度，打击"过票洗钱"，降低药品虚高价格，净化流通环境。通过整合药品经营企业仓储资源和运输资源，加快发展药品现代物流，鼓励区域药品配送城乡一体化，为推进"两票制"提供基础条件。建立商业贿赂企业黑名单制度，对出现回扣等商业贿赂行为的药品生产和流通企业，取消其供货资格。

6.《国务院办公厅关于全面推开县级公立医院综合改革的实施意见》（国办发〔2015〕33号）。

（十四）降低药品和高值医用耗材费用。全面落实《国务院办公厅关于完善公立医院药品集中采购工作的指导意见》（国办发〔2015〕7号）。县级公立医院使用的药品，要依托省级药品集中采购平台，以省（区、市）为单位，实行分类采购，采取招采合一、量价挂钩、双信封制等办法开展集中招标采购。地方可结合实际，按照有利于破除以药补医机制、降低药品虚高价格、预防和遏制腐败行为、推动药品生产流通企业整合重组的原则，探索药品集中采购的多种形式，进一步提高医院在药品采购中的参与度。**允许公立医院改革试点城市所辖县（市）与试点城市一道，在省级药品集中采购平台上自行采购。高值医用耗材应通过省级集中采购平台进行阳光采购，网上公开交易。**鼓励各地对高值医用耗材采取招采合一、量价挂钩等办法实行集中招标采购。在质优价廉的前提下鼓励购买国产创新药和医用耗材。采取多种形式推进医药分开，鼓励患者自主选择在医院门诊药房或凭处方到零售药店购药。县级公立医院要重点围绕辅助性、高回扣的药品和高值医用耗材，加强对医务人员处方行为的监控，推行电子处方，按照规范建立系统化、标准化和持续改进的处方点评制度，促进合理用药。

（十六）加强药品采购全过程监管。将药品集中采购情况作为对医院及其负责人的重要考核内容，纳入目标管理及医院评审评价工作。**对违规网下采购、拖延货款的医院，视情节轻重给予通报批评、限期整改、责令支付违约金、降低等级等处理。**涉及商业贿赂等腐败行为的，依法严肃查处。严格执行诚信记录和市场清退制度。建立健全检查督导制度，建立药品生产经营企业诚信记录并及时向社会公布。加强对药品价格执行情况的监督检查，规范价格行为，保护患者合法权益。

7.《国务院办公厅关于城市公立医院综合改革试点的指导意见》（国办发〔2015〕38 号）。

（十一）降低药品和医用耗材费用。改革药品价格监管方式，规范高值医用耗材的价格行为。减少药品和医用耗材流通环节，规范流通经营和企业自主定价行为。全面落实《国务院办公厅关于完善公立医院药品集中采购工作的指导意见》（国办发〔2015〕7 号），允许试点城市以市为单位，按照有利于破除以药补医机制、降低药品虚高价格、预防和遏制腐败行为、推动药品生产流通企业整合重组的原则，在省级药品集中采购平台上自行采购。试点城市成交价格不得高于省级中标价格。如果试点城市成交价格明显低于省级中标价格，省级中标价格应按试点城市成交价格调整。可结合实际鼓励省际跨区域、专科医院等联合采购。高值医用耗材必须通过省级集中采购平台进行阳光采购，网上公开交易。在保证质量的前提下鼓励采购国产高值医用耗材。加强药品质量安全监管，严格市场准入和药品注册审批，保障药品的供应配送和质量安全。采取多种形式推进医药分开，患者可自主选择在医院门诊药房或凭处方到零售药店购药。加强合理用药和处方监管，采取处方负面清单管理、处方点评等形式控制抗菌药物不合理使用，强化激素类药物、抗肿瘤药物、辅助用药的临床使用干预。

8.《医用耗材专项整治活动方案》（2017 年）。

（三）全面落实《高值医用耗材集中采购工作规范（试行）》。普遍开展以政府为主导、以省（区、市）为单位的网上高值医用耗材集中采购工作。核查各省（区、市）医疗耗材集中采购流程建设、制度建设和有关配套建设。督查国家药品（耗材）供应保障综合管理信息平台建设情况。加大对相关机构违反高值医疗耗材集中采购行为的处罚力度。

（四）强化对高值医用耗材特别是植介入类医用耗材的价格监管。加强医疗机构医用耗材价格行为的监督检查，严肃查处超过规定范围使用医用耗材多收费、多计或变相多计医用耗材多收费、违反自愿原则强制或变相强制患者使用医用耗材数量多收费、超过规定加价率提高医用耗材价格等违法行为。

9.《治理高值医用耗材改革方案》（国办发〔2019〕37号）。

（三）完善分类集中采购办法。按照带量采购、量价挂钩、促进市场竞争等原则探索高值医用耗材分类集中采购。所有公立医疗机构采购高值医用耗材须在采购平台上公开交易、阳光采购。对于临床用量较大、采购金额较高、临床使用较成熟、多家企业生产的高值医用耗材，按类别探索集中采购，鼓励医疗机构联合开展带量谈判采购，积极探索跨省联盟采购。对已通过医保准入并明确医保支付标准、价格相对稳定的高值医用耗材，实行直接挂网采购。加强对医疗机构高值医用耗材实际采购量的监管。

（四）取消医用耗材加成。取消公立医疗机构医用耗材加成，2019年底前实现全部公立医疗机构医用耗材"零差率"销售，高值医用耗材销售价格按采购价格执行。公立医疗机构因取消医用耗材加成而减少的合理收入，主要通过调整医疗服务价格、财政适当补助、做好同医保支付衔接等方式妥善解决。公立医疗机构要通过分类集中采购、加强成本核算、规范合理使用等方式降低成本，实现良性平稳运行。

（七）完善医疗机构自我管理。建立高值医用耗材院内准入遴选机制，严禁科室自行采购。明确高值医用耗材管理科室，岗位责任落实到人。完善高值医用耗材使用院内点评机制和异常使用预警机制，开展对医务人员单一品牌高值医用耗材使用、单台手术高值医用耗材用量情况监测分析，对出现异常使用情况的要及时约谈相关医务人员，监测分析结果与其绩效考核挂钩。

（十）强化流通管理。提升高值医用耗材流通领域规模化、专业化、信息化水平。公立医疗机构要建立高值医用耗材配送遴选机制，促进市场合理竞争。规范购销合同管理，医疗机构要严格依据合同完成回款。鼓励各地结合实际通过"两票制"等方式减少高值医用耗材流通环节，推动购销行为公开透明。将高值医用耗材相关企业及其从业人员诚信经营和执业情况纳入信用管理体系，加强对失信行为的记录、公示和预警，强化履约管理。

10.《医疗机构医用耗材管理办法（试行）》（国卫医发〔2019〕43号）。

第一章　总则

第五条　医疗机构应当指定具体部门作为医用耗材管理部门，负责医用耗材的遴选、采购、验收、存储、发放等日常管理工作；指定医务管理部门，负责医用耗材的临床使用、监测、评价等专业技术服务日常管理工作。

第六条　医疗机构从事医用耗材管理相关工作的人员，应当具备与管理工作相适应的专业学历、技术职称或者经过相关技术培训。

医疗机构直接接触医用耗材的人员，应当每年进行健康检查。传染病病人、病原携带者和疑似传染病病人，在治愈前或者在排除传染病嫌疑前，不得从事直接接触医用耗材的工作。

第二章 机构管理

第七条 二级以上医院应当设立**医用耗材管理委员会**；其他医疗机构应当成立医用耗材管理组织。村卫生室（所、站）、门诊部、诊所、医务室等其他医疗机构可不设医用耗材管理组织，由机构负责人指定人员负责医用耗材管理工作。

医用耗材管理委员会由具有高级技术职务任职资格的相关临床科室、药学、医学工程、护理、医技科室人员以及医院感染管理、医用耗材管理、医务管理、财务管理、医保管理、信息管理、纪检监察、审计等部门负责人组成。

医疗机构负责人任医用耗材管理委员会主任委员，医用耗材管理部门和医务管理部门负责人任医用耗材管理委员会副主任委员。

第八条 医用耗材管理委员会的日常工作由指定的医用耗材管理部门和医务管理部门分工负责。

第九条 医用耗材管理委员会的主要职责：

（一）贯彻执行医疗卫生及医用耗材管理等有关法律、法规、规章，审核制定本机构医用耗材管理工作规章制度，并监督实施；

（二）建立医用耗材遴选制度，审核本机构科室或部门提出的新购入医用耗材、调整医用耗材品种或者供应企业等申请，制订本机构的医用耗材供应目录（以下简称供应目录）；

（三）推动医用耗材临床应用指导原则的制订与实施，监测、评估本机构医用耗材使用情况，提出干预和改进措施，指导临床合理使用医用耗材；

（四）分析、评估医用耗材使用的不良反应、医用耗材质量安全事件，并提供咨询与指导；

（五）监督、指导医用耗材的临床使用与规范化管理；

（六）负责对医用耗材的临床使用进行监测，对重点医用耗材进行监控；

（七）对医务人员进行有关医用耗材管理法律法规、规章制度和合理使用医用耗材知识教育培训，向患者宣传合理使用医用耗材知识；

（八）与医用耗材管理相关的其他重要事项。

第十条 医疗机构应当为医用耗材管理部门、医务管理部门配备和提供必要的场所、设备设施和人员。

第十一条 医疗机构应当建立健全医用耗材管理相应的工作制度、操作规程和工作记录，并组织实施。

第三章 遴选与采购

第十二条 医疗机构应当遴选建立本机构的**医用耗材供应目录**，并进行动态管理。

医用耗材管理部门按照合法、安全、有效、适宜、经济的原则，遴选出本机构需要的医用耗材及其生产、经营企业名单，报医用耗材管理委员会批准，形成供应目录。

供应目录应当定期调整，调整周期由医用耗材管理委员会规定。

纳入供应目录的医用耗材应当根据国家药监局印发的《医疗器械分类目录》明确管理级别，为Ⅰ级、Ⅱ级和Ⅲ级。

第十三条 医疗机构应当从国家或省市医用耗材集中采购目录中遴选本机构供应目录。确需从集中采购目录之外进行遴选的，应当按照有关规定执行。

第十四条 医疗机构应当加强供应目录涉及供应企业数量管理，统一限定纳入供应目录的相同或相似功能医用耗材供应企业数量。

第十五条 医用耗材的采购相关事务由医用耗材管理部门实行统一管理。其他科室或者部门不得从事医用耗材的采购活动，不得使用非医用耗材管理部门采购供应的医用耗材。

第十六条 医用耗材使用科室或部门应当根据实际需求向医用耗材管理部门提出采购申请。

第十七条 医用耗材管理部门应当根据医用耗材使用科室或部门提出的采购申请，按照相关法律、行政法规和国务院有关规定，采用适当的采购方式，确定需要采购的产品、供应商及采购数量、采购价格等，并签订书面采购协议。

第十八条 医用耗材采购工作应当在有关部门有效监督下进行，由至少2名工作人员实施。

第十九条 医疗机构应当加强临时性医用耗材采购管理。医用耗材使用科室或部门临时性采购供应目录之外的医用耗材，需经主任委员、副主任委员同意后方可实施。对一年内重复多次临时采购的医用耗材，应当按照程序及时纳入供应目录管理。对于实施集中招标采购的地方，需要按有关程序报上级主管部门同意后实施临时性采购。

第二十条 遇有重大急救任务、突发公共卫生事件等紧急情况，以及需要紧急救治但缺乏必要医用耗材时，医疗机构可以不受供应目录及临时采购的限制。

第二十一条 医疗机构应当加强医疗设备配套使用医用耗材的管理。医疗机构采购医疗设备时，应当充分考虑配套使用医用耗材的成本，并将其作为采购医疗设备的重要参考因素。

第二十二条 鼓励医联体内医疗机构或者非医联体内医疗机构联合进行医用耗材遴选和采购。

第四章 验收、储存

第二十三条 医用耗材管理部门负责医用耗材的验收、储存及发放工作。

第二十四条 医疗机构应当建立医用耗材验收制度，由验收人员验收合格后方可入库。

验收人员应当熟练掌握医用耗材验收有关要求，严格进行验收操作，并真实、完整、准确地进行验收记录。

验收人员应当重点对医用耗材是否符合遴选规定、质量情况、效期情况等进行查验，不符合遴选规定以及无质量合格证明、过期、失效或者淘汰的医用耗材不得验收入库。

第二十五条 使用后的医用耗材进货查验记录应当保存至使用终止后 2 年。未使用的医用耗材进货查验记录应当保存至规定使用期限结束后 2 年。植入性医用耗材进货查验记录应当永久保存。购入Ⅲ级医用耗材的原始资料应当妥善保存，确保信息可追溯。

第二十六条 医疗机构应当设置相对独立的医用耗材储存库房，配备相应的设备设施，制订相应管理制度，定期对库存医用耗材进行养护与质量检查，确保医用耗材安全有效储存。

对库存医用耗材的定期养护与质量检查情况应当做好记录。

第二十七条 医用耗材需冷链管理的，应当严格落实冷链管理要求，并确定专人负责验收、储存和发放工作，确保各环节温度可追溯。

第二十八条 医疗机构应当建立医用耗材定期盘点制度。由医用耗材管理部门指定专人，定期对库存医用耗材进行盘点，做到账物相符、账账相符。

第五章 申领、发放与临床使用

第二十九条 医用耗材使用科室或部门根据需要，向医用耗材管理部门提出领用申请。医用耗材管理部门按照规定进行审核和发放。

申领人应当对出库医用耗材有关信息进行复核，并与发放人共同确认。

第三十条 医疗机构应当建立医用耗材出库管理制度。医用耗材出库时，发放人员应当对出库的医用耗材进行核对，确保发放准确，产品合格、安全和有效。出库时，应当按照剩余效期由短至长顺序发放。

第三十一条 出库后的医用耗材管理由使用科室或部门负责。使用科室或部门应当指定人员负责医用耗材管理，保证领取的医用耗材品种品规和数量既满足工作需要，又不形成积压，确保医用耗材在科室或部门的安全和质量。

第三十二条 医用耗材临床应用管理是对医疗机构临床诊断、预防和治疗疾病使用医用耗材全过程实施的监督管理。医疗机构应当遵循安全、有效、经济的合理使用医用耗材的原则。

第三十三条 医务管理部门负责医用耗材临床使用管理工作，应当通过加强医疗管理，落实国家医疗管理制度、诊疗指南、技术操作规范，遵照医用耗材使用说明书、技术操作规程等，促进临床合理使用医用耗材。

第三十九条 医疗机构应当建立医用耗材临床应用登记制度，使医用耗材信息、患者信息以及诊疗相关信息相互关联，保证使用的医用耗材向前可溯源、向后可追踪。

第六章 监测与评价

第四十三条 医务管理部门负责本单位医用耗材监测与评价工作。

第四十四条 医疗机构应当建立医用耗材临床应用质量安全事件报告、不良反应监测、重点监控、超常预警和评价制度，对医用耗材临床使用安全性、有效性和经济性进行监测、监控、分析、评价，对医用耗材应用行为进行点评与干预。

第四十五条 医疗机构发生医用耗材相关质量安全事件，应当按照规定向卫生健康、药品监管行政部门报告相关信息，并采取措施做好暂停使用、配合召回、后续调查以及对患者的医疗救治等工作。

第四十六条 医疗机构通过监测发现医用耗材不良事件或者可疑不良事件，应当按照有关规定报告。

第四十八条 医疗机构应当建立医用耗材超常使用预警机制，对超出常规使用的医用耗材，要及时进行预警，通知相关部门和人员。

第四十九条 医疗机构应当对医用耗材的临床使用进行评价。根据相关法律法规、技术规范等，建立评价体系，对医用耗材临床使用的安全性、有效性、经济性等进行综合评价，发现存在的或潜在的问题，制定并实施干预和改进措施，促进医用耗材合理使用。

第五十条 医疗机构应当加强医用耗材临床使用评价结果的应用。评价结果应当作为医疗机构动态调整供应目录的依据，对存在不合理使用的品种可以采取停用、重新招标等干预措施；同时将评价结果作为科室和医务人员相应临床技术操作资格或权限调整、绩效考核、评优评先等的重要依据，纳入对公立医疗卫生机构的绩效考核。

第五十一条 医疗机构应当定期将质量安全事件报告、不良反应监测、重点监控、超常预警和评价结果进行内部公示，指导使用科室和部门采取措施，持续改进医用耗材临床使用水平。

第七章 信息化建设

第五十二条 医疗机构应当逐步建立医用耗材信息化管理制度和系统。

第五十三条 医疗机构耗材管理信息系统应当与医疗机构其他相关信息系统整合，做到信息互联互通。

第五十四条 医疗机构耗材管理信息系统应当覆盖医用耗材遴选、采购、验收、入库、储存、盘点、申领、出库、临床使用、质量安全事件报告、不良反应监测、重点监控、超常预警、点评等各环节，实现每一件医用耗材的全生命周期可溯源。

第五十五条 医用耗材管理部门应当在医用耗材验收入库时，将有关信息录入信息系统。信息内容至少包括医用耗材的级别、风险类别、注册证类别、医用耗材类别、用途、功能、材质、规格、型号、销售厂商、价格、生产批号、生产日期、消毒灭菌日期等。

第八章 监督管理

第五十六条 医疗机构医用耗材管理应当严格落实医疗卫生领域行风管理有关规

定，做到廉洁购用。**不得将医用耗材购用情况作为科室、人员经济分配的依据，不得在医用耗材购用工作中牟取不正当经济利益。**

对违反行风规定的医疗机构和相关人员，卫生健康行政部门、中医药主管部门应当根据情节轻重，给予相应处罚和处理。

第五十七条 医疗机构应当落实院务公开有关规定，将主要医用耗材纳入主动公开范围，公开品牌品规、供应企业以及价格等有关信息。

第五十九条 医疗机构应当按照国家有关规定收取医用耗材使用相关费用，不得违规收取国家规定医用耗材收费项目之外的费用。

第六十条 医疗机构和相关人员不得接受与采购医用耗材挂钩的资助，不准违规私自使用未经正规采购程序采购的医用耗材。

第六十一条 医疗机构应当加强本单位信息系统中医用耗材相关统计功能管理，严格统计权限和审批程序。严禁开展商业目的的医用耗材相关信息统计，或为医用耗材营销人员统计提供便利。

第六十五条 医疗机构出现下列情形之一的，根据其具体情形及造成后果由县级以上地方卫生健康行政部门、中医药主管部门及相关业务主管部门依法依规予以处理：

（一）违反医疗器械管理有关法律、法规、行政规章制度、诊疗指南和技术操作规范的；

（二）未建立医用耗材管理组织机构，医用耗材管理混乱，造成医疗安全隐患和严重不良后果的；

（三）医用耗材使用不合理、不规范问题严重，造成医疗安全隐患和严重不良后果的；

（四）非医用耗材管理部门擅自从事医用耗材采购、存储管理等工作的；

（五）将医用耗材购销、使用情况作为个人或者部门、科室经济分配依据，或在医用耗材购销、使用中牟取不正当利益的；

（六）违反本办法的其他规定并造成严重后果的。

11.《医疗器械监督管理条例》（中华人民共和国国务院令第 680 号）。

对于 2021 年 3 月 19 日以后的事项，适用《医疗器械监督管理条例（2021 修订版）》（中华人民共和国国务院令第 739 号）。以下内容为中华人民共和国国务院令第 680 号的主要内容。

第一章　总则

第四条　国家对医疗器械按照风险程度实行分类管理。

第一类是风险程度低，实行常规管理可以保证其安全、有效的医疗器械。

第二类是具有中度风险，需要严格控制管理以保证其安全、有效的医疗器械。

第三类是具有较高风险，需要采取特别措施严格控制管理以保证其安全、有效的医疗器械。

评价医疗器械风险程度，应当考虑医疗器械的预期目的、结构特征、使用方法等因素。

国务院食品药品监督管理部门负责制定医疗器械的分类规则和分类目录，并根据医疗器械生产、经营、使用情况，及时对医疗器械的风险变化进行分析、评价，对分类目录进行调整。制定、调整分类目录，应当充分听取医疗器械生产经营企业以及使用单位、行业组织的意见，并参考国际医疗器械分类实践。医疗器械分类目录应当向社会公布。

一次性使用的医疗器械目录由国务院食品药品监督管理部门会同国务院卫生计生主管部门制定、调整并公布。重复使用可以保证安全、有效的医疗器械，不列入一次性使用的医疗器械目录。对因设计、生产工艺、消毒灭菌技术等改进后重复使用可以保证安全、有效的医疗器械，应当调整出一次性使用的医疗器械目录。

第二章 医疗器械产品注册与备案

第八条 **第一类医疗器械实行产品备案管理，第二类、第三类医疗器械实行产品注册管理。**

第九条 第一类医疗器械产品备案和申请第二类、第三类医疗器械产品注册，应当提交下列资料：

（一）产品风险分析资料；

（二）产品技术要求；

（三）产品检验报告；

（四）临床评价资料；

（五）产品说明书及标签样稿；

（六）与产品研制、生产有关的质量管理体系文件；

（七）证明产品安全、有效所需的其他资料。

医疗器械注册申请人、备案人应当对所提交资料的真实性负责。

第十条 第一类医疗器械产品备案，由备案人向所在地设区的市级人民政府食品药品监督管理部门提交备案资料。其中，产品检验报告可以是备案人的自检报告；临床评价资料不包括临床试验报告，可以是通过文献、同类产品临床使用获得的数据证明该医疗器械安全、有效的资料。

向我国境内出口第一类医疗器械的境外生产企业，由其在我国境内设立的代表机构或者指定我国境内的企业法人作为代理人，向国务院食品药品监督管理部门提交备案资料和备案人所在国（地区）主管部门准许该医疗器械上市销售的证明文件。

备案资料载明的事项发生变化的，应当向原备案部门变更备案。

第十一条 **申请第二类医疗器械产品注册，注册申请人应当向所在地省、自治区、**

直辖市人民政府食品药品监督管理部门提交注册申请资料。申请第三类医疗器械产品注册，注册申请人应当向国务院食品药品监督管理部门提交注册申请资料。

向我国境内出口第二类、第三类医疗器械的境外生产企业，应当由其在我国境内设立的代表机构或者指定我国境内的企业法人作为代理人，向国务院食品药品监督管理部门提交注册申请资料和注册申请人所在国（地区）主管部门准许该医疗器械上市销售的证明文件。

第二类、第三类医疗器械产品注册申请资料中的产品检验报告应当是医疗器械检验机构出具的检验报告；临床评价资料应当包括临床试验报告，但依照本条例第十七条的规定免于进行临床试验的医疗器械除外。

第十二条　受理注册申请的食品药品监督管理部门应当自受理之日起 3 个工作日内将注册申请资料转交技术审评机构。技术审评机构应当在完成技术审评后向食品药品监督管理部门提交审评意见。

第十三条　受理注册申请的食品药品监督管理部门应当自收到审评意见之日起 20 个工作日内作出决定。对符合安全、有效要求的，准予注册并发给**医疗器械注册证**；对不符合要求的，不予注册并书面说明理由。

国务院食品药品监督管理部门在组织对进口医疗器械的技术审评时认为有必要对质量管理体系进行核查的，应当组织质量管理体系检查技术机构开展质量管理体系核查。

第十五条　医疗器械注册证有效期为 5 年。有效期届满需要延续注册的，应当在有效期届满 6 个月前向原注册部门提出延续注册的申请。

第三章　医疗器械生产

第二十条　从事医疗器械生产活动，应当具备下列条件：

（一）有与生产的医疗器械相适应的生产场地、环境条件、生产设备以及专业技术人员；

（二）有对生产的医疗器械进行质量检验的机构或者专职检验人员以及检验设备；

（三）有保证医疗器械质量的管理制度；

（四）有与生产的医疗器械相适应的售后服务能力；

（五）产品研制、生产工艺文件规定的要求。

第二十一条　从事**第一类**医疗器械生产的，由生产企业向所在地设区的市级人民政府食品药品监督管理部门**备案**并提交其符合本条例第二十条规定条件的证明资料。

第二十二条　从事**第二类、第三类**医疗器械生产的，生产企业应当向所在地省、自治区、直辖市人民政府食品药品监督管理部门申请**生产许可**并提交其符合本条例第二十条规定条件的证明资料以及所生产医疗器械的注册证。

受理生产许可申请的食品药品监督管理部门应当自受理之日起 30 个工作日内对申请资料进行审核，按照国务院食品药品监督管理部门制定的医疗器械生产质量管理规范的要求进行核查。对符合规定条件的，准予许可并发给**医疗器械生产许可证**；对不符合规定条件的，不予许可并书面说明理由。

医疗器械生产许可证有效期为 5 年。有效期届满需要延续的，依照有关行政许可的法律规定办理延续手续。

第二十六条 医疗器械应当使用通用名称。通用名称应当符合国务院食品药品监督管理部门制定的医疗器械命名规则。

第二十七条 医疗器械应当有说明书、标签。说明书、标签的内容应当与经注册或者备案的相关内容一致。

医疗器械的说明书、标签应当标明下列事项：

（一）通用名称、型号、规格；

（二）生产企业的名称和住所、生产地址及联系方式；

（三）产品技术要求的编号；

（四）生产日期和使用期限或者失效日期；

（五）产品性能、主要结构、适用范围；

（六）禁忌证、注意事项以及其他需要警示或者提示的内容；

（七）安装和使用说明或者图示；

（八）维护和保养方法，特殊储存条件、方法；

（九）产品技术要求规定应当标明的其他内容。

第二类、第三类医疗器械还应当标明医疗器械注册证编号和医疗器械注册人的名称、地址及联系方式。

第四章 医疗器械经营与使用

第二十九条 从事医疗器械经营活动，应当有与经营规模和经营范围相适应的经营场所和贮存条件，以及与经营的医疗器械相适应的质量管理制度和质量管理机构或者人员。

第三十条 从事**第二类**医疗器械经营的，由经营企业向所在地设区的市级人民政府食品药品监督管理部门**备案**并提交其符合本条例第二十九条规定条件的证明资料。

第三十一条 从事**第三类**医疗器械经营的，经营企业应当向所在地设区的市级人民政府食品药品监督管理部门申请**经营许可**并提交其符合本条例第二十九条规定条件的证明资料。

受理经营许可申请的食品药品监督管理部门应当自受理之日起 30 个工作日内进行审查，必要时组织核查。对符合规定条件的，准予许可并发给**医疗器械经营许可证**；对不符合规定条件的，不予许可并书面说明理由。

医疗器械经营许可证有效期为 5 年。有效期届满需要延续的，依照有关行政许可的法律规定办理延续手续。

第三十二条　医疗器械经营企业、使用单位购进医疗器械，应当查验供货者的资质和医疗器械的合格证明文件，建立进货查验记录制度。从事第二类、第三类医疗器械批发业务以及第三类医疗器械零售业务的经营企业，还应当建立销售记录制度。

记录事项包括：

（一）医疗器械的名称、型号、规格、数量；

（二）医疗器械的生产批号、有效期、销售日期；

（三）生产企业的名称；

（四）供货者或者购货者的名称、地址及联系方式；

（五）相关许可证明文件编号等。

进货查验记录和销售记录应当真实，并按照国务院食品药品监督管理部门规定的期限予以保存。国家鼓励采用先进技术手段进行记录。

第三十四条　医疗器械使用单位应当有与在用医疗器械品种、数量相适应的贮存场所和条件。医疗器械使用单位应当加强对工作人员的技术培训，按照产品说明书、技术操作规范等要求使用医疗器械。

医疗器械使用单位配置大型医用设备，应当符合国务院卫生计生主管部门制定的大型医用设备配置规划，与其功能定位、临床服务需求相适应，具有相应的技术条件、配套设施和具备相应资质、能力的专业技术人员，并经省级以上人民政府卫生计生主管部门批准，取得大型医用设备配置许可证。

大型医用设备配置管理办法由国务院卫生计生主管部门会同国务院有关部门制定。大型医用设备目录由国务院卫生计生主管部门商国务院有关部门提出，报国务院批准后执行。

第三十五条　医疗器械使用单位对重复使用的医疗器械，应当按照国务院卫生计生主管部门制定的消毒和管理的规定进行处理。

一次性使用的医疗器械不得重复使用，对使用过的应当按照国家有关规定销毁并记录。

第三十六条　医疗器械使用单位对需要定期检查、检验、校准、保养、维护的医疗器械，应当按照产品说明书的要求进行检查、检验、校准、保养、维护并予以记录，及时进行分析、评估，确保医疗器械处于良好状态，保障使用质量；对使用期限长的大型医疗器械，应当逐台建立使用档案，记录其使用、维护、转让、实际使用时间等事项。记录保存期限不得少于医疗器械规定使用期限终止后 5 年。

第三十七条　医疗器械使用单位应当妥善保存购入第三类医疗器械的原始资料，并确保信息具有可追溯性。

使用大型医疗器械以及植入和介入类医疗器械的，应当将医疗器械的名称、关键性技术参数等信息以及与使用质量安全密切相关的必要信息记载到病历等相关记录中。

第三十八条 发现使用的医疗器械存在安全隐患的，医疗器械使用单位应当立即停止使用，并通知生产企业或者其他负责产品质量的机构进行检修；经检修仍不能达到使用安全标准的医疗器械，不得继续使用。

第四十条 医疗器械经营企业、使用单位不得经营、使用未依法注册、无合格证明文件以及过期、失效、淘汰的医疗器械。

第四十一条 医疗器械使用单位之间转让在用医疗器械，转让方应当确保所转让的医疗器械安全、有效，不得转让过期、失效、淘汰以及检验不合格的医疗器械。

第四十二条 进口的医疗器械应当是依照本条例第二章的规定已注册或者已备案的医疗器械。

进口的医疗器械应当有中文说明书、中文标签。说明书、标签应当符合本条例规定以及相关强制性标准的要求，并在说明书中载明医疗器械的原产地以及代理人的名称、地址、联系方式。没有中文说明书、中文标签或者说明书、标签不符合本条规定的，不得进口。

第五章 不良事件的处理与医疗器械的召回

第四十六条 国家建立医疗器械不良事件监测制度，对医疗器械不良事件及时进行收集、分析、评价、控制。

第四十七条 医疗器械生产经营企业、使用单位应当对所生产经营或者使用的医疗器械开展不良事件监测；发现医疗器械不良事件或者可疑不良事件，应当按照国务院食品药品监督管理部门的规定，向医疗器械不良事件监测技术机构报告。

任何单位和个人发现医疗器械不良事件或者可疑不良事件，有权向食品药品监督管理部门或者医疗器械不良事件监测技术机构报告。

第五十一条 有下列情形之一的，省级以上人民政府食品药品监督管理部门应当对已注册的医疗器械组织开展再评价：

（一）根据科学研究的发展，对医疗器械的安全、有效有认识上的改变的；

（二）医疗器械不良事件监测、评估结果表明医疗器械可能存在缺陷的；

（三）国务院食品药品监督管理部门规定的其他需要进行再评价的情形。

再评价结果表明已注册的医疗器械不能保证安全、有效的，由原发证部门注销医疗器械注册证，并向社会公布。被注销医疗器械注册证的医疗器械不得生产、进口、经营、使用。

第七章 法律责任

第六十三条 有下列情形之一的，由县级以上人民政府食品药品监督管理部门没收违法所得、违法生产经营的医疗器械和用于违法生产经营的工具、设备、原材料等物品；违法生产经营的医疗器械货值金额不足1万元的，并处5万元以上10万元以下罚款；货值金额1万元以上的，并处货值金额10倍以上20倍以下罚款；情节严重的，5年内不受理相关责任人及企业提出的医疗器械许可申请：

（一）生产、经营未取得医疗器械注册证的第二类、第三类医疗器械的；

（二）未经许可从事第二类、第三类医疗器械生产活动的；

（三）未经许可从事第三类医疗器械经营活动的。

有前款第一项情形、情节严重的，由原发证部门吊销医疗器械生产许可证或者医疗器械经营许可证。

未经许可擅自配置使用大型医用设备的，由县级以上人民政府卫生计生主管部门责令停止使用，给予警告，没收违法所得；违法所得不足1万元的，并处1万元以上5万元以下罚款；违法所得1万元以上的，并处违法所得5倍以上10倍以下罚款；情节严重的，5年内不受理相关责任人及单位提出的大型医用设备配置许可申请。

第六十四条　提供虚假资料或者采取其他欺骗手段取得医疗器械注册证、医疗器械生产许可证、医疗器械经营许可证、大型医用设备配置许可证、广告批准文件等许可证件的，由原发证部门撤销已经取得的许可证件，并处5万元以上10万元以下罚款，5年内不受理相关责任人及单位提出的医疗器械许可申请。

伪造、变造、买卖、出租、出借相关医疗器械许可证件的，由原发证部门予以收缴或者吊销，没收违法所得；违法所得不足1万元的，处1万元以上3万元以下罚款；违法所得1万元以上的，处违法所得3倍以上5倍以下罚款；构成违反治安管理行为的，由公安机关依法予以治安管理处罚。

第六十六条　有下列情形之一的，由县级以上人民政府食品药品监督管理部门责令改正，没收违法生产、经营或者使用的医疗器械；违法生产、经营或者使用的医疗器械货值金额不足1万元的，并处2万元以上5万元以下罚款；货值金额1万元以上的，并处货值金额5倍以上10倍以下罚款；情节严重的，责令停产停业，直至由原发证部门吊销医疗器械注册证、医疗器械生产许可证、医疗器械经营许可证：

（一）生产、经营、使用不符合强制性标准或者不符合经注册或者备案的产品技术要求的医疗器械的；

（二）医疗器械生产企业未按照经注册或者备案的产品技术要求组织生产，或者未依照本条例规定建立质量管理体系并保持有效运行的；

（三）经营、使用无合格证明文件、过期、失效、淘汰的医疗器械，或者使用未依法注册的医疗器械的；

（四）食品药品监督管理部门责令其依照本条例规定实施召回或者停止经营后，仍拒不召回或者停止经营医疗器械的；

（五）委托不具备本条例规定条件的企业生产医疗器械，或者未对受托方的生产行为进行管理的。

医疗器械经营企业、使用单位履行了本条例规定的进货查验等义务，有充分证据证明其不知道所经营、使用的医疗器械为前款第一项、第三项规定情形的医疗器械，并能如实说明其进货来源的，可以免予处罚，但应当依法没收其经营、使用的不符合法定要求的医疗器械。

第六十七条　有下列情形之一的，由县级以上人民政府食品药品监督管理部门责令改正，处1万元以上3万元以下罚款；情节严重的，责令停产停业，直至由原发证部门吊销医疗器械生产许可证、医疗器械经营许可证：

（四）转让过期、失效、淘汰或者检验不合格的在用医疗器械的。

第六十八条　有下列情形之一的，由县级以上人民政府食品药品监督管理部门和卫生计生主管部门依据各自职责责令改正，给予警告；拒不改正的，处5000元以上2万元以下罚款；情节严重的，责令停产停业，直至由原发证部门吊销医疗器械生产许可证、医疗器械经营许可证：

（五）医疗器械使用单位重复使用一次性使用的医疗器械，或者未按照规定销毁使用过的一次性使用的医疗器械的；

（六）对需要定期检查、检验、校准、保养、维护的医疗器械，医疗器械使用单位未按照产品说明书要求检查、检验、校准、保养、维护并予以记录，及时进行分析、评估，确保医疗器械处于良好状态的；

（七）医疗器械使用单位未妥善保存购入第三类医疗器械的原始资料，或者未按照规定将大型医疗器械以及植入和介入类医疗器械的信息记载到病历等相关记录中的；

（八）医疗器械使用单位发现使用的医疗器械存在安全隐患未立即停止使用、通知检修，或者继续使用经检修仍不能达到使用安全标准的医疗器械的；

（九）医疗器械使用单位违规使用大型医用设备，不能保障医疗质量安全的；

（十）医疗器械生产经营企业、使用单位未依照本条例规定开展医疗器械不良事件监测，未按照要求报告不良事件，或者对医疗器械不良事件监测技术机构、食品药品监督管理部门开展的不良事件调查不予配合的。

第八章　附则

第七十六条　本条例下列用语的含义：

医疗器械，是指直接或者间接用于人体的仪器、设备、器具、体外诊断试剂及校准物、材料以及其他类似或者相关的物品，包括所需要的计算机软件；其效用主要通过物理等方式获得，不是通过药理学、免疫学或者代谢的方式获得，或者虽然有这些方式参与但是只起辅助作用；其目的是：

（一）疾病的诊断、预防、监护、治疗或者缓解；

（二）损伤的诊断、监护、治疗、缓解或者功能补偿；

（三）生理结构或者生理过程的检验、替代、调节或者支持；

（四）生命的支持或者维持；

（五）妊娠控制；

（六）通过对来自人体的样本进行检查，为医疗或者诊断目的提供信息。

医疗器械使用单位，是指使用医疗器械为他人提供医疗等技术服务的机构，包括取得医疗机构执业许可证的医疗机构，取得计划生育技术服务机构执业许可证的计划生育技术服务机构，以及依法不需要取得医疗机构执业许可证的血站、单采血浆站、康复辅助器具适配机构等。

大型医用设备，是指使用技术复杂、资金投入量大、运行成本高、对医疗费用影响大且纳入目录管理的大型医疗器械。

12.《关于开展国家组织高值医用耗材集中带量采购和使用的指导意见》（医保发〔2021〕31 号）。

二、覆盖范围

（三）品种范围。重点将部分临床用量较大、采购金额较高、临床使用较成熟、市场竞争较充分、同质化水平较高的高值医用耗材纳入采购范围，并根据市场销售情况、临床使用需求以及医疗技术进步等因素，确定入围标准。

（四）企业范围。已取得集中带量采购范围内产品合法资质的医疗器械注册人（备案人），在质量标准、生产能力、供应稳定性、企业信用等方面达到集中带量采购要求的，均可参加。境外医疗器械注册人（备案人）应当指定我国境内企业法人协助其履行相应的法律义务。

（五）医疗机构范围。所有公立医疗机构（含军队医疗机构，下同）均应按规定参加高值医用耗材集中带量采购，医保定点社会办医疗机构可按所在省（自治区、直辖市）的相关规定，自愿参加集中带量采购。

13.《公立医院内部控制管理办法》（国卫财务发〔2020〕31 号）。

第三十条　采购业务内部控制

（一）建立健全采购管理制度，坚持质量优先、价格合理、阳光操作、严格监管的原则，涵盖采购预算与计划、需求申请与审批、过程管理、验收入库等方面内容。

（二）采购业务活动应当实行归口管理，明确归口管理部门和职责，明确各类采购业务的审批权限，履行审批程序，建立采购、资产、医务、医保、财务、内部审计、纪检监察等部门的相互协调和监督制约机制。

（三）合理设置采购业务关键岗位，配备关键岗位人员，明确岗位职责权限，确保采购预算编制与审定、采购需求制定与内部审批、招标文件准备与复核、合同签订与验收、采购验收与保管、付款审批与付款执行、采购执行与监督检查等不相容岗位相互分离。

（四）医院应当优化采购业务申请、采购文件内部审核、采购组织形式确定、采购方式确定及变更、采购验收、采购资料记录管理、采购信息统计分析等业务工作流程及规范，并加强上述业务工作重点环节的控制。

（五）医院应当严格遵守政府采购及药品、耗材和医疗设备等集中采购规定。政府采购项目应当按照规定选择采购方式，执行政府集中采购目录及标准，加强政府采购项目验收管理。

第三十一条　资产业务内部控制

（五）医院应当加强流动资产管理。合理确定存货的库存，加快资金周转，定期盘点。

14. 被审计单位所在省的有关制度。

除以上制度规定外，审计人员应该登录被审计单位所在省的卫生健康行政主管部门网站，查找与耗材集中采购和"两票制"有关的制度规定。

三、应有的基本内部控制

以下内容为一家公立医疗机构应有的耗材采购关键节点的内部控制及流程。实践中，不同省份的管理水平、有关制度规定不同，不同医院的管理流程形式也可能不同，审计人员需要对照有关制度规定，结合医院具体情况，分析内部控制是否完善、合规。

（一）基本内部控制制度

1. 有专门的部门负责风险评估、制定和完善有关内部控制制度。

2. 制定符合实际情况的内部控制制度，包括归口管理部门及职责、耗材供应目录的制定、供应商选择、采购、验收入库、预算管理等环节。

3. 内部控制制度应该明确所有耗材在省集中采购平台采购。

4. 有专门的部门或岗位关注并收集国家组织集中带量采购相关信息，积极参与国家组织的集中带量采购。

（二）软、硬件条件

医院通过 HIS 管理耗材，耗材管理信息系统覆盖医用耗材遴选、采购、验收、入库、储存、盘点、申领、出库、临床使用、质量安全事件报告、不良反应监测、重点监控、超常预警、点评等各环节，实现每一件医用耗材的全生命周期可溯源。

医疗机构耗材管理信息系统与医疗机构其他相关信息系统整合，做到信息互联互通。

（三）相关组织机构

医院组织机构的设置及职责分工应该符合不相容职务分离的原则，即耗材目录的制定、耗材采购、耗材使用职责分开。

1. 耗材管理委员会。

医院设立耗材管理委员会，由具有高级技术职务任职资格的相关临床科室、药学、医学工程、护理、医技科室人员，以及医院感染管理、医用耗材管理、医务管理、财务管理、医保管理、信息管理、纪检监察、审计等部门负责人组成。院长任耗材管理委员会主任委员，医用耗材管理部门和医务管理部门负责人任耗材管理委员会副主任委员。

耗材管理委员会在耗材采购方面的职责：

（1）贯彻执行医疗卫生及医用耗材管理等有关法律、法规、规章，审核制定本机构医用耗材管理工作规章制度，并监督实施；

（2）建立医用耗材遴选制度，审核本机构科室或部门提出的新购入医用耗材、调整医用耗材品种或者供应企业等申请，制定本机构的医用耗材供应目录（以下简称供应目录）；

（3）推动医用耗材临床应用指导原则的制定与实施，监测、评估本机构医用耗材使用情况，提出干预和改进措施，指导临床合理使用医用耗材；

（4）分析、评估医用耗材使用的不良反应、医用耗材质量安全事件，并提供咨询与指导；

（5）监督、指导医用耗材的临床使用与规范化管理；

（6）负责对医用耗材的临床使用进行监测，对重点医用耗材进行监控；

（7）对医务人员进行有关医用耗材管理法律法规、规章制度和合理使用医用耗材的知识教育培训，向患者宣传合理使用医用耗材的知识；

（8）与医用耗材管理相关的其他重要事项。

2. 耗材部。

医院设置耗材部，负责本医院临床使用的耗材的采购供应，统一管理本医院耗材的采购相关事务。

其他科室或者部门不得从事耗材的采购、调剂活动，科室不得在临床使用非耗材部采购供应的耗材。

（四）耗材采购目录的制定

耗材部按照合法、安全、有效、适宜、经济的原则，从国家或省市医用耗材集中采购目录中遴选出本机构需要的医用耗材及其生产、经营企业名单，报耗材管理委员会批准，形成本机构供应目录。

供应目录应当定期调整，调整周期由耗材管理委员会规定。

纳入供应目录的医用耗材应当根据国家药品监督管理局印发的《医疗器械分类目录》明确管理级别，为Ⅰ级、Ⅱ级和Ⅲ级。

耗材采购目录的制定程序与方法如下。

1. 由耗材管理委员会组织，在纪委监察、审计、财务等相关部门监督下，耗材部具体承办。耗材管理委员会每季（或者根据实际情况确定的周期）召开工作会议，研究耗材采购目录调整事宜。

2.按照遴选原则，耗材部应以不同形式不定期广泛征求临床科室意见，做好定期修订耗材采购目录的准备工作。

3.经耗材管理委员会讨论决定的品种，经院长办公会批准后方可采购。

4.医院原则上不购买省集中采购入围品种外的高值医用耗材，有特殊需要的，须经省集中采购管理机构审批同意。

（五）耗材采购计划的制定

医院每月编制耗材采购计划，采购计划由 HIS 根据前一月（或者根据实际情况确定的其他周期）耗材使用的平均数据自动生成，再由采购人员进行取整处理，如数量不足一箱的取整处理；耗材部主任、耗材管理委员会主任委员、主管副院长、院长签字后进行采购。

所有采购在省阳光采购平台进行。

耗材使用科室或部门临时性采购供应目录之外的医用耗材，需经科室主任、耗材部主任、耗材管理委员会主任委员同意后方可实施。对一年内重复多次临时采购的医用耗材，按照程序及时纳入供应目录管理。

临时采购同样在省阳光采购平台进行。

（六）价格管理

医院耗材采购价格在平台规定的限价之下（如果超过平台规定价格则无法进行下一步）；耗材部采购岗在规定的期间与供应商进行议价，在省阳光采购平台上，能看到每家医院的价格及最高限价，本医院尽量执行最低价。

（七）合同签订

医院严格按照《民法典》的规定与挂网生产企业或配送企业签订耗材购销合同，明确品种、规格、数量、价格、回款时间、履约方式、违约责任等内容，合同周期一年。合同采购数量应当与医院上报的计划采购数量相符。如合同采购数量不能满足临床需要，可以签订追加合同。

（八）平台采购

每次采购通过 HIS 在省阳光采购平台提交订单，供应商确认后由配送企业进行配送，耗材送到医院进行验收入库，再在省阳光采购平台上确认验收。

（九）验收存储

仓储部门负责耗材的验收、储存及发放工作。

建立医用耗材验收制度，由验收人员验收合格后方可入库。

验收人员应当重点对医用耗材是否符合遴选规定、质量情况、效期情况等进行查验，不符合遴选规定及无质量合格证明、过期、失效或者淘汰的医用耗材不得验收入库。

仓储部门在医用耗材验收入库时，将有关信息录入信息系统。信息内容至少包括医用耗材的级别、风险类别、注册证类别、医用耗材类别、用途、功能、材质、规格、型号、销售厂商、价格、生产批号、生产日期、消毒灭菌日期等。

医院实行"两票制"，验收部门要向医用耗材的流通企业索要、验证发票，发票包括两张，一张是由流通企业加盖印章的由生产企业提供的进货发票复印件，另一张是药品流通企业开具给医院的发票。两张发票的流通企业名称、批号等相关内容与实物互相印证，作为医院支付医用耗材货款凭证，纳入财务档案管理。

耗材验收入库后形成入库单，财务部门依据入库单、供应商开具的发票（发票须经库管员签字）、随货同行单、生产商开具给供应商的发票、药品入库单等记账。

医院制定并执行医用耗材定期盘点制度。由医用耗材管理部门指定专人，定期对库存医用耗材进行盘点，做到账物相符、账账相符。

（十）款项结算

医院应在耗材验收合格并收到正式发票之日起 30 日内支付耗材款项。

（十一）实行高值医用耗材使用院内点评机制和异常使用预警机制

开展对医务人员单一品牌高值医用耗材使用、单台手术高值医用耗材用量情况监测分析，对出现异常使用情况的要及时约谈相关医务人员，监测分析结果与其绩效考核挂钩。

医院和相关人员不得接受与采购医用耗材挂钩的资助，不准违规私自使用未经正规采购程序采购的医用耗材。

四、可能存在的风险

与药品采购一样，耗材采购业务可能存在的腐败风险主要是商业贿赂。商业贿赂在暗处，审计人员可能难以取证。但是，审计人员可以检查、发现采购管理过程中的不规范之处，关注管理流程、采购渠道、交易价格、供应商选择等环节存在的违反相关制度规定的情况。

1.全部或者部分未通过省集中采购平台采购。

在审计实践中，有些医院违反有关规定，以各种理由不在省集中采购平台采购，通过招投标等方式自行采购。医院如果不在省阳光采购平台采购耗材，那么缺失了外部卫生行政主管部门的刚性监控，导致所采购耗材质量、价格可能存在不符合所在省阳光采购平台要求的风险。

省集中采购平台可提供刚性的外部控制，保证医院采购的耗材质量达标、价格合规。

2. 通过招标、谈判等方式采购的耗材不具备在省集中采购平台上进行销售的条件，没有在省集中采购平台挂网。

国家推行省阳光采购平台集中采购的目的是保证耗材采购公开、透明，保证耗材质量、控制价格，切实减轻群众医疗卫生负担。如果医院自行采购的耗材没有在省集中采购平台挂网，那么无法保证耗材的质量和价格。

3. 医院与耗材生产企业或者配送企业勾结，订立违规的配送合同，不通过省集中采购平台采购耗材，垄断配送业务，排挤其他生产配送企业。

4. 医院有条件出让耗材配送权，指定配送企业，规避集中采购。例如，供应商以捐赠、资助、融资、投资等为条件，垄断部分或者全部耗材采购权限。

5. 医院自我管理不规范，没有建立高值医用耗材院内准入遴选机制，存在科室自行采购的情况；没有明确高值医用耗材管理科室，采购岗位责任没有落实到人。科室违规私自使用未经正规采购程序采购的医用耗材；或者虽然收货、付款通过采购部门，但是耗材和供应商实际选择权在科室，实质上是科室自行采购，存在科室与供应商受贿行贿风险。

6. 医院医用耗材使用科室或部门临时采购供应目录之外的医用耗材，没有经过耗材管理委员会主任委员、副主任委员同意。对一年内重复多次临时采购的医用耗材，没有按照程序及时纳入供应目录管理。对实施集中招标采购的部分，没有按有关程序报上级主管部门同意后实施临时性采购。

7. 医院和相关人员接受与采购医用耗材挂钩的资助，或者以耗材、药品采购额度为依据从供应商处收取各种名目的费用，收取的费用不入账，由有关人员私分或者去向不明。

8. 将医用耗材购销、使用情况作为个人或者部门、科室经济分配依据，或在医用耗材购销、使用中牟取不正当利益。

9. 为搞利益输送，人为增加高值医用耗材流通环节。

例如，医院与某供应商勾结，强迫其他供应商将药品或耗材销售给这个供应商，再由这个供应商销售给医院，增加了供应环节，不符合"两票制"原则。

再如，耗材生产企业将耗材销售给配送企业 X，X 销售给 Y，很可能还有更多的流通环节，最后的配送企业 Z 将耗材配送给医院 A。在这个过程中，医院很可能与 Z 勾结，强令上游的耗材生产企业及配送企业 X、Y 等，将耗材转销给 Z，由 Z 配送给医院。在这个过程中，增加了流通环节，每个流通环节都会加价，医院对同种耗材的采购成本，可能远高于所在省的耗材集中采购平台价格。增加的环节涉及的企业，如 X、Y 或 Z 都可能没有相应的资质，没有经过省集中采购平台招标，耗材生产企业、经营企业可能没有在省集中采购平台备案，不符合省集中采购平台要求的资质和条件。

由于增加了流通环节，导致医疗机构无法执行严格的"两票制"。

10. 医院合同管理不规范，没有严格依据合同完成情况付款。

11. 医院在没有采购，或对方没有开票、耗材没有验收入库的情况下，支付货款。

12. 配送企业没有开具发票，导致医院耗材验收入库没有记账，但领用时贷记存货，从而使得账面相关存货出现赤字，出现账实不符的情况。这说明在验收过程中，医院没有验明票、货、账三者是否一致，是否符合"两票制"。

13. 采购质量不合格耗材。

14. 其他违法违规情况。

五、审计内容

1. 在采购业务中，贯彻执行党和国家经济方针政策、决策部署情况。

2. 对国家、卫生行政主管部门有关法律、法规、规章制度的执行情况。

3. 涉及的重大经济事项的决策、执行和效果情况。

4. 财务管理和经济风险防范情况；内部控制制度建设情况。

5. 在采购业务中落实有关党风廉政建设责任和遵守廉洁从政规定情况。

6. 以往审计发现问题的整改情况。

六、建议审计程序及审计方法

与药品相比，耗材单价高，特别是高值耗材，单价可能会达到几万元、几十万元，属于舞弊的高发地带，应该作为审计重点。

审计人员根据被审计单位的具体情况，采取包括但不限于以下审计方法，检查耗材采购是否按规定通过省集中采购平台采购，管理等是否合规。

（一）必要准备工作

为了顺利实施后面的审计程序，审计人员应了解省集中采购平台的操作方法。审计人员应该到省集中采购平台下载有关操作手册，了解平台操作基本方法，以便与被审计单位有关人员沟通，有判断对方意见是否客观真实的能力，同时为后续其他审计程序做准备。

（二）阅读以前年度审计报告

了解以前年度审计报告中是否反映了耗材采购方面的问题。注意，以前年度反映了有关问题，本次审计应该关注类似问题是否仍然存在。

（三）访谈有关部门和人员

访谈有关部门和人员，主要了解以下事项。

1. 与耗材采购业务相关的归口管理部门和职责，不相容职务是否分离，重点是供应目录编制和审批、采购计划的制订和审批、采购管理、耗材使用职务是否分开。

2. 耗材采购目录的负责部门和制定程序，耗材采购目录是否由耗材管理委员会决定，而不是由使用科室决定。

3. 耗材供应目录、采购计划的制订和生成情况，耗材供应目录、采购计划的制订和审批流程；耗材供应目录、采购计划是否由与耗材使用部门无关的部门来制订，即耗材管理委员会决策形成耗材供应目录，专职耗材采购部门进行采购，而不是由使用科室独自决定耗材供应目录自行采购。

4. 耗材采购的具体流程、负责的岗位、关键环节、关键控制措施，有无科室直接采购耗材的情况，内部控制措施是否健全。

5. 医院关于不良反应监测、重点监控、超常预警和评价结果进行内部公示等制度的制定和运行情况，包括负责的部门、工作方式、工作记录等。

6. 耗材采购的方式和渠道，是在省集中采购平台进行，还是自行招标进行，还是通过其他方式进行；如果未在省采购平台进行，那么要了解原因和理由。

7. 其他可能与耗材采购业务有关的事项。

（四）检查内部控制制度及相关资料

1. 取得与耗材采购相关的内部控制制度，分析评价有关内部控制制度是否符合国家相关法规，是否健全完善；是否符合被审计单位的具体情况，具体可操作。

2. 取得耗材管理委员会会议纪要、耗材部会议纪要等，了解耗材供应目录制定情况、耗材采购工作管理情况。

3. 取得近期的耗材供应目录，以备后续检查。

4. 检查分析耗材采购合同，检查合同管理是否规范，合同内容是否合法。

（五）穿行测试及观察有关业务环节管理情况

1. 了解采购流程，由采购相关岗位人员讲解操作过程，了解各环节生成的入库单等凭证及主要格式，并拍照备查。

2. 观察仓储部门现场，观察验收部门验收工作进行情况，检查验收内容是否符合有关规定，是否进行实物与两票的核对。

3. 观察科室、病区领用耗材过程及管理情况。

4. 了解科室对耗材的领用和管理流程，了解有无科室直接与供应商联系购买耗材的情况。

5. 了解耗材库、手术室耗材管理部门定期盘点情况，以及如何保证账实相符。

6. 分析实际的操作流程是否与内部控制制度规定相符, 有无异常。

7. 在穿行测试中了解与耗材采购、管理有关的信息系统, 是否与医院其他信息系统, 如 HIS 实现了互联互通; 如果没有实现互联互通, 耗材的价格信息如何输入 HIS, 有无输入 HIS 的价格与采购价格不一致的风险, 有无无法监控"零加价"执行情况的风险。

观察利用信息系统对耗材采购过程的管理情况; 观察业务流程在信息系统中的反映; 观察不同部门和岗位在信息系统中的操作过程; 评价内部控制措施是否整合在信息系统中, 是否实现了信息系统对业务流程的内部控制。

观察不良反应监测、重点监控、超常预警进行情况, 检查评价结果内部公示记录。审计人员应登录信息系统, 关注超常预警系统运行情况, 如果存在超常使用的情况, 审计人员要了解具体原因、有无耗材超常使用而有关部门和人员未予理睬的情况。

（六）账簿凭证检查

1. 检查有关会计凭证有无异常, 入库单等凭证与穿行测试中了解到的情况是否相符。被审计单位的入库流程一般是一贯的, 打印机、入库单格式一般是稳定的, 如果存在不同格式的入库单, 说明可能存在不同的入库流程, 应该引起关注。

如果存在凭证不一致, 或者检查情况与穿行测试了解的情况不一致的情况, 进一步调查具体原因, 主要关注有无不在省集中采购平台采购的情况。

如果确定有不在省集中采购平台采购的情况, 了解不在省集中采购平台采购的原因, 并详细了解实际业务流程、管理系统, 取得有关合同、协议、审计期间累计采购数量、金额等资料, 并进行分析检查。

2. 核对耗材明细账金额与仓储金额是否相符, 如果有差异, 那么要调查差异原因。

3. 检查有关存货的明细余额, 有无赤字情况, 分析有无先使用、后办理入库手续, 实际未在省集中采购平台采购的情况。

（七）检查采购价格

对近期采购的耗材, 对比省集中采购平台价格, 检查有无价格高于或者严重高于省集中采购平台的情况。

（八）分析比较数据

1. 通过汇总分析财务账面耗材采购记录、省集中采购平台采购记录、HIS 入库记录, 检查采购总金额是否基本相符, 分析有无省集中采购平台采购总金额远小于 HIS 入库数据的情况, 并分析原因, 关注有无未通过省集中采购平台进行采购的情况。

2. 通过汇总分析财务账面耗材采购记录、省集中采购平台采购记录、HIS 入库记录等, 分析审计期间各年度配送耗材占比高的前十家企业（或者更多配送企业）, 检查有关配送合同, 分析合同内容, 检查有无合法采购内容外的其他内容, 如有条件捐赠等。

3.了解主要供应商，并通知整个审计组人员，以备在其他审计内容中，关注有无与主要供应商的其他交易，关注有无异常。

4.了解主要供应商各年度的变动情况，对于发生较大变动的供应商，应了解其变化原因，关注供应商的入围渠道是否合法合规，关注有无其他不合规交易。

5.分析对比各年度采购金额变动趋势，访谈有关人员，了解变动原因；对导致异常变动的事项取得相关证据，印证有关解释的客观性。

（九）检查配送企业资质

1.分析合同对方单位、HIS 对方单位名单，检查名称是否相符，配送金额是否基本相符，关注有无不签订合同采购的情况。

2.到省集中采购平台查询，配送企业是否在省集中采购平台挂网，是否符合省集中采购平台要求的资质和条件。

3.通过企查查、天眼查等渠道查询主要供应商的股东、高管情况，关注是否有医院的管理人员；查询主要供应商是否具备相应资质。

（十）其他渠道检查有无与耗材采购有关的事项

1.通过检查院长办公会、党政联席会等会议记录，关注有无涉及耗材采购的异常事项。

2.通过检查基本建设项目有关筹资、融资、施工协议以及其他协议，关注有无涉及耗材采购的异常事项，如以投资、借款为条件，取得医院一定期间的耗材销售权。

3.通过检查捐赠协议，检查有无涉及耗材销售的有条件捐赠协议。

如果存在有条件捐赠协议，检查捐赠物资入账记录；如果没有入账记录，检查其他记载耗材使用管理的资料和凭证，分析有无捐赠物资被挪用或者贪污的情况。

4.检查其他经济事项，有无影响耗材采购的情况。

（十一）针对非省集中采购平台采购的审计程序

如果了解到医院全部或者部分耗材未通过省集中采购平台进行采购，了解这部分耗材的采购方式、管理流程。

根据其管理情况，采取进一步的审计程序。例如，某医院没有通过省集中采购平台，而是通过院内招标的方式采购耗材。审计人员进一步检查其招投标有关资料，关注招投标过程是否规范，投标的耗材、生产厂家、经营厂家是否具备资质，有无违反"两票制"规定的情况，有无违反招投标法相关规定的情况，有无违反其他相关制度的情况。

（十二）不良事件报告检查

索取被审计单位不良事项报告记录，了解与耗材有关的不良事项产生原因及处理情况，进一步关注有关耗材的采购程序是否合规，配送商选择是否合规，引起不良事项的耗材是否具备资质，生产商、配送商是否具备生产许可及经营许可。

（十三）其他必要审计程序

根据实际情况履行其他必要审计程序。

七、审计案例

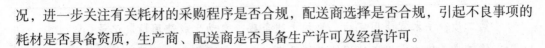

【案例 4-1】　　　　违反阳光采购相关规定线下采购

A 医院审计中，审计人员发现 A 医院存在以下问题。

一、有关耗材采购内部控制制度违反国家及所在省耗材阳光采购相关规定

该医院 2015 年出台的《非中标医疗耗材使用管理规定》有以下规定。

"一、适用范围

"因医疗需要或其他特殊原因，省挂网招标或医院招标确定的品规不能满足临床医技科室使用的高值耗材和植入、介入性耗材的采购和使用，适合此规定。

"二、非中标耗材的使用条件

"中标医疗耗材的性能特征或技术功能不能满足患者的诊治需要，患者本人或家属要求使用的医疗耗材品牌不在省挂网招标目录或医院招标采购的品牌内。

"六、非中标耗材使用量的规定

"非中标耗材的批准和使用，总量不应超过同类医疗耗材总量的 5%。医院未招标采购的医疗耗材或虽经招标但品种规格缺项的，不适合此规定。"

《高值医用耗材集中采购工作规范（试行）》（卫规财发〔2012〕86 号）第十四条："医疗机构原则上不得购买集中采购入围品种外的高值医用耗材，有特殊需要的，须经集中采购管理机构审批同意。"该医院的制度中并没有规定履行"集中采购管理机构审批同意"的程序。

以上内部高值耗材采购的制度规定不符合国家和省高值耗材必须全部参加阳光采购的管理规定，为高值耗材的省集中采购平台外的采购开了口子。

二、高值库高值耗材未在省集中采购平台采购

A 医院的部分高值耗材按预入库、使用、配送企业开发票、财务结账的流程管理，耗材管理人员称之为高值库。高值库为代销式管理，主要采购流程如下。

第一步，预入库。厂家提供送货清单及耗材，由医院耗材管理组对数目和质量进行验收，验收后，扫描生成条码，条码贴在产品上，送往手术室或导管室。

第二步，手术室使用完后，再扫上述条码，自动生成使用情况记录。

第三步，供应商根据使用情况记录开发票，到财务入账结算。

以上流程说明，高值库的耗材未通过省集中采购平台采购。

经统计，以上未通过省集中采购平台采购的耗材金额为 30 499 万元。

三、耗材配送商选择存在的问题

2018年4月，A医院与DEF公司签订了有效期12年的医疗器械集中配送合同，合同内容"三、甲乙双方的权利与义务"中规定："1.甲方根据临床真实情况提供急诊所需耗材目录，并在最短时间内以电话及文字信息形式通知乙方，高值耗材二级库管理耗材，甲方随使用随报使用计划到乙方。中心库耗材甲方负责按器械月常态使用情况向乙方报采购计划，并以书面或系统推送方式通知乙方；乙方在最短时间内组织货源，保证临床需求。（根据产品特性及市场紧缺情况，特殊原因双方另行协商。）"

以上协议说明，该医院与DEF公司的合同完全脱离了省集中采购平台。审计人员观察发现，DEF公司在医院地下一楼专门设立仓库，随时提供医院所需要的药品和耗材。

经分析汇总，DEF公司的配送额占比逐年增长，在高值耗材库中的比例和金额为2018年度68%（3亿元）、2019年度74%（6亿元）、2020年度95%（8亿元）、2021年1月—4月97%（4亿元），在全部耗材中的比例为2018年度37%、2019年度42%、2020年度68%、2021年1月—4月75%。

四、配送商的选择不符合公开透明原则

审计人员检查有关会议纪要，发现该医院存在强令其他配送商与DEF公司签订合同的情况。在一份会议纪要中，院长王一的意见是"这家企业必须和DEF公司签订协议，如果不签协议，必须退出医院"。

医院的以上做法不符合阳光采购公开、阳光、透明的原则，增加了流通环节，压缩了上游供应商的利润，难以保证上游供应商具备省集中采购平台要求的资质和条件，存在耗材的质量和医疗安全方面的风险。例如，2020年转配送涉及的上游供应商有44家，其中，15家没有在省集中采购平台找到，医院从这15家供应商采购耗材金额达1 000万元。

医院以上做法不符合以下耗材采购有关规定。

1.《高值医用耗材集中采购工作规范（试行）》（卫规财发〔2012〕86号）。

第三条　县级及县级以上人民政府、国有企业（含国有控股企业）举办的有资质的非营利性医疗机构采购高值医用耗材，必须全部参加集中采购。鼓励其他具有资质的医疗机构自愿参与高值医用耗材集中采购。

　　第四条　实行以政府为主导、以省（区、市）为单位的网上高值医用耗材集中采购（以下简称集中采购）工作。医疗机构和医用耗材生产经营企业必须通过各省（区、市）建立的集中采购工作平台开展采购，实行统一组织、统一平台和统一监管。研究探索部分省（区、市）联合开展集中采购的方式。

　　第十八条　入围高值医用耗材可以由生产企业直接配送，也可以委托医用耗材经营企业配送，有条件的地区可以逐步研究探索减少流通环节，降低配送成本。负责配送的医用耗材生产经营企业应当具备在集中采购平台上进行销售的条件，按照有关规定进行订单确认、备货、配送。

　　2.《治理高值医用耗材改革方案》（国办发〔2019〕37号）。

　　（十）强化流通管理。提升高值医用耗材流通领域规模化、专业化、信息化水平。公立医疗机构要建立高值医用耗材配送遴选机制，促进市场合理竞争。规范购销合同管理，医疗机构要严格依据合同完成回款。鼓励各地结合实际通过"两票制"等方式减少高值医用耗材流通环节，推动购销行为公开透明。将高值医用耗材相关企业及其从业人员诚信经营和执业情况纳入信用管理体系，加强对失信行为的记录、公示和预警，强化履约管理。

　　以上问题的责任界定如下。

　　A医院院长王一应对以上未通过省集中采购平台采购耗材的违规行为承担直接责任，主要理由如下。

　　1. 以上问题虽然没有量化的"造成公共资金、国有资产、国有资源损失浪费，生态环境破坏，公共利益损害"的后果，但是，耗材采购作为A医院的主要物资采购，多年来不按规定采购，影响了国家政策实现降低耗材虚高价格、促使高值耗材价格回归合理水平、减轻人民群众医疗支出负担、降低耗材成本、预防和遏制耗材购销领域腐败行为、抵制商业贿赂等多方面的目标的实现，A医院的做法存在多方面的违规风险，关系到国家相关政策贯彻执行问题，所以，应该界定院长王一的责任。

　　2. A医院院长王一任A医院耗材管理委员会主任委员，在会议中直接提出强令其他配送商与DEF公司签订合同的情况，属于"直接违反有关党内法规、法律法规、政策规定的。'直接'是指被审计领导干部在履行经济责任过程中，个人直接决定，或者通过主持会议、传签文件、会签文件等方式进行集体研究，在决策过程中起决定性作用。"所以，应认定A医院院长王一承担直接责任。

【案例4-2】 **数据分析发现的线下采购事项**

A医院审计中，审计人员通过数据分析发现该医院存在以下异常。

省集中采购平台导出的历年采购金额远低于HIS入库金额，审计人员进一步按供应商进行分类汇总对比，发现主要是甲、乙、丙三家供应商省集中采购平台交易金额与HIS入库金额差异较大。审计人员通过调查采购部门有关人员发现，甲、乙、丙三家供应商大部分交易没有通过省集中采购平台进行。

【案例4-3】 **检查会计凭证发现的线下采购事项**

A医院审计中，审计人员检查耗材采购凭证，发现每个凭证后附若干格式的明细表。审计人员进一步了解分析，发现有些明细是发票明细，有些是入库单，而入库单也存在若干不同格式。其中一种是审计人员在访谈、穿行测试中已经了解到的打孔式入库单，其他A4纸格式的入库单则是审计人员未见过的。审计人员一度分析认为，A4纸格式的入库单对应的采购是不是没有入库单，可能存在采购不真实虚列支出的风险。审计人员就此事进一步访谈耗材科，耗材科人员这时才说出了真实的情况。A4纸格式的入库单对应的耗材没有通过省集中采购平台采购，由配送商直接送给科室，科室使用后，通过扫码在特定的管理系统中记录，而供应商定期结算，A4纸格式的入库单即这个管理系统中打印的。

审计人员选择部分高值耗材对比耗材管理委员会确定的供应目录，发现一些耗材与供应目录不一致。据了解，不一致的是新增、更换了部分耗材，但是，新增、更换并没有经过耗材管理委员会集体决策，没有调整供应目录的情况下，由使用科室决定更新和使用。在每次使用前，科室主任直接与有关供应商联系，供应商送货，手术使用后，扫码登记供应商和医院共同使用的信息系统，记录使用耗材的名称、数量、规格、型号等信息，每月末根据当月实际使用量结算。经销商开具发票至器械管理部门补办出入库手续，器械管理部门只是负责货款报销的工作。

以上管理模式下，科室身兼数职，医用耗材的采购、验收、保管和使用均由科室负责，不符合内部控制不相容职务分离的原则；供应商的资质、产品资质、进货渠道未经耗材管理委员会审核，产品质量是否达标、价格是否合规无法确定，存在安全隐患。

A医院的上述行为违反了国家有关"所有公立医疗机构采购高值医用耗材须在采购平台上公开交易、阳光采购。""完善医疗机构自我管理。建立高值医用耗材院内准入遴选机制，严禁科室自行采购。明确高值医用耗材管理科室，岗位责任落实到人。"的相关规定，存在耗材使用科室与供应商之间违规的风险。

【案例4-4】　　　　　　　　**线下采购审计发现的问题**

A医院审计中，审计人员访谈耗材科人员时，耗材科领导和员工都承认，该医院的耗材没有通过该省集中采购平台进行采购，主要原因就是省集中采购平台功能缺陷多，难以操作。该医院的耗材全部通过医院招标采购。

审计人员进一步检查招投标资料，发现存在如下问题。

1. 招标流程不合规，有的招标没有在网站公告。

2. 一次招标若干标段，有的标段投标单位不足3家。如某次招标，共8个标段，其中5个标段的投标单位不足3家，但是，都中标并且签订了合同，不符合招投标法有关规定。

3. 存在投标产品没有注册证、厂商没有生产许可证、配送商没有相应的经营许可的情况。

4. 有的评标专家是投标单位股东，不符合回避原则。

5. 同一标段不同投标人，存在同一股东、同一管理人员、同一代理人情况，存在串标情形。

6. 存在多重授权。如生产商A授权给经营商B，经营商B委托给经营商C，经营商C为投标人，在这种多重委托的情况下，无法遵循"两票制"原则。

【案例4-5】　　　　　　　　**耗材采购、管理存在的问题**

A医院审计中，审计人员在凭证抽查过程中发现医院依据各月各科室耗材收货明细借记耗材的增加，在付款时，才取得与付款金额相符的发票。审计人员进一步履行程序了解到以下管理情况及存在的问题。

一、存在科室直接采购的情况

耗材的采购过程是由医院与供应商签订一定期间的框架协议，只规定各种耗材的价格，不规定数量，日常由各科室根据使用情况直接与供应商通过电话、QQ、微信等联系，由供应商直接将耗材送给有关科室，科室验收并记录各种耗材的收货数量，每月末向财务部门报送收货明细表，财务部门根据收货明细表记录耗材和应付账款的增加。

医院每月根据耗材实际使用数量，与供应商进行结算；供应商在与医院共同使用的供应系统中，根据各耗材的使用数量及价格列出明细，开具发票，通过医院采购部门向医院财务部门发起报销申请，进行货款结算。

以上做法存在以下问题。

1. 采购渠道不合规。

以上采购流程说明 A 医院没有按国家及省卫生行政主管部门有关规定在省集中采购平台进行采购。

2. 采购部门不合规。

A 医院的耗材采购实质上由科室进行，采购部门只是在交易成为事实后（耗材已经验收且使用）履行报销手续，不符合耗材采购归口管理、耗材使用部门不得进行耗材采购相关规定。

《医疗机构医用耗材管理办法（试行）》（国卫医发〔2019〕43号）第十五条："医用耗材的采购相关事务由医用耗材管理部门实行统一管理。其他科室或者部门不得从事医用耗材的采购活动，不得使用非医用耗材管理部门采购供应的医用耗材。"

3. 不符合内部控制不相容职务分离的原则。

耗材的选择、验收、使用由科室一个部门负责，没有其他部门监控，可能存在舞弊风险，也可能存在由于耗材质量问题失去监控带来的质量风险。

二、存在价格管理失控情况

审计人员询问科室负责人如何确定耗材价格，科室负责人答复按照合同规定执行。

审计人员抽查其中的高值耗材与有关框架协议对比，发现有些耗材的规格、型号、单价没有包括在框架协议中，有些规格、型号包含在框架协议中，但是价格高于协议规定。按协议规定，如果省集中采购平台同种耗材价格发生调整，那么执行省集中采购平台价格。但是审计人员访谈科室耗材管理人员，发现在收货过程中有关管理人员没有将供应商提供的价格与省集中采购平台的价格进行对照，有关人员只是验货后登记与供应商共用的管理系统，扫码输入收到的耗材信息。科室耗材管理人员反映，他们并不掌握省集中采购平台的密钥，有关密钥由采购部门人员管理，科室耗材管理人员不能登录省集中采购平台，无法与省集中采购平台价格对比。

审计人员就合同中没有包括的耗材如何定价访谈有关人员，得到的答复是，由供应商提供发票及发票明细清单，通过科室负责人、主管采购副院长、院长签字确定。

以上情况说明 A 医院对耗材的采购价格没有控制措施和标准，存在采购价格高于省集中采购平台规定的价格的风险。

三、存在耗材积压浪费情况

审计人员对科室管理的耗材进行了盘点，发现科室管理耗材存在积压的情况，货龄超过 3 年的为 x 件、y 万元，货龄超过 2 年的为 z 件、1 万元，货龄超过 1 年的为 m 件、1 万元。

审计人员检查耗材有效期，发现存在耗材过期的情况，过期耗材不能使用，已形成损失浪费。初步盘点确定过期耗材金额为 ×× 万元。

以上问题的责任界定如下。

A 医院院长王一应对以上未通过省集中采购平台采购耗材的违规行为承担直接责任，主要理由如下。

1. 以上问题虽然没有量化地"造成公共资金、国有资产、国有资源损失浪费，生态环境破坏，公共利益损害"的后果，但是，耗材采购作为 A 医院的主要物资采购，多年来不按规定采购，而是由科室直接采购且没有规范的价格控制形成机制，A 医院的做法存在腐败风险及其他多方面的违规风险，关系到"贯彻党和国家经济方针政策、决策部署不坚决不全面不到位"问题，所以，应该界定院长王一的责任。

2. A 医院院长王一任 A 医院耗材管理委员会主任委员，通过耗材管理委员会直接管理耗材采购事宜，属于"贯彻党和国家经济方针政策、决策部署不坚决不全面不到位""不履行或者不正确履行职责，对造成的后果起决定性作用的其他行为"，所以，应认定 A 医院院长王一对以上问题承担直接责任。

第 5 章

药品、耗材的仓储管理、会计核算审计

一、业务简介

药品和耗材的仓储、领用等管理，除了遵循一般资产账实相符、定期盘点等要求外，还要结合药品、耗材涉及患者生命安全等特点，遵循一些特定要求，如对药品、耗材储存条件的要求、对工作人员专业知识的要求、有效期管理及信息系统管理等要求。

在审计中，医疗、药学方面的专业知识可能超出了审计人员的知识范围，审计人员可以利用专家工作。审计人员如果不能利用专家工作，可以从其他角度评价被审计单位药品、耗材管理方面是否规范。

二、审计依据

（一）有关法规

1.《医疗机构财务会计内部控制规定（试行）》（卫规财发〔2006〕227 号）。

2.《公立医院内部控制管理办法》（国卫财务发〔2020〕31 号）。

3.《医院财务制度》（财社〔2010〕306 号）。

4.《医疗机构药事管理规定》（卫医政发〔2011〕11 号）。

5.《中华人民共和国药品管理法》（中华人民共和国主席令第三十一号）。

6.《医疗机构医用耗材管理办法（试行）》（国卫医发〔2019〕43 号）。

7.《关于医院执行〈政府会计制度——行政事业单位会计科目和报表〉的补充规定》（财会〔2018〕24 号）。

（二）关键条款

1.《公立医院内部控制管理办法》（国卫财务发〔2020〕31号）。

第三十一条　资产业务内部控制

（一）建立健全资产管理制度，涵盖资产购置、保管、使用、核算和处置等内容。资产业务的种类包括货币资金、存货、固定资产、无形资产、对外投资、在建工程等。完善所属企业的监管制度。

（二）医院资产应当实行归口管理，明确归口管理部门和职责，明确资产配置、使用和处置国有资产的审批权限，履行审批程序。

（三）合理设置各类资产管理业务关键岗位，明确岗位职责及权限，确保增减资产执行与审批、资产保管与登记、资产实物管理与会计记录、资产保管与清查等不相容岗位相互分离。

（四）建立流动资产、非流动资产和对外投资等各类资产工作流程及业务规范，加强各类资产核查盘点、债权和对外投资项目跟踪管理等重点环节控制。

（五）医院应当加强流动资产管理。加强银行账户管理、货币资金核查；定期分析、及时清理应收及预付款项；合理确定存货的库存，加快资金周转，定期盘点。

2.《医院财务制度》（财社〔2010〕306号）。

第四十三条　存货是指医院为开展医疗服务及其他活动而储存的低值易耗品、卫生材料、药品、其他材料等物资。

购入的物资按实际购入价计价，自制的物资按制造过程中的实际支出计价，盘盈的物资按同类品种价格计价。

存货要按照"计划采购、定额定量供应"的办法进行管理。合理确定储备定额，定期进行盘点，年终必须进行全面盘点清查，保证账实相符。对于盘盈、盘亏、变质、毁损等情况，应当及时查明原因，根据管理权限报经批准后及时进行处理。

3.《中华人民共和国药品管理法》（中华人民共和国主席令第三十一号）。

第七条　从事药品研制、生产、经营、使用活动，应当遵守法律、法规、规章、标准和规范，保证全过程信息真实、准确、完整和可追溯。

第十二条　国家建立健全药品追溯制度。国务院药品监督管理部门应当制定统一的药品追溯标准和规范，推进药品追溯信息互通互享，实现药品可追溯。

第三十六条　药品上市许可持有人、药品生产企业、药品经营企业和医疗机构应当建立并实施药品追溯制度，按照规定提供追溯信息，保证药品可追溯。

第六十九条　医疗机构应当配备依法经过资格认定的药师或者其他药学技术人员，负责本单位的药品管理、处方审核和调配、合理用药指导等工作。非药学技术人员不得直接从事药剂技术工作。

第七十条　医疗机构购进药品，应当建立并执行进货检查验收制度，验明药品合格证明和其他标识；不符合规定要求的，不得购进和使用。

第七十一条　医疗机构应当有与所使用药品相适应的场所、设备、仓储设施和卫生环境，制定和执行药品保管制度，采取必要的冷藏、防冻、防潮、防虫、防鼠等措施，保证药品质量。

第九十八条　禁止生产（包括配制，下同）、销售、使用假药、劣药。

有下列情形之一的，为假药：

（一）药品所含成分与国家药品标准规定的成分不符；

（二）以非药品冒充药品或者以他种药品冒充此种药品；

（三）变质的药品；

（四）药品所标明的适应证或者功能主治超出规定范围。

有下列情形之一的，为劣药：

（一）药品成分的含量不符合国家药品标准；

（二）被污染的药品；

（三）未标明或者更改有效期的药品；

（四）未注明或者更改产品批号的药品；

（五）超过有效期的药品；

（六）擅自添加防腐剂、辅料的药品；

（七）其他不符合药品标准的药品。

4.《医疗机构药事管理规定》（卫医政发〔2011〕11 号）。

第二十六条　医疗机构应当制订和执行药品保管制度，定期对库存药品进行养护与质量检查。药品库的仓储条件和管理应当符合药品采购供应质量管理规范的有关规定。

第二十七条　化学药品、生物制品、中成药和中药饮片应当分别储存，分类定位存放。易燃、易爆、强腐蚀性等危险性药品应当另设仓库单独储存，并设置必要的安全设施，制订相关的工作制度和应急预案。

麻醉药品、精神药品、医疗用毒性药品、放射性药品等特殊管理的药品，应当按照有关法律、法规、规章的相关规定进行管理和监督使用。

5.《医疗机构医用耗材管理办法（试行）》（国卫医发〔2019〕43 号）。

第五条　医疗机构应当指定具体部门作为医用耗材管理部门，负责医用耗材的遴选、采购、验收、存储、发放等日常管理工作；指定医务管理部门，负责医用耗材的临床使用、监测、评价等专业技术服务日常管理工作。

第二十六条　医疗机构应当设置相对独立的医用耗材储存库房，配备相应的设备设施，制订相应管理制度，定期对库存医用耗材进行养护与质量检查，确保医用耗材安全有效储存。

对库存医用耗材的定期养护与质量检查情况应当做好记录。

第二十七条　医用耗材需冷链管理的，应当严格落实冷链管理要求，并确定专人负责验收、储存和发放工作，确保各环节温度可追溯。

第二十八条　医疗机构应当建立医用耗材定期盘点制度。由医用耗材管理部门指定专人，定期对库存医用耗材进行盘点，做到账物相符、账账相符。

第二十九条　医用耗材使用科室或部门根据需要，向医用耗材管理部门提出领用申请。医用耗材管理部门按照规定进行审核和发放。

申领人应当对出库医用耗材有关信息进行复核，并与发放人共同确认。

第三十条　医疗机构应当建立医用耗材出库管理制度。医用耗材出库时，发放人员应当对出库的医用耗材进行核对，确保发放准确，产品合格、安全和有效。出库时，应当按照剩余效期由短至长顺序发放。

第三十一条　出库后的医用耗材管理由使用科室或部门负责。使用科室或部门应当指定人员负责医用耗材管理，保证领取的医用耗材品种品规和数量既满足工作需要，又不形成积压，确保医用耗材在科室或部门的安全和质量。

第三十二条　医用耗材临床应用管理是对医疗机构临床诊断、预防和治疗疾病使用医用耗材全过程实施的监督管理。医疗机构应当遵循安全、有效、经济的合理使用医用耗材的原则。

第五十三条　医疗机构耗材管理信息系统应当与医疗机构其他相关信息系统整合，做到信息互联互通。

第五十四条　**医疗机构耗材管理信息系统应当覆盖医用耗材遴选、采购、验收、入库、储存、盘点、申领、出库、临床使用、质量安全事件报告、不良反应监测、重点监控、超常预警、点评等各环节，实现每一件医用耗材的全生命周期可溯源。**

第五十五条　医用耗材管理部门应当在医用耗材验收入库时，将有关信息录入信息系统。信息内容至少包括医用耗材的级别、风险类别、注册证类别、医用耗材类别、用途、功能、材质、规格、型号、销售厂商、价格、生产批号、生产日期、消毒灭菌日期等。

第五十六条　医疗机构医用耗材管理应当严格落实医疗卫生领域行风管理有关规定，做到廉洁购用。不得将医用耗材购用情况作为科室、人员经济分配的依据，不得在医用耗材购用工作中牟取不正当经济利益。

第六十一条　医疗机构应当加强本单位信息系统中医用耗材相关统计功能管理，严格统计权限和审批程序。严禁开展商业目的的医用耗材相关信息统计，或为医用耗材营销人员统计提供便利。

三、应有的基本内部控制

（一）基本内部控制制度健全完善

1. 有专门的部门负责风险评估、制定和完善药品、耗材管理的有关内部控制制度。

2. 制定针对药品、耗材管理、仓储、分发、使用等方面内部控制制度，明确规定从药品、耗材购入到使用各环节的操作规则。

（二）归口管理

1. 指定具体部门作为医用耗材、药品管理部门，负责医用耗材、药品的遴选、采购、验收、存储、发放等日常管理工作；指定医务管理部门，负责医用耗材、药品的临床使用、监测、评价等专业技术服务日常管理工作。

2. 合理设置药品、耗材各环节关键岗位，明确岗位职责及权限，确保药品、耗材购买与审批、保管与登记、实物管理与会计记录、保管与清查等不相容岗位相互分离。

（三）仓储条件

1. 具备与所使用药品、耗材相适应的场所、设备、仓储设施和卫生环境，制定和执行药品保管制度，采取必要的冷藏、防冻、防潮、防虫、防鼠等措施，保证药品质量。

2. 化学药品、生物制品、中成药和中药饮片应当分别储存，分类定位存放。易燃、易爆、强腐蚀性等危险性药品应当另设仓库单独储存，并设置必要的安全设施，制定相关的工作制度和应急预案。

3. 麻醉药品、精神药品、医疗用毒性药品、放射性药品等特殊管理的药品，应当按照有关法律、法规、规章的相关规定进行管理和监督使用。

4. 药品、医用耗材需冷链管理的，应当严格落实冷链管理要求，并指派专人负责验收、储存和发放工作，确保各环节温度可追溯。

（四）信息系统管理

1. 药品、耗材管理信息系统应当覆盖医用耗材的遴选、采购、验收、入库、储存、盘点、申领、出库、临床使用、质量安全事件报告、不良反应监测、重点监控、超常预警、点评等各环节，实现每一件医用耗材的全生命周期可溯源。

2. 医用耗材管理部门应当在医用耗材验收入库时，将有关信息录入信息系统。信息内容至少包括医用耗材的级别、风险类别、注册证类别，医用耗材类别、用途、功能、材质、规格、型号、销售厂商、价格、生产批号、生产日期、消毒灭菌日期等。

3. 购进药品，必须有真实、完整的药品购进记录。药品购进记录必须注明药品的通用名称、剂型、规格、批号、有效期、生产厂商、供货单位、购货数量、购进价格、购货日期及国务院药品监督管理部门规定的其他内容。

（五）登记管理

建立药品、医用耗材临床应用登记制度，使药品、医用耗材信息、患者信息及诊疗相关信息相互关联，保证使用的药品、医用耗材向前可溯源、向后可追踪。

（六）领用

1. 医用耗材使用科室或部门根据需要，向医用耗材管理部门提出领用申请。医用耗材管理部门按照规定进行审核和发放。

2. 申领人应当对出库医用耗材有关信息进行复核，并与发放人共同确认。

3. 医用耗材出库时，发放人员应当对出库的医用耗材进行核对，确保发放准确，产品合格、安全和有效。出库时，应当按照剩余效期由短至长顺序发放。

4. 药品领用同上。

（七）科室管理

出库后的药品和医用耗材管理由使用科室或部门负责。使用科室或部门应当指定人员负责药品和医用耗材管理，保证领取的药品和医用耗材品种、品规和数量既满足工作需要，又不形成积压，确保药品和医用耗材在科室或部门的安全和质量。

（八）储备标准

存货要按照"计划采购、定额定量供应"的办法进行管理。根据不同药品和耗材的使用情况制定不同的储备标准，保证既不会缺乏，又不会造成积压。

（九）定期盘点

对于药品和耗材应定期进行盘点，年终必须进行全面盘点清查，保证账实相符。对于盘盈、盘亏、变质、毁损等情况，应当及时查明原因，根据管理权限报经批准后及时进行处理。

（十）质量管理

1. 对近效期、到达有效期的药品、耗材有相应的管理措施，或者退货给供应商，或者销毁，保证不给患者使用。

2. 定期对库存药品和耗材进行养护与质量检查。药品库、耗材库的仓储条件和管理应当符合药品采购供应质量管理规范的有关规定。

3. 对库存药品和医用耗材的定期养护与质量检查情况应当做好记录。

（十一）统计功能管理

医疗机构应当加强本单位信息系统中医用耗材相关统计功能管理，严格统计权限和审批程序。严禁开展商业目的的医用耗材相关信息统计，或为医用耗材营销人员统计提供便利。

四、可能存在的风险

（一）存在积压、浪费的情况

1. 管理方式粗放，未进行细致分类，入库时未对产品有效期进行记录，医用耗材的流通使用效率低下，过期、浪费导致管理成本增加。

2. 按照医院管理规定，为保证临床工作正常开展，各临床科室可以拥有一定量的库存耗材，但由于科室管理不精细，无法对需求进行准确判断，使用计划制订不合理，导致出现积压过期等现象。

3. 临床科室二级库房存在未设置专人进行管理、盘点难、差错多、浪费严重等问题。

（二）对节余药品没有管理

节余药品即因为患者处方中的用药量小于最小规格药量，医生为了节约，让两个以上的患者用一瓶（或其他单位）药，导致药品出现节余。有些医疗机构对这部分药物管理不规范，既可能存在医生私自售卖的情况，也可能存在私自处理形成账外账（小金库）的情况，还可能存在形成损失浪费的情况。

（三）信息系统没有实现互联互通

1. 使用简单的物资管理系统，没有建立起信息化网络管理平台，器械管理部门和临床科室不能实现信息互通，不方便实现药品、耗材追溯管理。

2. 按现行价格质量规定，药品、耗材"零加价"，信息系统不能互联互通，无法保证"零加价"的执行，即药品和耗材的售价可能存在高于进价的风险。

（四）出库后药品、耗材管理失控

1. 器械管理部门无法有效控制医用耗材出库后的使用情况，往往是科室要多少供多少，医用耗材的管理缺乏统一规划和反馈。

2. 医用耗材资质全人工管理难度极大，各种资质的过期信息不能及时更新，无法实现动态管理。

（五）植入类高值耗材追溯管理手段落后

关于高值耗材的使用登记、产品质量的持续跟踪管理规章制度不健全。有些医疗机构管理模式仍以手工记录为主，没有实行电子化全生命周期追踪记录，患者使用高值耗材的有关信息分散在病历及器械管理部门的纸质档案中，当发生临床不良反应时难以及时准确查询某种耗材的生产厂商及供应商，由此引起的医疗纠纷逐渐增多。

（六）仓库管理混乱

仓库管理混乱，存在账实不符、账账不符的情况。

（七）其他问题

其他需要重点关注的问题，如可能造成损失或给患者健康带来危害的问题。

五、审计内容

1. 在药品、耗材管理业务中，贯彻执行党和国家经济方针政策、决策部署情况。

2. 对国家、卫生行政主管部门有关法律、法规、规章制度的执行情况。

3. 涉及的重大经济事项的决策、执行和效果情况。

4. 财务管理、会计核算和经济风险防范情况，内部控制制度建设情况。

5. 在药品、耗材管理业务中落实有关党风廉政建设责任和遵守廉洁从政规定情况。

6. 以往审计发现问题的整改情况。

六、建议审计程序及审计方法

（一）阅读以前年度审计报告

了解以前年度审计报告中是否反映了药品和医用耗材管理方面的问题。如果以前年度反映了有关问题，本次审计应该关注类似问题是否仍然存在。

（二）访谈有关部门和人员

访谈有关部门和人员，主要了解以下事项。

1. 负责药品和耗材管理有关部门、分工、职责，有关工作人员的专业资质，日常主要的工作内容。

2. 主要仓储地点的分布，是否实现了分类管理，是否具备必要的防护措施和条件。

3. 药品和医药耗材的储存水平确定标准；怎么保证不会发生缺乏，也不会发生过量储存占用资金，甚至造成过期损失。

4. 药品、耗材领用流程、领用量的确定标准，领用后科室管理情况，有无领用过量导致在科室积压过期浪费情况。

5. 领用过程中形成了哪些书面凭证，在信息系统中如何记录，是否实现了药品和耗材向前可溯源、向后可追踪。

6. 与药品管理和诊疗有关的信息系统是否实现了互联互通，是否能在系统中看到药品或耗材的流向、所用的患者，在信息系统中是否实现了药品和耗材向前可溯源、向后可追踪。

7. 怎样对药品质量进行管理，由哪些部门和岗位对药品和耗材进行质量检查，检查周期多长；对近效期、有效期到期药品、耗材如何进行处理，有无到期预警措施。

8. 盘点工作的进行情况，由哪些部门参与，是否发生了盘盈盘亏，是否分析盘盈盘

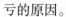

亏的原因。

9. 药品、耗材购入、出入库等流程，形成哪些凭证，以及记账过程，如何保证药品和耗材账实相符。

10. 发生调价时，在库的药品如何调整价格，有关操作流程，如何进行会计处理。

11. 其他与药品、耗材管理和核算有关的问题。

（三）检查内部控制制度及相关资料

取得与药品、耗材管理、领用相关的内部控制制度，分析评价有关内部控制制度是否符合国家相关法规，是否健全完善，是否全面覆盖了药品、耗材的流转环节，是否与访谈中了解的情况基本一致。

（四）穿行测试与观察现场

1. 观察利用信息系统对药品、耗材管理情况，观察业务流程在信息系统中的反映，观察不同部门和岗位在信息系统中的操作过程，评价内部控制措施是否整合在信息系统中，是否实现了信息系统对业务流程的内部控制。

2. 进行穿行测试，观察耗材、药品的验收、入库、领用等各个环节，有关工作人员使用的信息系统，以及不同环节在信息系统中输入的信息是否内容齐全，是否符合有关要求。

3. 观察信息系统中药品、耗材的信息情况，是否实现了向前可溯源、向后可追踪。

4. 观察并向工作人员了解仓储条件是否满足要求，采取哪些冷藏、防冻、防潮、防虫、防鼠等措施。

5. 观察化学药品、生物制品、中成药和中药饮片是否分别储存，分类定位存放；易燃、易爆、强腐蚀性等危险性药品是否另设仓库单独储存，并设置必要的安全设施，有关工作人员是否了解相关的工作制度和应急预案。

6. 观察工作人员如何进行药品、耗材的质量控制工作，如何检查药品质量及对近效期、过期药品进行处理。

7. 观察信息系统有无对药品有效期管理措施，报警功能如何运行。

（五）观察、访谈科室药品、耗材管理情况

观察科室领用药品、耗材的管理情况，包括具体负责人员、仓储地点、仓储条件、管理记录情况；与有关记录对比，分析科室有无药品、耗材积压，有无管理混乱造成损失浪费的情况。

（六）实物资产盘点

1. 了解医院定期盘点周期，观察有关工作人员如何盘点，如何与信息系统中的记录核对。

2. 抽查部门药品、耗材，并与信息系统中的记录核对，确认是否实现了账实相符。

3. 将信息系统中的记录与财务账面核对，分析是否相符，如果不符，分析差异原因，评价是否存在管理疏漏。

（七）盘点资料检查

1. 检查医院定期盘点资料，分析是否有盘盈盘亏；检查医院对盘盈盘亏原因分析，分析判断是否存在管理疏漏。

2. 检查医院对盘盈盘亏的处理情况，分析盘盈盘亏处理是否规范，是否对 HIS 和财务账面都进行了调整，以确保账实相符；是否输入了实际盘盈药品、耗材的正确信息，保证信息系统反映的是药品和耗材的真实情况。

（八）会计账簿与凭证检查

1. 检查会计凭证有关药品、耗材入库、领用相关凭证，分析后附出、入库单，评价会计处理是否及时、完整、正确地反映了药品、耗材的仓储、流动情况。

2. 分析 HIS 中审计期间各年度药品、耗材的采购入库记录、领用记录合计金额与财务账面的借方、贷方发生额是否一致，如不一致，调查并分析原因，分析调查有关管理疏漏。

3. 分析 HIS 审计期间各年度末药品、耗材余额与财务账面余额是否相符，如不相符，调查并分析原因，分析调查有关管理疏漏。

4. 分析审计期间各年度药品、耗材使用金额（即贷方发生额）、期末余额变动趋势是否正常，对异常波动调查分析具体原因。

5. 分析年度内各月度药品、耗材的使用金额、期末余额变动趋势是否正常，对异常波动调查分析具体原因。

（九）其他必要审计程序

根据实际情况履行其他审计程序。

七、审计案例

【案例 5-1】 **信息系统对药品记录不全面的问题**

A 医院审计中，审计人员经对财务账面药房的药品盘盈、盘亏进行分析，结合访谈情况了解到：各科室管理的存药处于近效期时，各科室到药房去换药，将近效期的药与药房的远效期的药进行调换，调换时，没有办理出入库手续，即同种、同规格的药品调换，HIS 中的信息不进行调整，导致信息系统中某批号没有实际药物对应，而某批号的药物在信息系统中没有记录，产生了换入、换出引起的盘盈和盘亏。

A 医院以上做法导致 HIS 中的药品信息与实际不一致，在给患者使用药品过程中，HIS 记录的使用的药品批号与实际不一致，不能实现药品信息真实、准确、完整、可追溯，不利于不良药品反应监控等其他工作。

A 医院以上做法不符合《中华人民共和国药品管理法》（中华人民共和国主席令第三十一号）第七条："从事药品研制、生产、经营、使用活动，应当遵守法律、法规、规章、标准和规范，保证全过程信息真实、准确、完整和可追溯。"第三十六条："药品上市许可持有人、药品生产企业、药品经营企业和医疗机构应当建立并实施药品追溯制度，按照规定提供追溯信息，保证药品可追溯。"

同时，A 医院以上做法也不符合《中华人民共和国药品管理法实施条例》（2019 年）。第二十六条："医疗机构购进药品，必须有真实、完整的药品购进记录。药品购进记录必须注明药品的通用名称、剂型、规格、批号、有效期、生产厂商、供货单位、购货数量、购进价格、购货日期以及国务院药品监督管理部门规定的其他内容。"

【案例 5-2】　　　　　科室药品形成账外资产

A 医院审计中，审计人员通过访谈及现场观察，发现科室药品管理混乱。

审计人员在观察科室诊疗行为的过程中，发现科室医生存在给患者直接卖药的情况。

审计人员现场检查科室药品管理地点及设施，访谈科室药品管理人员，发现科室对领用后的药品，没有管理记录，科室领用后，药房和财务账面做出库处理，有关药品列入医疗活动费用。而实际上有些领用的药品没有使用。其中一种情况是药品节余，如 1 支药可用于 3 个患者，3 个患者买 3 支药，节存 2 支药留在科室，没有上交医院，形成账外资产。另一种情况是给患者开方的药品没有使用完毕，患者出院或者死亡，药品留在医院。

医院没有对科室存药采取有效的管理措施，存在科室卖药且收入被有关人员侵占的风险；科室有关人员直接将药品卖给患者，医院对有关药品的质量、有效期等失去控制，存在出现医疗事故的风险。

对于以上情况，考虑到未发现被审计人直接参与这些药品领用和使用过程的情况，被审计人应该属于"疏于监管，未及时发现和处理所管辖范围内本级或者下一级地区（部门、单位）违反有关党内法规、法律法规、政策规定的问题"，虽然未造成公共资金、国有资产、国有资源损失浪费，生态环境破坏，公共利益损害，会计信息不实等情况，但是存在很大风险隐患，所以，被审计人应承担领导责任。

【案例 5-3】 **毁损、过期药品处理不规范**

A 医院审计中，审计人员通过访谈以及观察药库了解到，药房药品出现过期或毁损的情况时，药库管理人员在破损药品登记本中登记过期或毁损药品名称、规格、生产厂家及数量，一般情况下，破损药由药房处理，但药房不申报破损，由科室已领用未使用的药品弥补药房破损药的金额。但药品品种、数量与实物对不上，导致账实不符。

A 医院以上做法导致 HIS 中的药品信息与实际不一致，在药品给患者使用中，HIS 记录的使用药品批号与实际不一致，不能实现药品信息真实、准确、完整、可追溯，不利于药品不良反应、用药错误和药品损害事件监测报告等其他工作。

【案例 5-4】 **近效期药品退换程序不规范**

A 医院审计中，审计人员发现，A 医院对有效期不足 6 个月的药品采取退换货的方式进行处理，退货时由厂家开具红字发票、药库开具出库单办理退货；换货时，厂家以新货换取近效期的药品，不开具发票，厂家提供清单，医院登记近效期药品登记本，HIS 的信息不进行调整。这样，换货时药品批号等存在不一致的情况，导致系统中的信息与实物不一致，不能实现药品信息真实、准确、完整、可追溯，不利于药品不良反应监控等其他工作。

【案例 5-5】 **过期药品管理制度缺失**

A 医院审计中，审计人员查看 A 医院的管理制度时发现，制度没有对药库及药房过期药品、科室过期药品处理进行规定。经现场查看，过期药品存放在药库一个区域，根据药库提供的数据，截至 2021 年 ×× 月 ×× 日，过期药品尚未处理。

第 6 章

医疗设备购置审计

一、业务简介

医疗设备不同于其他行业设备，事关患者生命健康。国家相关部门对医疗设备的生产、流通销售、使用、保养及其他管理行为，出台了多项法规制度。了解这些制度，是审计人员有效审计的基本条件。

医疗设备分为大型医疗设备和其他医疗设备。

国家对医疗器械按照风险程度实行分类管理。第一类是风险程度低，实行常规管理可以保证其安全、有效的医疗器械。第二类是具有中度风险，需要严格控制管理以保证其安全、有效的医疗器械。第三类是具有较高风险，需要采取特别措施严格控制管理以保证其安全、有效的医疗器械。

不同类别设备的采购履行不同的程序，设备管理要求也有所不同。

二、审计依据

（一）有关法规

1.《卫生事业单位固定资产管理办法（试行）》（1987）。

2.《卫生部关于 X 射线计算机体层摄影装置 CT 等大型医用设备配置与应用管理实施细则》（1996 年 8 月 1 日）。

3.《医疗机构财务会计内部控制规定（试行）》（卫规财发〔2006〕227 号）。

4.《医疗器械临床使用安全管理规范（试行）》（卫医管发〔2010〕4 号）。

5.《医疗卫生机构医学装备管理办法》（卫规财发〔2011〕24 号）。

6.《卫生部甲类大型医用设备集中采购工作规范（试行）》（卫办规财发〔2012〕

96 号）。

7.《卫生部预算管理医院医学装备管理实施办法》（卫规财发〔2013〕14 号）。

8.《医疗器械分类规则》（国家食品药品监督管理总局令第 15 号）。

9.《医疗器械使用质量监督管理办法》（国家食品药品监督管理总局令第 18 号）。

10.《医疗器械监督管理条例》（中华人民共和国国务院令第 680 号）。

11.《大型医用设备配置许可管理目录（2023 年）》（国卫财务发〔2023〕7 号）。

12.《大型医用设备配置与使用管理办法（试行）》（国卫规划发〔2018〕12 号）。

13.《甲类大型医用设备配置许可管理实施细则》（国卫规划发〔2018〕14 号）。

14.《医疗器械监督管理条例（2021 修订版）》（中华人民共和国国务院令第 739 号）。

15. 其他相关法规。

（二）关键条款

1.《卫生事业单位固定资产管理办法（试行）》（1987）。

第九条　添置增加固定资产应贯彻勤俭办事业的方针，充分考虑工作需要与实际可能，实行计划管理。根据单位的任务、规模、卫生人员技术水平和技术条件来考虑，并按照事业计划、资金来源和有关程序办理相应手续。对进口大型医疗设备和精密仪器，事先要经卫生主管部门组织专家咨询，对安装条件、配套能力、资金来源、技术力量和利用率情况进行综合论证，**经主管部门批准后再购买**。有条件的，要由主管部门组织统一采购。凡属社会集团专项控制商品，要按规定报经有关部门批准后才能购买。大型精密仪器设备，要根据条件，试行有偿占用制度。

第十一条　购入、调入或加工自制设备，必须组织验收。由采购人员按财产类别填写"购入（调入）财产验收入库单"，并分别在发票和验收单上签章，连同实物送库房保管员验收。对大型、贵重仪器设备，管理部门还应会同申请购买的单位共同验收签章。验收必须认真及时，根据订货合同和发票内容验质验量。如发现型号规格不符，性能不良，数量短少，质量不符要求或残缺损坏，短少附件、资料等情况，应立即向供货单位联系解决。

第十八条　要健全账、卡设置，实行三级管理。财务部门在固定资产总账科目下，按财产类别设置二级科目进行金额核算。财产管理部门按财产类别、品名、规格、型号设明细分类账，核算购入、发出、结存的数量和金额。按使用单位或个人建立固定资产领用卡片，只记数量，不记金额。做到财会部门有账，管理部门有账有卡，使用单位有卡，有利于清查核对，互相制约。

第十九条　建立清查核对制度。财产物资的清查核对工作，由财产管理部门统一组织，会同财务部门和使用单位共同清理。每年最少要全面清查核对一次，在具体安排时，可采取一次性清理，也可以采取分期分批轮流清查核对的办法。清查工作要深入各使用单位逐一盘点核对，发现余缺应及时作出记录，查明原因，提出处理意见，办理报批手续，待批准后调整账卡，保证账账、账卡、账物三相符。

第二十条 **建立固定资产档案管理。凡属大型、贵重、精密的仪器、器械，应按台（件）建立档案。设备档案应从基层做起，详细记载从设备安装之日起有关使用、维修、故障、事故、移位变动及台时记录等运转日志，**以便使用单位和管理部门掌握分析情况。

第二十二条 报损、报废的审批权限规定如下。

1. 凡房屋的转让、变卖、拆迁、报损，单位无权处理，应上报卫生主管部门审批。

2. 地、市级以上单位，单台（件）价值在 1 万元以上的仪器设备报损，应报经当地卫生主管部门审批；单台（件）价值在 1 万元以下的，由单位分管领导审批，报当地卫生主管部门备案。地、市级以下单位报损审批权限由各省、自治区、直辖市卫生厅（局）自定。

3. 凡属自然损耗或自然灾害造成确需报废的其他固定资产，由单位分管领导审批，报当地卫生主管部门备案。

2.《卫生部关于 X 射线计算机体层摄影装置 CT 等大型医用设备配置与应用管理实施细则》（1996 年 8 月 1 日）。

第三条 申请配置大型医用设备的医疗卫生机构必须是已列入地区性配置计划，符合以下条件，并根据医院等级情况配置相应的机型。

一、申请配置 CT 的医疗卫生机构，必须具备常规 X 线检查设备和相应人员、技术等条件。

二、申请配置 MRI 的医疗卫生机构，必须配置和使用 CT 两年以上。

三、申请配置 X 刀的医疗卫生机构，必须配置和使用直线加速器一年以上。

四、申请配置 γ 刀的医疗卫生机构必须具备神经外科专业设备及技术条件。

五、CT、MRI 机型分为三种：临床研究型、临床应用型、临床实用型。

六、已被评为三级甲等的医院可装备：CT、MRI 三种机型之一；X 刀或 γ 刀。

七、已被评为二级甲等的医院可装备：CT、MRI 临床应用型或临床实用型。

第四条 申请配置大型医用设备的医疗卫生机构，必须具有已经取得大型医用设备上岗人员技术合格证的医师和技术人员。

第五条 申请配置 CT 的程序。

一、由符合 CT 配置条件的医疗卫生机构向所在省、自治区、直辖市人民政府卫生行政部门提出申请，并填写《大型医用设备配置申请表》（附件一）。

二、省、自治区、直辖市人民政府卫生行政部门根据卫生部核准的 CT 年度配置计划和公布的年度指导装备机型统一审批，并汇总上报卫生部，领取大型医用设备配置许可证（附件二）。如申报的机型与卫生部公布的年度指导装备机型不符，应上报卫生部审批。

第六条　申请配置 MRI、X 刀、γ 刀的程序。

一、符合 MRI、X 刀、γ 刀配置条件的医疗卫生机构向所在省、自治区、直辖市人民政府卫生行政部门提出申请，并填写《大型医用设备配置申请表》。

二、省、自治区、直辖市人民政府卫生行政部门根据卫生部核准的 MRI、X 刀、γ 刀年度配置计划进行初审，汇总后上报卫生部审批。

第十三条　省、自治区、直辖市人民政府卫生行政部门可以设立"全国大型医用设备应用技术评审委员会分会"（以下简称"评委分会"）负责本行政区域内的大型医用设备应用技术评审工作。"评委会"对"评委分会"的工作进行业务指导。

第十四条　大型医用设备投入使用之前，应由"评委分会"进行应用技术评审。评审工作应按以下程序进行：

一、评审前十五天，由使用机构向省、自治区、直辖市人民政府卫生行政部门提出评审申请，并出示大型医用设备配置许可证和大型医用设备上岗人员技术合格证；

二、省、自治区、直辖市人民政府卫生行政部门收到使用机构的评审申请，在查验上述两证无误后应及时委托"评委分会"派专人按期进行评审；

三、评审工作应严格按照"评委会"制定的项目、程序和方法进行；设备的性能必须达到订货合同中规定的技术参数；设备的配套必须包括用于质量控制的基本检测工具；

四、评审结果存入技术档案，作为进行设备复审的基础数据；并将此评审纳入医院评审，其评审结果作为医院评审的一项重点指标；

五、评审合格以后，发给大型医用设备应用质量合格证（附件四）。

"评委分会"可以邀请"评委会"共同进行评审。

3.《医疗器械临床使用安全管理规范（试行）》（卫医管发〔2010〕4 号）。

第六条　医疗器械临床准入与评价管理是指医疗机构为确保进入临床使用的医疗器械合法、安全、有效，而采取的管理和技术措施。

第七条　医疗机构应当建立医疗器械采购论证、技术评估和采购管理制度，确保采购的医疗器械符合临床需求。

第八条　医疗机构应当建立医疗器械供方资质审核及评价制度，按照相关法律、法规的规定审验生产企业和经营企业的医疗器械生产企业许可证、医疗器械注册证、医疗器械经营企业许可证及产品合格证明等资质。

纳入大型医用设备管理品目的大型医用设备，应当有卫生行政部门颁发的配置许可证。

第九条　医疗机构应当有专门部门负责医疗器械采购，医疗器械采购应当遵循国家相关管理规定执行，确保医疗器械采购规范、入口统一、渠道合法、手续齐全。医疗机构应当按照院务公开等有关规定，将医疗器械采购情况及时做好对内公开。

第十一条　医疗机构应当建立医疗器械验收制度，验收合格后方可应用于临床。医疗器械验收应当由医疗机构医疗器械保障部门或者其委托的具备相应资质的第三方机构组织实施并与相关的临床科室共同评估临床验收试用的结果。

第十三条　医疗机构应当对医疗器械采购、评价、验收等过程中形成的报告、合同、评价记录等文件进行建档和妥善保存，保存期限为医疗器械使用寿命周期结束后5年以上。

第十四条　医疗机构不得使用无注册证、无合格证明、过期、失效或者按照国家规定在技术上淘汰的医疗器械。医疗器械新产品的临床试验或者试用按照相关规定执行。

第十五条　在医疗机构从事医疗器械相关工作的技术人员，应当具备相应的专业学历、技术职称或者经过相关技术培训，并获得国家认可的执业技术水平资格。

第十六条　医疗机构应当对医疗器械临床使用技术人员和从事医疗器械保障的医学工程技术人员建立培训、考核制度。组织开展新产品、新技术应用前规范化培训，开展医疗器械临床使用过程中的质量控制、操作规程等相关培训，建立培训档案，定期检查评价。

第二十九条　医疗器械保障技术服务全过程及其结果均应当真实记录并存入医疗器械信息档案。

4.《医疗卫生机构医学装备管理办法》（卫规财发〔2011〕24号）。

第二章　机构与职责

第七条　医疗卫生机构的医学装备管理实行机构领导、医学装备管理部门和使用部门三级管理制度。

第八条　二级及以上医疗机构和县级及以上其他卫生机构应当设置专门的医学装备管理部门，由主管领导直接负责，并依据机构规模、管理任务配备数量适宜的专业技术人员。规模小、不宜设置专门医学装备管理部门的机构，应当配备专人管理。

第九条　医学装备管理部门主要职责包括：

（一）根据国家有关规定，建立完善本机构医学装备管理工作制度并监督执行；

（二）负责医学装备发展规划和年度计划的组织、制订、实施等工作；

（三）负责医学装备购置、验收、质控、维护、修理、应用分析和处置等全程管理；

（四）保障医学装备正常使用；

（五）收集相关政策法规和医学装备信息，提供决策参考依据；

（六）组织本机构医学装备管理相关人员专业培训；

（七）完成卫生行政部门和机构领导交办的其他工作。

第十条　医学装备使用部门应当设专职或兼职管理人员，在医学装备管理部门的指导下，具体负责本部门的医学装备日常管理工作。

第十一条　二级及以上医疗机构、有条件的其他卫生机构应当成立医学装备管理委员会。委员会由机构领导、医学装备管理部门及有关部门人员和专家组成，负责对本机构医学装备发展规划、年度装备计划、采购活动等重大事项进行评估、论证和咨询，确保科学决策和民主决策。

第三章 计划与采购

第十二条 医疗卫生机构应当根据国家相关法规、制度和本机构的规模、功能定位和事业发展规划，科学制订医学装备发展规划。

医疗卫生机构要优先考虑配置功能适用、技术适宜、节能环保的装备，注重资源共享，杜绝盲目配置和闲置浪费。

第十三条 医学装备管理部门应当根据本机构医学装备发展规划和年度预算，结合各使用部门装备配置和保障需求，编制年度装备计划和采购实施计划。

第十四条 医学装备发展规划、年度装备计划和采购实施计划应当由机构领导集体研究批准后方可执行。设立医学装备管理委员会的，机构领导集体研究前还需经医学装备管理委员会讨论同意。需主管部门审批的，应当获得批准后执行。经批准的医学装备发展规划、年度装备计划和采购实施计划，不得随意更改。

第十五条 单价在1万元及以上或一次批量价格在5万元及以上的医学装备均应当纳入年度装备计划管理。单价在1万元以下或一次批量价格在5万元以下的，由医疗卫生机构根据本机构实际情况确定管理方式。

第十六条 单价在50万元及以上的医学装备计划，应当进行可行性论证。论证内容应当包括配置必要性、社会和经济效益、预期使用情况、人员资质等。单价为50万元以下的，由医疗机构根据本机构实际情况确定论证方式。

第十八条 纳入集中采购目录或采购限额标准以上的医学装备，应当实行集中采购，并首选公开招标方式进行采购。采取公开招标以外其他方式进行采购的，应当严格按照国家有关规定报批。

第十九条 未纳入集中采购目录或集中采购限额标准以下的医学装备，应当首选公开招标方式采购。不具备公开招标条件的，可按照国家有关规定选择其他方式进行采购。

第二十条 医疗卫生机构应当加强预算管理，严格执行年度装备计划和采购实施计划。未列入计划的项目，原则上不得安排采购。因特殊情况确需计划外采购的，应当严格论证审批。

第二十一条 省级卫生行政部门依据国家有关规定制订本地区应急采购预案。因突发公共事件等应急情况需要紧急采购的，医疗卫生机构应当按照应急采购预案执行。

第二十二条 需采购进口医学装备的，应当按照国家有关规定严格履行进口设备采购审批程序。

第二十三条 医疗卫生机构应当加强医学装备采购合同规范管理，保证采购装备的质量，严格防范各类风险，确保资金安全。

第二十四条　医疗卫生机构应当建立医学装备验收制度。医学装备到货、安装、调试使用后，医学装备管理部门应当组织使用部门、供货方依据合同约定及时进行验收。验收完成后应当填写验收报告，并由各方签字确认。

第二十五条　医学装备验收工作应当在合同约定的索赔期限内完成。经验收不合格的，应当及时办理索赔。

第二十六条　医疗卫生机构申请和购置纳入国家规定管理品目的大型医用设备，按照相关规定执行。

第二十九条　医疗卫生机构应当加强一次性使用无菌器械采购记录管理。采购记录内容应当包括企业名称、产品名称、原产地、规格型号、产品数量、生产批号、灭菌批号、产品有效期、采购日期等，确保能够追溯至每批产品的进货来源。

第四章　使用管理

第三十一条　医疗卫生机构应当健全医学装备档案管理制度，按照集中统一管理的原则，做到档案齐全、账目明晰、完整准确。档案保管期限至医学装备报废为止。国家有特殊要求的，从其规定。

第三十二条　单价在 5 万元及以上的医学装备应当建立管理档案。内容主要包括申购资料、技术资料及使用维修资料。单价 5 万元以下的医学装备，医疗卫生机构可根据实际情况确定具体管理方式。

第三十三条　医疗卫生机构不得使用无合格证明、过期、失效、淘汰的医学装备。用于医疗活动的，应当具备医疗器械注册证。纳入国家规定管理品目的大型医用设备应当具备配置许可证。

第五章　处理管理

第四十二条　公立医疗卫生机构处置医学装备，应当按照国有资产处置管理有关规定，严格履行审批手续，未经批准不得自行处理。处置海关监管期内的进口免税医学装备，须按照海关相关规定执行。

5.《卫生部甲类大型医用设备集中采购工作规范（试行）》（卫办规财发〔2012〕96 号）。

第二条　本规范所称甲类大型医用设备，是指列入大型医用设备甲类管理品目的医用设备。

第三条　甲类大型医用设备集中采购（以下简称集中采购）由卫生部统一组织实施。

第四条　各级政府、国有企业（含国有控股企业）举办的非营利性医疗机构配置甲类大型医用设备，均应当参加集中采购。配置包括新增购置、更新和以核心硬件更换为主的性能升级。

第五条　集中采购应当遵循公开透明、公平竞争、公正廉洁和诚实信用原则。

第十五条　医疗机构主要职责包括：

（一）与集中采购工作机构签订采购委托协议，配合和监督集中采购工作机构实施集中采购；

（二）提交真实、完整、明确的采购需求计划、资金筹措和基础设施等情况；

（三）依据集中采购结果，在规定时间内与供应商签订采购合同，但不得与供应商订立背离合同实质性内容的其他协议，牟取不正当利益；

（四）根据合同约定，及时完成付款、装机等后续工作；

（五）采购合同签订后，及时向集中采购工作机构报送合同副本、设备配置清单和履约情况。

第十九条　供应商应当承担以下责任与义务：

（一）遵守法律法规，按照规定接受供应商资格审查并客观真实地反映相关情况；

（二）及时响应集中采购工作机构、医疗机构、招标代理机构提出的与集中采购活动有关的正当要求，并如实提供有关材料；

（三）遵循公平竞争原则，不得采取非正当行为参与集中采购活动；

（四）根据集中采购结果，及时与医疗机构签订采购合同和廉洁供货协议，并按照合同规定落实运输、保险、安装、维修、培训等相关事宜；不得在采购合同规定之外给予医疗机构或个人任何形式回扣。

第二十条　集中采购采用以下方式：

（一）公开招标；

（二）邀请招标；

（三）竞争性谈判；

（四）单一来源采购；

（五）询价；

（六）国家规定的其他采购方式。

第二十一条　集中采购一般应当采用公开招标方式进行。

第二十二条　符合下列情形之一的，可以采用邀请招标方式采购：

（一）具有特殊性，只能从有限范围的供应商处采购的；

（二）采用公开招标方式的费用占采购项目总价值比例过大的。

第二十三条　符合下列情形之一的，可以采用竞争性谈判方式采购：

（一）招标后没有供应商投标或者没有合格标的或者重新招标未能成立的；

（二）技术复杂或者性质特殊，不能确定详细规格或者具体要求的；

（三）采用招标所需时间不能满足紧急需要的；

（四）不能事先计算出价格总额的。

第二十四条　符合下列情形之一的，可以采用单一来源方式采购：

（一）只能从唯一供应商采购的；

（二）发生了不可预见的紧急情况，不能从其他供应商处采购的；

（三）必须保证原有采购项目一致性或者服务配套的要求，需要继续从原供应商处添购，且添购资金总额不超过原合同采购金额 10% 的。

第二十五条　采购设备规格、标准统一、现货货源充足且价格变化幅度小的，可以采用询价方式采购。

第二十六条　集中采购采取邀请招标、竞争性谈判、单一来源采购或询价采购方式，应当报经领导小组审核同意，按照国家有关规定严格履行审批程序后实施。

第四十四条　集中采购采取邀请招标方式采购的，采购人应当从符合相应资格条件的供应商中，选择 3 家以上的供应商，向其发出投标邀请书。具体程序按照第四十三条规定实施。

第四十五条　集中采购采用竞争性谈判方式采购的，按照以下程序实施。

（一）集中采购工作机构编制谈判文件。

（二）确定邀请参加谈判的供应商名单。

（三）成立由办公室成员单位和专家组成的谈判小组，制订谈判方案。

（四）谈判小组与供应商进行价格谈判。

（五）确定中标供应商。

第四十六条　集中采购采用单一来源方式采购的，采购人与供应商应当在保证采购项目质量和双方商定合理价格的基础上进行采购。一般采用价格谈判方式，按照第四十五条规定实施。

第四十七条　集中采购采用询价方式采购的，按照以下程序实施。

（一）集中采购工作机构编制询价文件。

（二）成立由办公室成员单位和专家组成的询价小组。询价小组应当对采购项目的价格构成和评定标准等事项作出规定。

（三）确定被询价的供应商名单。询价小组根据采购需求向其发出询价通知书。

（四）询价。被询价的供应商一次报出不得更改的价格。

（五）确定中标供应商。

第四十八条　招标代理机构根据评标结果向供应商和医疗机构发出中标通知书。不需招标代理机构参与的集中采购项目，由集中采购工作机构向供应商和医疗机构发出中标通知书。

第五十条　医疗机构与供应商按照集中采购结果签订采购合同。

第五十三条　集中采购工作机构、医疗机构、招标代理机构应当妥善保存集中采购项目文件，不得伪造、编造、隐匿或者销毁。采购文件的保存期限为自采购结束之日起不少于 15 年。

6.《卫生部预算管理医院医学装备管理实施办法》（卫规财发〔2013〕14 号）。

第六条　医院医学装备管理实行院领导、医学装备管理处室和使用科室三级负责管理体制。

第七条　医院应当设置专门的医学装备管理处室，由院领导直接负责，并依据医院规模、管理任务配备数量适宜的专业技术人员，承担计划、采购、保管、维修、质控等职能。

第九条　医学装备管理处室主要职责包括：

（一）根据国家有关规定，建立完善本院医学装备管理工作制度并监督执行；

（二）负责本院医学装备配置规划和年度计划的制订、实施等工作；

（三）负责本院医学装备购置、验收、质控、维护、修理、应用分析和处置等全程管理；

（四）保障医学装备正常使用；

（五）收集相关政策法规和医学装备信息，提供决策参考依据；

（六）组织本院医学装备管理相关人员专业培训；

（七）完成院领导交办的其他工作。

第十条　医学装备使用科室主要职责包括：

（一）设有专职或兼职管理人员，在医学装备管理处室的指导下，具体负责本科室医学装备日常管理工作。

（二）制订本科室医学装备购置需求计划。

（三）配合做好医学装备安装、调试、验收、维护和建档等工作。

（四）做好医学装备使用、保管等工作，保证医学装备安全运行。

（五）完成院领导交办的其他工作。

第十一条　医院应当设立医学装备管理委员会。委员会由院领导、医学装备管理处室及有关科室人员和专家组成，负责对本院医学装备发展规划、年度装备计划、采购活动等重大事项进行评估、论证和咨询。

第十四条　使用科室提出医学装备年度购置需求计划，按照工作急需程度排序，提交医学装备管理处室。

第十五条　医学装备管理处室根据本院医学装备发展规划和年度预算，对各使用科室医学装备购置需求计划进行审核，编制全院年度装备计划和采购实施计划。

第十六条　单价在 1 万元及以上或一次批量价格在 5 万元及以上的医学装备均应当纳入年度装备计划管理。

第十七条　单价在 50 万元及以上的医学装备购置计划，应当进行可行性论证。论证内容应当包括配置必要性、可行性、社会和经济效益、预期使用情况、人员资质等。

第十八条　医学装备管理处室应当将医学装备发展规划、年度装备计划和采购实施计划提交医学装备管理委员会研究讨论后，报主管院长审核并提交院务会审定。

第十九条　医学装备发展规划、年度装备计划和采购实施计划应当经院务会研究批准后，方可执行，不得随意更改。

第二十一条　医院应当加强预算管理，严格执行年度装备计划和采购实施计划。未列入计划的项目，原则上不得安排采购。因特殊情况确需计划外采购的，应当严格论证审批。

第二十四条　国家规定须实行集中采购的医学装备，必须实行集中采购。

第二十五条　未实行集中采购的医学装备，应当首选公开招标方式采购。不具备公开招标条件的，可以按照国家有关规定选择其他方式进行采购。

7.《医疗器械使用质量监督管理办法》（国家食品药品监督管理总局令第 18 号）。

第七条　医疗器械使用单位应当对医疗器械采购实行统一管理，由其指定的部门或者人员统一采购医疗器械，其他部门或者人员不得自行采购。

第八条　医疗器械使用单位应当从具有资质的医疗器械生产经营企业购进医疗器械，索取、查验供货者资质、医疗器械注册证或者备案凭证等证明文件。对购进的医疗器械应当验明产品合格证明文件，并按规定进行验收。对有特殊储运要求的医疗器械还应当核实储运条件是否符合产品说明书和标签标示的要求。

第九条　医疗器械使用单位应当真实、完整、准确地记录进货查验情况。进货查验记录应当保存至医疗器械规定使用期限届满后 2 年或者使用终止后 2 年。大型医疗器械进货查验记录应当保存至医疗器械规定使用期限届满后 5 年或者使用终止后 5 年；植入性医疗器械进货查验记录应当永久保存。

医疗器械使用单位应当妥善保存购入第三类医疗器械的原始资料，确保信息具有可追溯性。

8.《医疗器械监督管理条例》（中华人民共和国国务院令第 680 号）。

第四条　国家对医疗器械按照风险程度实行分类管理。

第一类是风险程度低，实行常规管理可以保证其安全、有效的医疗器械。

第二类是具有中度风险，需要严格控制管理以保证其安全、有效的医疗器械。

第三类是具有较高风险，需要采取特别措施严格控制管理以保证其安全、有效的医疗器械。

第三十二条　医疗器械经营企业、使用单位购进医疗器械，应当查验供货者的资质和医疗器械的合格证明文件，建立进货查验记录制度。从事第二类、第三类医疗器械批发业务以及第三类医疗器械零售业务的经营企业，还应当建立销售记录制度。

记录事项包括：

（一）医疗器械的名称、型号、规格、数量；

（二）医疗器械的生产批号、有效期、销售日期；

（三）生产企业的名称；

（四）供货者或者购货者的名称、地址及联系方式；

（五）相关许可证明文件编号等。

进货查验记录和销售记录应当真实，并按照国务院食品药品监督管理部门规定的期限予以保存。国家鼓励采用先进技术手段进行记录。

第三十四条　医疗器械使用单位应当有与在用医疗器械品种、数量相适应的贮存场所和条件。医疗器械使用单位应当加强对工作人员的技术培训，按照产品说明书、技术操作规范等要求使用医疗器械。

医疗器械使用单位配置大型医用设备，应当符合国务院卫生计生主管部门制定的大型医用设备配置规划，与其功能定位、临床服务需求相适应，具有相应的技术条件、配套设施和具备相应资质、能力的专业技术人员，并经省级以上人民政府卫生计生主管部门批准，取得大型医用设备配置许可证。

第三十六条　医疗器械使用单位对需要定期检查、检验、校准、保养、维护的医疗器械，应当按照产品说明书的要求进行检查、检验、校准、保养、维护并予以记录，及时进行分析、评估，确保医疗器械处于良好状态，保障使用质量；对使用期限长的大型医疗器械，应当逐台建立使用档案，记录其使用、维护、转让、实际使用时间等事项。记录保存期限不得少于医疗器械规定使用期限终止后5年。

第三十八条　发现使用的医疗器械存在安全隐患的，医疗器械使用单位应当立即停止使用，并通知生产企业或者其他负责产品质量的机构进行检修；经检修仍不能达到使用安全标准的医疗器械，不得继续使用。

第四十条　医疗器械经营企业、使用单位不得经营、使用未依法注册、无合格证明文件以及过期、失效、淘汰的医疗器械。

第四十二条　进口的医疗器械应当是依照本条例第二章的规定已注册或者已备案的医疗器械。

第六十八条　有下列情形之一的，由县级以上人民政府食品药品监督管理部门和卫生计生主管部门依据各自职责责令改正，给予警告；拒不改正的，处5 000元以上2万元以下罚款；情节严重的，责令停产停业，直至由原发证部门吊销医疗器械生产许可证、医疗器械经营许可证：

（六）对需要定期检查、检验、校准、保养、维护的医疗器械，医疗器械使用单位未按照产品说明书要求检查、检验、校准、保养、维护并予以记录，及时进行分析、评估，确保医疗器械处于良好状态的。

9.《大型医用设备配置许可管理目录（2018年）》（国卫规划发〔2018〕5号）。

甲类（国家卫生健康委员会负责配置管理）。

一、重离子放射治疗系统。

二、质子放射治疗系统。

三、正电子发射型磁共振成像系统（英文简称 PET/MR）。

四、高端放射治疗设备。指集合了多模态影像、人工智能、复杂动态调强、高精度大剂量率等精确放疗技术的放射治疗设备，目前包括 X 线立体定向放射治疗系统（英文简称 Cyberknife）、螺旋断层放射治疗系统（英文简称 Tomo）HD 和 HDA 两个型号、Edge 和 Versa HD 等型号直线加速器。

五、首次配置的单台（套）价格在 3 000 万元人民币（或 400 万美元）及以上的大型医疗器械。

乙类（省级卫生计生委负责配置管理）。

一、X 线正电子发射断层扫描仪（英文简称 PET/CT，含 PET）。

二、内窥镜手术器械控制系统（手术机器人）。

三、64 排及以上 X 线计算机断层扫描仪（64 排及以上 CT）。

四、1.5T 及以上磁共振成像系统（1.5T 及以上 MR）。

五、直线加速器（含 X 刀，不包括列入甲类管理目录的放射治疗设备）。

六、伽马射线立体定向放射治疗系统（包括用于头部、体部和全身）。

七、首次配置的单台（套）价格在 1 000 万 ~3 000 万元人民币的大型医疗器械。

10.《大型医用设备配置与使用管理办法（试行）》（国卫规划发〔2018〕12 号）。

第六条　国家卫生健康委员会成立大型医用设备管理专家咨询委员会，为确定和调整管理目录、制定和实施配置规划，以及配置与使用全过程管理提供评审、咨询和论证等技术支持。

省级卫生健康行政部门可成立相应的专家组。

第九条　大型医用设备配置管理目录分为甲、乙两类。甲类大型医用设备由国家卫生健康委员会负责配置管理并核发配置许可证；乙类大型医用设备由省级卫生健康行政部门负责配置管理并核发配置许可证。

第十四条　大型医用设备配置规划原则上每 5 年编制一次，分年度实施。配置规划包括规划数量、年度实施计划、区域布局和配置标准等内容。

首次配置的大型医用设备配置规划原则上不超过 5 台，其中，单一企业生产的，不超过 3 台。

大型医用设备配置规划应当充分考虑社会办医的发展需要，合理预留规划空间。

第十五条　省级卫生健康行政部门结合本地区医疗卫生服务体系规划，提出本地区大型医用设备配置规划和实施方案建议并报送国家卫生健康委员会。国家卫生健康委员会负责制定大型医用设备配置规划，并向社会公开。

第十九条　医疗器械使用单位申请配置大型医用设备，应当符合大型医用设备配置规划，与其功能定位、临床服务需求相适应，具有相应的技术条件、配套设施和具备相应资质、能力的专业技术人员。

申请配置甲类大型医用设备的，向国家卫生健康委员会提出申请；申请配置乙类大型医用设备的，向所在地省级卫生健康行政部门提出申请。

第二十二条　国家卫生健康委员会负责制定大型医用设备配置许可证式样和甲类大型医用设备配置许可证的印制、发放等管理工作。省级卫生健康行政部门负责本行政区域内乙类大型医用设备配置许可证的印制、发放等管理工作。

第二十三条　大型医用设备配置许可证实行一机一证，分为正本和副本。式样见附件1。

正本应当载明：配置单位名称、法定代表人或主要负责人、所有制性质、设备配置地址、统一社会信用代码（或组织机构代码）、许可设备名称、阶梯配置机型、许可证编号、发证机关、发证日期和二维码。

副本应当载明：正本所载信息以及配置设备的生产企业、具体型号、阶梯配置机型、产品序列号、装机日期、信息报送日期和备注信息。

大型医用设备配置许可证发证日期为许可决定作出的日期。

第二十五条　医疗器械使用单位取得大型医用设备配置许可证后应当及时配置相应大型医用设备，并向发证机关报送所配置的大型医用设备相关信息。配置时限由发证机关规定。

第二十八条　医疗器械使用单位配置的大型医用设备应当依法取得医疗器械注册证或备案凭证。

第二十九条　国家卫生健康委员会、省级卫生健康行政部门应当分别公开甲类、乙类大型医用设备配置许可情况。

第三十一条　医疗器械使用单位应当建立大型医用设备管理档案，记录其采购、安装、验收、使用、维护、维修、质量控制等事项，并如实记载相关信息。

第三十七条　医疗器械使用单位不得使用无合格证明、过期、失效、淘汰的大型医用设备，不得以升级等名义擅自提高设备配置性能或规格，规避大型医用设备配置管理。

严禁医疗器械使用单位引进境外研制但境外尚未配置使用的大型医用设备。

11.《甲类大型医用设备配置许可管理实施细则》（国卫规划发〔2018〕14号）。

第十九条　国家卫生健康委员会应当在作出同意许可决定之日起10个工作日内颁发甲类大型医用设备配置许可证，并自作出许可决定之日起20个工作日内向社会公开配置许可结果。许可决定由政务大厅送达相应申请单位；对不予许可的，书面说明理由。

第二十条　申请单位应当在取得甲类大型医用设备配置许可证后2年内完成配置相

应大型医用设备。对基础设施建设周期长、安装复杂的设备，经国家卫生健康委员会同意，可视实际情况延长配置时限。

第二十一条　甲类大型医用设备安装验收后，使用单位应当及时将采购合同、中标通知书、采购发票、验收合格证明和医疗器械注册证等的复印件、甲类大型医用设备配置信息登记表（附件2）、甲类大型医用设备配置许可证副本原件一并报送使用单位所在地省级卫生健康行政部门进行信息登录。

12.《医疗器械监督管理条例（2021修订版）》（中华人民共和国国务院令第739号）。

第十三条　第一类医疗器械实行产品备案管理，第二类、第三类医疗器械实行产品注册管理。

第十四条　第一类医疗器械产品备案和申请第二类、第三类医疗器械产品注册，应当提交下列资料：

（一）产品风险分析资料；

（二）产品技术要求；

（三）产品检验报告；

（四）临床评价资料；

（五）产品说明书以及标签样稿；

（六）与产品研制、生产有关的质量管理体系文件；

（七）证明产品安全、有效所需的其他资料。

第十五条　第一类医疗器械产品备案，由备案人向所在地设区的市级人民政府负责药品监督管理的部门提交备案资料。

第十六条　申请第二类医疗器械产品注册，注册申请人应当向所在地省、自治区、直辖市人民政府药品监督管理部门提交注册申请资料。申请第三类医疗器械产品注册，注册申请人应当向国务院药品监督管理部门提交注册申请资料。

向我国境内出口第二类、第三类医疗器械的境外注册申请人，由其指定的我国境内企业法人向国务院药品监督管理部门提交注册申请资料和注册申请人所在国（地区）主管部门准许该医疗器械上市销售的证明文件。未在境外上市的创新医疗器械，可以不提交注册申请人所在国（地区）主管部门准许该医疗器械上市销售的证明文件。

第十七条　受理注册申请的药品监督管理部门应当对医疗器械的安全性、有效性以及注册申请人保证医疗器械安全、有效的质量管理能力等进行审查。

受理注册申请的药品监督管理部门应当自受理注册申请之日起3个工作日内将注册申请资料转交技术审评机构。技术审评机构应当在完成技术审评后，将审评意见提交受理注册申请的药品监督管理部门作为审批的依据。

受理注册申请的药品监督管理部门在组织对医疗器械的技术审评时认为有必要对质量管理体系进行核查的，应当组织开展质量管理体系核查。

第十八条　受理注册申请的药品监督管理部门应当自收到审评意见之日起20个工作日内作出决定。对符合条件的，准予注册并发给医疗器械注册证；对不符合条件的，不予注册并书面说明理由。

受理注册申请的药品监督管理部门应当自医疗器械准予注册之日起5个工作日内，通过国务院药品监督管理部门在线政务服务平台向社会公布注册有关信息。

第四十五条　医疗器械经营企业、使用单位应当从具备合法资质的医疗器械注册人、备案人、生产经营企业购进医疗器械。购进医疗器械时，应当查验供货者的资质和医疗器械的合格证明文件，建立进货查验记录制度。从事第二类、第三类医疗器械批发业务以及第三类医疗器械零售业务的经营企业，还应当建立销售记录制度。

记录事项包括：

（一）医疗器械的名称、型号、规格、数量；

（二）医疗器械的生产批号、使用期限或者失效日期、销售日期；

（三）医疗器械注册人、备案人和受托生产企业的名称；

（四）供货者或者购货者的名称、地址以及联系方式；

（五）相关许可证明文件编号等。

进货查验记录和销售记录应当真实、准确、完整和可追溯，并按照国务院药品监督管理部门规定的期限予以保存。国家鼓励采用先进技术手段进行记录。

第四十六条　从事医疗器械网络销售的，应当是医疗器械注册人、备案人或者医疗器械经营企业。从事医疗器械网络销售的经营者，应当将从事医疗器械网络销售的相关信息告知所在地设区的市级人民政府负责药品监督管理的部门，经营第一类医疗器械和本条例第四十一条第二款规定的第二类医疗器械的除外。

三、应有的基本内部控制

（一）基本内部控制制度健全完善

有专门的部门负责风险评估，制定和完善有关设备采购和管理的内部控制制度。

对设备采购制定完善的内部控制制度，涵盖医学装备发展规划、年度装备计划、采购实施计划、采购方式、验收、档案管理、预算管理等全部程序和环节。

（二）归口管理

医疗卫生机构的医学装备管理实行机构领导、医学装备管理部门和使用部门三级管理制度。

1. 医学装备管理委员会。

二级及以上医疗机构、有条件的其他卫生机构应当成立医学装备管理委员会。该委员会由机构领导、医学装备管理部门及有关部门人员和专家组成，负责对本机构医学装备发展规划、年度装备计划、采购活动等重大事项进行评估、论证和咨询，确保科学决策和民主决策。

2.医学装备管理部门。

二级及以上医疗机构和县级及以上其他卫生机构应当设置专门的医学装备管理部门，由主管领导直接负责，并依据机构规模、管理任务配备数量适宜的专业技术人员。规模小、不宜设置专门医学装备管理部门的机构，应当配备专人管理。

医学装备管理部门主要职责包括：

（1）根据国家有关规定，建立完善本机构医学装备管理工作制度并监督执行；

（2）负责医学装备发展规划和年度计划的组织、制定、实施等工作；

（3）负责医学装备购置、验收、质控、维护、修理、应用分析和处置等全程管理；

（4）保障医学装备正常使用；

（5）收集相关政策法规和医学装备信息，提供决策参考依据；

（6）组织本机构医学装备管理相关人员专业培训；

（7）完成卫生行政部门和机构领导交办的其他工作。

3.医学装备使用部门。

医学装备使用部门应当设专职或兼职管理人员，在医学装备管理部门的指导下，具体负责本部门的医学装备日常管理工作。

医学装备使用部门应当对医学装备采购实行统一管理，由其指定的部门或者人员统一采购医学装备，**其他部门或者人员不得自行采购**。

（三）医学装备发展规划、年度装备计划和采购实施计划

1.医疗卫生机构应当根据国家相关法规、制度和本机构的规模、功能定位和事业发展规划，科学制定**医学装备发展规划**。

2.医疗卫生机构要优先考虑配置功能适用、技术适宜、节能环保的装备，注重资源共享，杜绝盲目配置和闲置浪费。

3.医学装备管理部门应当根据本机构医学装备发展规划和年度预算，结合各使用部门装备配置和保障需求，编制**年度装备计划和采购实施计划**。

4.**医学装备发展规划、年度装备计划和采购实施计划**应当由机构领导集体研究批准后方可执行。设立医学装备管理委员会的，机构领导集体研究前还需经医学装备管理委员会讨论同意。需主管部门审批的，应当获得批准后执行。经批准的医学装备发展规划、年度装备计划和采购实施计划，不得随意更改。

5.制定标准，标准之上的医学装备均应当纳入年度装备计划管理。

6.医疗卫生机构应当加强预算管理，严格执行年度装备计划和采购实施计划。未列入计划的项目，原则上不得安排采购。因特殊情况确需计划外采购的，应当严格论证

审批。

（四）可行性论证

单价在 50 万元及以上的医学装备购置计划，应当进行可行性论证。论证内容应当包括配置必要性、可行性、社会和经济效益、预期使用情况、人员资质等。

（五）外部审批

进口大型医疗设备和精密仪器，事先要经卫生主管部门组织专家咨询，对安装条件、配套能力、资金来源、技术力量和利用率情况进行综合论证，经主管部门批准后再购买。

对于纳入《大型医用设备配置许可管理目录（2018 年）》（国卫规划发〔2018〕5 号）的设备，应该取得大型医用设备配置许可证，申请配置甲类大型医用设备的，向国家卫生健康委员会提出申请；申请配置乙类大型医用设备的，向所在地省级卫生健康行政部门提出申请。

国家卫生健康委员会、省级卫生健康行政部门分别公开甲类、乙类大型医用设备配置许可情况。

（六）采购方式

纳入集中采购目录或采购限额标准以上的医学装备，应当实行集中采购，并首选公开招标方式进行采购。采取公开招标以外其他方式进行采购的，应当严格按照国家有关规定报批。

各级政府、国有企业（含国有控股企业）举办的非营利性医疗机构配置甲类大型医用设备，均应当参加国家卫生健康行政主管部门组织集中采购。配置包括新增购置、更新和以核心硬件更换为主的性能升级。

未纳入集中采购目录或集中采购限额标准以下的医学装备，应当首选公开招标方式采购。不具备公开招标条件的，可按照国家有关规定选择其他方式进行采购。

（七）资质审核

医疗卫生机构应当建立医疗器械供方资质审核及评价制度，按照相关法律、法规的规定审验生产企业、有关器材和经营企业的医疗器械生产企业许可证、医疗器械注册证、医疗器械经营企业许可证及产品合格证明等资质。

（八）设备采购合同管理

医疗卫生机构应当加强医学装备采购合同规范管理，保证采购装备的质量，严格防范各类风险，确保资金安全。

（九）验收管理

医疗卫生机构应当建立医学装备验收制度。医学装备到货、安装、调试后，医学装备管理部门应当组织医疗机构医疗器械保障部门或者其委托的具备相应资质的第三方机构、使用部门、供货方依据合同约定及时进行验收。验收完成后应当填写验收报告，并由各方签字确认。

医学装备验收工作应当在合同约定的索赔期限内完成。经验收不合格的，应当及时办理索赔。

对于 CT、MRI、X 刀、γ 刀等大型设备投入使用之前，应由"评委分会"进行应用技术评审。评审工作应按以下程序进行：

1. 评审前 15 天，由使用机构向省、自治区、直辖市人民政府卫生行政部门提出评审申请，并出示大型医用设备配置许可证和大型医用设备上岗人员技术合格证；

2. 省、自治区、直辖市人民政府卫生行政部门收到使用机构的评审申请，在查验上述两证无误后应及时委托"评委分会"派专人按期进行评审；

3. 评审工作应严格按照"评委会"制定的项目、程序和方法进行；设备的性能必须达到订货合同中规定的技术参数；设备的配套必须包括用于质量控制的基本检测工具；

4. 评审结果存入技术档案，作为进行设备复审的基础数据；并将此评审纳入医院评审，其评审结果作为医院评审的一项重点指标；

5. 评审合格以后，发给大型医用设备应用质量合格证。

（十）档案管理

医疗机构应当对医疗器械采购、评价、验收等过程中形成的报告、合同、评价记录等文件进行建档和妥善保存，保存期限为医疗器械使用寿命周期结束后 5 年以上。

建立固定资产档案管理。凡属大型、贵重、精密的仪器、器械，应按台（件）建立档案。设备档案应从基层做起，详细记载从设备安装之日起有关使用、维修、故障、事故、移位变动及台时记录等运转日志，以便使用单位和管理部门掌握分析情况。

医疗机构应当按照国家分类编码的要求，对医疗器械进行唯一性标识，并妥善保存高风险医疗器械购入时的包装标识、标签、说明书、合格证明等原始资料，以确保这些信息具有可追溯性。

（十一）资产管理

1. 要健全账、卡设置，实行三级管理。

2. 财务部门在固定资产总账科目下，按财产类别设置二级科目进行金额核算。

3. 资产管理部门按财产类别、品名、规格、型号设明细分类账，核算购入、发出、结存的数量和金额。

4. 按使用单位或个人建立固定资产领用卡片，只记数量，不记金额。

5. 做到财会部门有账，管理部门有账有卡，使用单位有卡，有利于清查核对，互相制约。

6. 验收合格的设备应办理出入库手续，编制固定资产卡片，纳入固定资产台账进行管理，并由资产管理部门登记卡片账；有关合同、发票等资料交财务部门进行会计核算。

7. 定期盘点核对，保证财务账、固定资产卡片账、使用部门台账记录相符。

四、可能存在的风险

1. 内部控制不完善，没有涵盖设备采购的所有范围或者环节。

2. 没有实现归口管理，没有专门的部门负责设备采购的管理，存在使用部门采购设备的情况，采购业务失去监控，不相容职务没有分离。

3. 设备采购决策程序不规范，前期可行性研究不够，盲目配置，导致采购的设备闲置浪费。

4. 没有制定医学装备发展规划，或者没有按医学装备发展规划制订采购计划，或者没有按采购计划执行，采购设备没有纳入计划；未列入计划的设备采购，未经严格论证审批。

5. 采购业务不真实，虚列支出套取资金。

6. 采购方式不合规，应公开招标的没有公开招标；邀请招标、单一来源采购、竞争性谈判的，不符合内部控制制度规定的条件，未按规定审批；纳入集中采购范围的设备未集中采购。

7. 招标过程不规范，存在虚假招标、围标、串标及其他舞弊行为；拆细合同规避招标。

8. 进口设备、购置大型设备目录内的设备未取得国家或者省卫生行政主管部门配置许可。

9. 设备采购业务外包，向关系单位输送利益。

10. 设备生产商、供应商不具备相应资质，没有设备生产许可证或者经营许可证。

11. 有关设备无注册证、无合格证明、过期、失效或者按照国家规定在技术上淘汰。

12. 合同管理不合规，合同要素不全，重要内容缺失，如没有售后服务、保质期等内容。

13. 财务部门设备明细账与设备管理部门资产卡片账不符；卡片账与实物不符；为应对财政部门的监管硬性将资产卡片账与财务账调平，明细内容不符。

14. 设备没有编制卡片，特别是同样设备数量多的情况下，无法进行账实核对。

15. 设备与低值易耗品没有明确区分，以"套""批"等为单位入账，导致资产盘点、账实核对等资产管理工作无法进行。

16. 其他可能存在的问题。

五、审计内容

1. 在采购业务中，贯彻执行党和国家经济方针政策、决策部署情况。

2. 对国家、卫生行政主管部门有关法律、法规、规章制度的执行情况。

3. 涉及的重大经济事项的决策、执行和效果情况。

4. 财务管理和经济风险防范情况、内部控制制度建设情况。

5. 在采购业务中落实有关党风廉政建设责任和遵守廉洁从政规定情况。

6. 以往审计发现问题的整改情况。

六、建议审计程序及审计方法

（一）阅读以前年度审计报告

了解以前年度审计报告中是否反映了设备采购方面的问题。如果以前年度反映了有关问题，本次审计应该关注类似问题是否仍然存在。

（二）访谈有关部门和人员

访谈有关部门和人员，主要了解以下事项。

1. 负责设备采购相关工作的部门、分工、职责，日常主要的工作内容；不相容职务是否分离，主要是设备配置规划的制定、年度采购计划、采购实施、设备的使用等职能是否分开，采购计划的制订与审批职能是否分开。

2. 设备采购的具体流程、负责的部门和岗位、采购方式，是否由专门的部门负责设备采购，有无科室直接采购设备的情况。

3. 计划外设备采购的决策、审批流程，是否存在设备采购没有执行采购计划、没有审批的情况。

4. 需要进行可行性研究的采购设备的标准，以及负责可行性研究的负责部门、人员、审批过程等。

5. 其他与设备采购相关的事项。

（三）检查内部控制制度

1. 取得与设备采购相关的内部控制制度，分析评价有关内部控制制度是否符合国家相关法规，是否涵盖了医学装备发展规划、采购计划、过程、验收等各环节，是否具体可操作。

2. 取得审计期间医学装备管理委员会会议纪要、审计期间各年度医学装备发展规划、年度装备计划，了解医学装备发展规划、年度装备计划的制定过程和决策过程，评价是否履行科学决策程序和民主决策程序。

3.抽查部分设备采购过程资料，分析采购过程是否执行内部控制相关规定。

（四）穿行测试及观察有关业务环节管理情况

1.了解采购流程，由采购相关岗位人员讲解操作过程，了解各环节操作要点、流程、生成的凭证及主要格式，并拍照备查。

2.观察利用信息系统对设备采购过程的管理情况；观察信息系统中业务流程的反馈情况；观察不同部门和岗位在信息系统中的操作过程；评价内部控制措施是否整合在信息系统中，是否实现了信息系统对业务流程的内部控制。

3.关注设备采购人员是否审核设备生产商、供应商资质证明文件，是否审核设备的注册证；招投标过程是否合规；设备是否经过验收流程，是否由设备采购部门、设备使用部门、供应商共同进行；所购设备信息记录、档案管理是否合规，能否实现信息可追溯的要求，是否符合设备有关档案管理相关要求；财务部门是否在验收合格，且资产管理部门登记了卡片账后，依据发票、合同等入账。

4.评价实际操作过程是否符合内部控制相关规定，有无管理疏漏。

5.了解设备记录的管理情况，检查设备采购管理记录，检查记录内容是否全面、是否符合相关规定。如在 HIS 中，设备记录是符合规定的内容，至少包括企业名称、产品名称、原产地、规格型号、产品数量、生产批号、灭菌批号、产品有效期、采购日期等，确保能够追溯至每批产品的进货来源。

（五）检查会计凭证及相关资料

1.逐笔检查审计期间设备采购凭证，检查凭证是否完备，验收记录、合同、发票、出入库记录、审批程序是否全面，有无缺乏必要凭证，交易真实性无法确认的情况。

2.检查合同内容是否齐全，是否存在合同内容不全、要素缺失、内容含糊，导致交易真实性无法确认的情况。

3.检查合同金额具体构成，与发票金额、设备入账金额是否一致；检查合同、发票、收款单位是否一致，是否"三流"合一。

4.对比合同条款与实际付款情况，检查付款进度与合同是否相符，是否严格执行合同规定的权利义务；有无同日或短期与同一对方单位就同一类设备或者同一设备签订多次合同，实质上是拆细合同规避招标的情况。

5.将采购凭证与固定资产卡片账核对，检查有关设备是否经过验收并登记卡片账。

6.检查设备采购会计处理是否正确，有无将低值易耗品或者其他费用支出作为设备采购入账的情况。

7.关注有无其他异常。

（六）分析设备采购明细

1.在检查凭证的同时，依据审计期间财务账内的设备采购凭证编制设备采购明细表，明细表包括凭证号、卡片编号、设备名称、规格、型号、单价、数量、供应商、采购日期等信息；对设备采购明细表进行数据分析，分析有无异常。

2. 按供应商排序，分类汇总，分析主要设备供应商及各供应商采购的金额总计，了解主要供应商明细。

3. 通过设备采购明细表分析有无同一供应商短期或同日签订多单合同的情况，即拆细合同规避招标的情况。

（七）检查决策审批过程、采购计划

检查设备采购有关请求、决策过程资料，分析评价以下内容。

1. 采购决策程序是否合规。

（1）是否由使用科室提出医学装备年度购置需求计划，按照工作急需程度排序，提交医学装备管理处室。

（2）是否由医学装备管理处室根据本院医学装备发展规划和年度预算，对各使用科室医学装备购置需求计划进行审核，编制全院年度装备计划和采购实施计划。

（3）医学装备发展规划、年度装备计划和采购实施计划是否由机构领导集体研究批准后方可执行。

（4）设立医学装备管理委员会的，机构领导集体研究前是否经医学装备管理委员会讨论同意；需主管部门审批的，是否获得批准后执行。

（5）单价在 50 万元及以上的医学装备是否进行可行性论证。

2. 所采购设备是否纳入年度设备配置规划和采购计划。

对比设备采购明细和年度设备配置规划、年度设备采购计划等，检查已采购设备是否符合年度设备配置规划、是否纳入采购计划，如果未纳入采购计划，检查是否按内部控制制度进行了相应的论证、集体决策、审批等程序。

（八）检查设备采购档案

1. 了解档案管理情况。

在审计过程中，检查设备档案的主要目的是确定设备档案是否齐全，通过档案情况关注设备采购是否真实，设备生产商、设备供应商及设备本身是否具备资质。

了解设备档案管理情况，包括纸制档案的索引规则、电子档案的信息系统等，考虑怎样对档案信息进行高效的查阅。

2. 检查设备是否具有档案。

对设备明细表中的全部设备档案进行清点，确定这些设备是否具备档案，如果不存在档案，分析是否存在采购业务不真实的风险。这个检查的主要目标是确定是否所有设备都有档案，从而确定有无设备采购虚假的情况，无须对每份档案的内容进行检查。

3. 抽样审核设备档案。

抽查部分设备的档案进行检查。制定金额标准，对单台或者单笔金额达到标准以上的全部设备档案进行检查，对金额小于标准的设备档案进行部分检查；根据风险评估结果，可以随机检查，也可以对特定供应商的设备进行档案检查，还可以对审计期间全部设备的档案进行检查。

设备档案主要检查内容如下。

（1）生产商、供应商、设备资质。

档案检查主要检查有无设备生产商、供应商的资质证明文件，有关资质证书是否与所采购的设备相对应；所购设备有无注册证书、合格证、备案凭证；有无招投标文件，有无验收文件，验收文件是否有设备使用部门、采购部门、供应商或所委托中介机构签字；验收是否在合同约定的索赔期限内完成。

（2）采购方式是否合规。

对于纳入集中采购目录内的设备和甲类大型医用设备，检查与集中采购工作机构签订的采购委托协议，确定是否委托集中采购工作机构实施集中采购；对于未纳入集中采购目录或集中采购限额标准以下的医学装备，检查是否采用公开招标方式采购。

没有采用公开招标方式的，检查有无合理理由，是否履行内部决策程序。

采取邀请招标、竞争性谈判、单一来源采购或询价方式的，检查有无合理理由，是否取得领导小组审核同意，是否履行审批程序，程序是否合规。

（3）大型设备是否经过审批。

取得并检查大型医用设备配置许可证，确定配置甲类大型医用设备的，是否向国家卫生健康委员会提出申请并得到批准；申请配置乙类大型医用设备的，是否向所在地省级卫生健康行政部门提出申请并得到批准。

到有关卫生健康行政部门网站检查配置许可情况。

（4）配置的大型医用设备应当依法取得医疗器械注册证或备案凭证。

检查有关注册证或者备案凭证，到国家卫生健康委员会、省级卫生健康行政部门在线政务服务平台检查注册或备案情况。

（5）大型设备其他审计内容。

检查采购需求计划、资金筹措和基础设施等情况。

检查付款、装机等后续工作情况及财务核算情况，检查发票、合同、资金流等与对方单位是否一致，有无其他异常。

（九）检查招投标文件

取得招投标文件，检查招投标过程管理是否规范，有无串标、围标情况及其他违反招投标相关法规的情况。

取得中标通知书，检查是否在招投标法规定期限内签订合同，合同与中标通知书时间顺序是否正常，有无先签合同后招标的情况。

检查与供应商签订的采购合同，分析采购合同内容与招标文件规定内容是否一致，有无与供应商订立背离合同实质性内容的其他协议牟取不正当利益的情况；有无低价中标，又签订实质内容与招投标文件不符的协议的情况。

（十）分析合同台账

取得合同电子台账，按签订日期、合同对方单位等进行排序分析，关注有无与同一单位进行多次、多种交易的情况；关注有无同一日或短期与同一单位多次签订合同，实质上是拆细合同规避招标的情况。

对于与同一单位多次交易的情况，进一步检查有关的合同、会计凭证、有关业务的验收记录等，关注交易是否真实，判断有无虚列支出套取资金的风险。

对于重要的、可疑的对方单位，通过企查查、天眼查等了解对方单位的情况，检查有无交易资质。

（十一）查询网上平台

到国务院药品监督管理部门在线政务服务平台检查所购设备注册信息。

（十二）盘点设备

根据风险评估情况，对全部或者部分设备进行盘点；对盘点样本的选择，应根据风险评估结果进行，包括大额设备，可疑供应商的设备，单价小、数量多、采购过程管理不规范的设备、其他审计人员认为应该重点关注的设备；根据风险评估结果，可选择全部设备进行盘点。

考虑到同种、同样的设备数量多，盘点过程中，除关注设备名称、规格、型号外，更应该关注卡片编号，以区分不同设备，确认设备采购的真实性。

（十三）检查不良事项报告

索取不良事项报告记录，了解与设备有关的不良事项产生原因及处理情况，进一步关注有关设备采购程序是否合规，引起不良事项的设备是否具备资质，设备生产商、经营商是否具备生产许可及经营许可。

七、审计案例

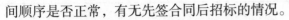

【案例 6-1】　　　　　　　　甲类设备闲置

　　A 医院审计中，审计人员发现该医院于 5 年前购置了某甲类大型医疗设备，设备购置价 1 600 万元，设置购置后，一直未能装机投入使用，主要是没有满足使用要求的环境条件和配套设施。

审计人员进一步检查购置该设备的决策过程资料，发现该设备的购置并未纳入年度采购计划，也未取得大型医用设备配置许可证，未经过集中采购，未按规定进行可行性论证。

审计人员检查与该设备购置有关的院长工作会议记录发现，只是院长一人提议，并没有其他人发言的记录，虽然结尾处有会议记录人记录的"无人有异议"，但是，没有得到与会人员的亲笔签字，无法确定与会人员是否真的"无异议"。

以上设备购置事项，不符合甲类设备采购审批有关规定、设备采购纳入年度采购计划有关规定、50万元以上设备购置应该进行可行性论证相关规定、集中采购相关规定，同时说明该医院重大经济责任集体决策有关规定没有得到有效执行，导致了设备闲置浪费。

（有关法规依据略，实际工作中应该列明法规及条款）

考虑到被审计人院长王一在设备购置集体决策过程中起到决定性作用，属于"直接违反有关党内法规、法律法规、政策规定的"的情况，王一对此问题应承担直接责任。

【案例 6-2】 **合同执行情况存在问题**

A 医院审计中，审计人员检查某设备采购有关资料，按该设备采购合同规定，合同总金额 1 200 万元，其中设备价款 1 000 万元，200 万元为乙方对医院有关人员培训费用。医院将 1 200 万元全部记入有关设备的原值。审计人员进一步索取与培训有关资料，包括培训内容、被培训人员的签到记录等，但是，医院未能提供。审计人员访谈有关操作人员，了解参与设备供应商培训的情况，操作人员并不知道有培训之事。以上情况说明，设备供应商并没有履行合同规定的培训义务，200 万元也不应该支付，不应该列入固定资产原值。

审计人员私下与医院有关人员交流，得到的信息是，这 200 万元实际上已被供应商返给医院有关领导，即回扣，但是，他们拿不出任何证据。因为没有依据，审计人员也不能将回扣的说法反映在审计报告中，只能在审计报告中建议 A 医院督促供应商履行培训义务，或者将 200 万元培训费收回。

审计人员检查有关设备购置的决策资料，未发现参会人员提出异议，属于"民主决策时，在多数人同意的情况下，决定、批准、组织实施重大经济事项，由于决策不当或者决策失误造成公共资金、国有资产、国有资源损失浪费，生态环境破坏，公共利益损害等后果"的情形，因此，被审计人王一应承担领导责任。

【案例 6-3】　　　　　　　**设备采购招投标存在的问题**

A 医院审计中，审计人员发现设备采购存在以下问题。

一、设备采购存在围标串标情形

审计人员随机抽查了部分设备采购招投标文件，发现所有的招投标文件，都存在投标人正好为 3 家的情况。

例如，编号为 ×××2020-33、购买专用设备的 38 个标段的投标文件，每个标段都恰好有 3 个投标人，恰好符合招投标法规定的最低数量要求，不符合一般经济常识，存在串标的迹象。该批招标文件中标金额合计 9 999.9 万元。

再如，某标段投标单位分别为 A 公司、B 公司和 C 公司，A 公司的控股股东李二，是 B 公司的投标代理人；某标段中标单位 D 公司的总经理，是评标专家之一。

以上情形不符合《中华人民共和国招标投标法实施条例》（2019 年修订）第三十四条："单位负责人为同一人或者存在控股、管理关系的不同单位，不得参加同一标段投标或者未划分标段的同一招标项目投标。违反前两款规定的，相关投标均无效。"

二、中标后，签订内容发生实质性改变的补充协议

A 医院采购某设备，中标价 300 万元，后签订补充协议，以设备维保费的名义增加费用 60 万元，审计人员检查原招投标文件，发现原招投标内容和合同金额中已经包含维保费。该情况实质上是医院与中标单位勾结，低价中标后，又变相增加合同金额。

以上事项不符合《中华人民共和国招标投标法实施条例》（2019 年修订）第五十七条："招标人和中标人应当依照招标投标法和本条例的规定签订书面合同，合同的标的、价款、质量、履行期限等主要条款应当与招标文件和中标人的投标文件的内容一致。招标人和中标人不得再行订立背离合同实质性内容的其他协议。"

三、拆细合同规避招标

1. 刻意拆细合同金额，规避招标。

A 医院设备采购制度规定，单件或者批量金额 5 万元以上的设备，采用招标采购。

审计人员检查医院账簿、凭证及合同台账，发现存在同一天与同一供应商签订若干份合同的情况，单份合同小于 5 万元，均低于内部控制制度规定的招标金额下限，都没有进行招标，但若干份合同合计超过 5 万元。例如，2019 年 10 月 24 日，

与 ABC 医疗器械有限公司签订设备采购合同 7 份，合同总额 30.1 万元。以上问题，属于拆细合同规避招标的情形。

审计人员经过对合同台账的初步梳理，发现这种情况共发生 42 次，涉及对方单位 23 家，合同金额合计 2 898.56 万元。

2. 实地盘点，无法确定相关设备存在。

在审计人员对以上合同对应的设备进行了全部盘点，发现 2018 年以后购置的设备，都没有标签，审计人员无法确定有关部门、科室没有标签的同种或者同名设备，是不是盘点表中的设备，所以，无法评价以上设备采购价格是否公允、采购业务是否真实。

3. A 医院不能提供以上设备的注册证或者备案文件。

在审计过程中，审计人员要求 A 医院提供以上设备的注册文件或者备案文件，A 医院不能提供。这种情况说明 A 医院设备采购业务存在虚假的可能性。

在审计人员检查有关会议纪要，访谈有关人员，未发现被审计人院长王一对招投标过程中存在的各种问题负直接责任的相关证据。但是，A 医院设备采购金额巨大，围标串标严重，存在很大的舞弊风险，王一未能对设备采购的管理疏漏履行应有的管理职责，属于"疏于监管，未及时发现和处理所管辖范围内本级或者下一级地区（部门、单位）违反有关党内法规、法律法规、政策规定的问题"，王一对此事应该承担领导责任。

【案例 6-4】 **设备基础管理不到位**

A 医院审计中，审计人员发现 A 医院设备管理方面存在以下问题。

1. 设备没有标签，无法做到账、卡、物相符。审计人员在盘点过程中了解到，医院自 2018 年后购置的设备就没有贴标签。不贴标签，会导致相同的设备或固定资产无法与固定资产卡片核对，难以做到账、卡、物相符。

2. 审计人员在盘点以上设备过程中了解到，医院设备验收时，由资产管理科入账并登录 HIS，由总务科分配，分到哪个科室则没有记录。

3. 审计人员检查固定资产台账，发现台账没有登记设备使用人和存放地点，因此无法将固定资产在使用中的管理责任落实到人。

A 医院固定资产管理不符合《卫生事业单位固定资产管理办法（试行）》（1987）第十八条："要健全账、卡设置，实行三级管理。财务部门在固定资产总账科目下，按财产类别设置二级科目进行金额核算。财产管理部门按财产类别、品名、规格、型号设明细分类账，核算购入、发出、结存的数量和金额。按使用单位或个人建立固定资产领用卡片，只记数量，不记金额。做到财会部门有账，管理部门有账有卡，使用单位有卡，有利于清查核对，互相制约。"

【案例6-5】　　　　　　　使用部门采购设备的问题

A医院有关设备采购管理制度规定，20万元以上的设备由专职负责设备采购的机构招采部负责，20万元以下的设备由使用科室自行采购。设备采购、定价、使用权限由一个部门承担，没有其他部门监控，存在违规风险，不符合内部控制不相容职务分离的原则，也不符合《医疗器械使用质量监督管理办法》（国家食品药品监督管理总局令第18号）第七条："医疗器械使用单位应当对医疗器械采购实行统一管理，由其指定的部门或者人员统一采购医疗器械，其他部门或者人员不得自行采购。"

第 7 章

医疗设备维修保养审计

一、业务简介

医疗设备的维修保养是医疗机构主要业务之一，设备维修保养支出是医疗机构的重要支出，判断医疗设备维修保养支出相关内部控制制度是否健全、医疗设备维修保养支出是否真实、供应商选择是否合规是审计的重点和难点。

医疗设备按规定应该有全面的档案记录，包含自申购到报废或处置整个生命周期的使用、维修保养等有关管理记录。医疗设备维修保养审计主要审计与维修保养有关的财务收支的真实性，查阅档案记录是重要的审计程序，档案中记录的由使用部门、维修保养部门和维修单位签字确认的维修记录是证明维修保养业务真实性的必要信息。

二、审计依据

（一）有关法规

1.《医疗机构财务会计内部控制规定（试行）》（卫规财发〔2006〕227 号）。

2.《医疗器械临床使用安全管理规范（试行）》（卫医管发〔2010〕4 号）。

3.《医疗卫生机构医学装备管理办法》（卫规财发〔2011〕24 号）。

4.《卫生部预算管理医院医学装备管理实施办法》（卫规财发〔2013〕14 号）。

5.《医疗器械使用质量监督管理办法》（国家食品药品监督管理总局令第 18 号）。

6.《医疗器械监督管理条例》（中华人民共和国国务院令第 680 号）。

7.《大型医用设备配置与使用管理办法（试行）》（国卫规划发〔2018〕12 号）。

（二）关键条款

1.《医疗器械临床使用安全管理规范（试行）》（卫医管发〔2010〕4号）。

第四章　临床保障管理

第二十四条　医疗机构应当对在用设备类医疗器械的预防性维护、检测与校准、临床应用效果等信息进行分析与风险评估，以保证在用设备类医疗器械处于完好与待用状态、保障所获临床信息的质量。

预防性维护方案的内容与程序、技术与方法、时间间隔与频率，应按照相关规范和医疗机构实际情况制订。

第二十五条　医疗机构应当在大型医用设备使用科室的明显位置，公示有关医用设备的主要信息，包括医疗器械名称、注册证号、规格、生产厂商、启用日期和设备管理人员等内容。

第二十六条　医疗机构应当遵照医疗器械技术指南和有关国家标准与规程，定期对医疗器械使用环境进行测试、评估和维护。

第二十九条　医疗器械保障技术服务全过程及其结果均应当真实记录并存入医疗器械信息档案。

2.《医疗卫生机构医学装备管理办法》（卫规财发〔2011〕24号）。

第二章　机构与职责

第七条　医疗卫生机构的医学装备管理实行机构领导、医学装备管理部门和使用部门三级管理制度。

第八条　二级及以上医疗机构和县级及以上其他卫生机构应当设置专门的医学装备管理部门，由主管领导直接负责，并依据机构规模、管理任务配备数量适宜的专业技术人员。规模小、不宜设置专门医学装备管理部门的机构，应当配备专人管理。

第九条　医学装备管理部门主要职责包括：

（一）根据国家有关规定，建立完善本机构医学装备管理工作制度并监督执行；

（二）负责医学装备发展规划和年度计划的组织、制订、实施等工作；

（三）负责医学装备购置、验收、质控、维护、修理、应用分析和处置等全程管理；

（四）保障医学装备正常使用；

（五）收集相关政策法规和医学装备信息，提供决策参考依据；

（六）组织本机构医学装备管理相关人员专业培训；

（七）完成卫生行政部门和机构领导交办的其他工作。

第四章　使用管理

第三十条　医疗卫生机构应当依据全国卫生系统医疗器械仪器设备分类与代码，建立本机构医学装备分类、分户电子账目，实行信息化管理。

第三十一条　医疗卫生机构应当健全医学装备档案管理制度，按照集中统一管理的原则，做到档案齐全、账目明晰、完整准确。档案保管期限至医学装备报废为止。国家有特殊要求的，从其规定。

第三十二条　单价在 5 万元及以上的医学装备应当建立管理档案。内容主要包括申购资料、技术资料及使用维修资料。单价 5 万元以下的医学装备，医疗卫生机构可根据实际情况确定具体管理方式。

第三十七条　医疗卫生机构应当建立健全医学装备维修制度，优化报修流程，及时排除医学装备故障。

第三十八条　医疗卫生机构应当加强医学装备预防性维护，确保医学装备按期保养，保障使用寿命，减少故障发生率。

3.《卫生部预算管理医院医学装备管理实施办法》（卫规财发〔2013〕14 号）。

第六条　医院医学装备管理实行院领导、医学装备管理处室和使用科室三级负责管理体制。

第七条　医院应当设置专门的医学装备管理处室，由院领导直接负责，并依据医院规模、管理任务配备数量适宜的专业技术人员，承担计划、采购、保管、维修、质控等职能。

第九条　医学装备管理处室主要职责包括：

（一）根据国家有关规定，建立完善本院医学装备管理工作制度并监督执行；

（二）负责本院医学装备配置规划和年度计划的制订、实施等工作；

（三）负责本院医学装备购置、验收、质控、维护、修理、应用分析和处置等全程管理；

（四）保障医学装备正常使用；

（五）收集相关政策法规和医学装备信息，提供决策参考依据；

（六）组织本院医学装备管理相关人员专业培训；

（七）完成院领导交办的其他工作。

第十条　医学装备使用科室主要职责包括：

（一）设有专职或兼职管理人员，在医学装备管理处室的指导下，具体负责本科室医学装备日常管理工作；

（二）制订本科室医学装备购置需求计划；

（三）配合做好医学装备安装、调试、验收、维护和建档等工作；

（四）做好医学装备使用、保管等工作，保证医学装备安全运行；

（五）完成院领导交办的其他工作。

第四十九条　医院应当定期开展在用医学装备预防性维护，确保医学装备处于最佳工作状态，保障使用寿命，降低维修成本。

第五十条　预防性维护周期根据医学装备属性、使用频率和风险等级确定。一般Ⅲ

级风险医学装备每半年至少进行1次，Ⅱ级风险医学装备每年至少进行1次，Ⅰ级风险医学装备每2年至少进行1次。国家规定或医学装备使用说明有明确要求的，从其规定。

第五十一条　预防性维护工作内容一般包括外观检查、清洁保养、功能检查、性能测试校准、电气安全检查和医学装备使用说明要求的其他内容。

第五十二条　预防性维护应当由具备技术能力的医学工程技术人员、供应商或委托具备相应技术能力的第三方机构定期执行。

第五十三条　医学装备管理处室应当定期对在用医学装备进行巡检，及时发现问题并及时处理，防止医学装备故障和减少安全事件发生率。

第五十四条　医院根据实际情况决定医学装备维修方式。对不同医学装备，可以选择自主维修、供应商维修或第三方维修。医院应当提高自主维修能力。

第五十五条　医学装备管理处室应当加强维修工作管理。使用科室报修后，由医学装备管理处室进行检测、分析，确定维修方案并及时修复。

第五十六条　医学装备修复后，应当进行相应的技术指标校验或计量检定，确保医学装备性能可靠，使用安全。

第五十七条　医院应当优化维修工作流程，提高响应速度，缩短医学装备怠机时间。

第六十条　医学装备管理处室应当如实记录医学装备质量保障工作，及时整理纳入医学装备技术档案。主要包括：

（一）医学装备质量检测原始记录；

（二）医学装备计量记录；

（三）医学装备预防性维护记录；

（四）医学装备巡检记录；

（五）医学装备故障记录；

（六）医学装备维修记录；

（七）医学装备安全事件报告记录。

第八十五条　医学装备档案是医学装备管理工作的重要依据和基本信息。医院应当按照集中统一的原则，健全医学装备档案管理制度，确保医学装备档案完整、明晰和准确。

第八十六条　医院应当设置适宜的医学装备档案保存场所，设有专人管理。

第八十七条　医学装备档案包括管理档案和技术档案。

（一）管理档案包括：

1.卫生行政部门、主管部门印发的与医学装备管理工作相关的文件；

2.医院医学装备管理规章制度等文件；

3.医院医学装备发展规划、年度装备计划和采购实施计划以及相关的会议纪要、审批报告；

4.医院医学装备管理工作相关的工作计划、总结、报告、请示、批复、会议记录、统计报表等资料。

（二）技术档案包括：

1.医学装备申购资料：申请报告、论证报告、购置计划、上级部门批复等；

2.医学装备采购资料：招标投标文件、评标报告、采购记录、购置合同、发票复印件、进口产品论证报告及批复、进口产品商检记录等；

3.医学装备技术资料：配置清单、安装验收报告、产品说明书、使用手册、维修手册、线路图等；

4.医学装备运行资料：计量检测报告、维修维护记录、质量控制记录、维保合同等；

5.医学装备处置资料：报废、调拨、捐赠等申请及批复。

第八十八条　单价在 5 万元及以上的医学装备应当建立技术档案。

4.《医疗器械使用质量监督管理办法》（国家食品药品监督管理总局令第 18 号）。

第十五条　医疗器械使用单位应当建立医疗器械维护维修管理制度。对需要定期检查、检验、校准、保养、维护的医疗器械，应当按照产品说明书的要求进行检查、检验、校准、保养、维护并记录，及时进行分析、评估，确保医疗器械处于良好状态。

对使用期限长的大型医疗器械，应当逐台建立使用档案，记录其使用、维护等情况。记录保存期限不得少于医疗器械规定使用期限届满后 5 年或者使用终止后 5 年。

第十七条　医疗器械使用单位可以按照合同的约定要求医疗器械生产经营企业提供医疗器械维护维修服务，也可以委托有条件和能力的维修服务机构进行医疗器械维护维修，或者自行对在用医疗器械进行维护维修。

医疗器械使用单位委托维修服务机构或者自行对在用医疗器械进行维护维修的，医疗器械生产经营企业应当按照合同的约定提供维护手册、维修手册、软件备份、故障代码表、备件清单、零部件、维修密码等维护维修必需的材料和信息。

第十八条　由医疗器械生产经营企业或者维修服务机构对医疗器械进行维护维修的，应当在合同中约定明确的质量要求、维修要求等相关事项，医疗器械使用单位应当在每次维护维修后索取并保存相关记录；医疗器械使用单位自行对医疗器械进行维护维修的，应当加强对从事医疗器械维护维修的技术人员的培训考核，并建立培训档案。

5.《医疗器械监督管理条例》（中华人民共和国国务院令第 680 号）。

第三十六条　医疗器械使用单位对需要定期检查、检验、校准、保养、维护的医疗器械，应当按照产品说明书的要求进行检查、检验、校准、保养、维护并予以记录，及时进行分析、评估，确保医疗器械处于良好状态，保障使用质量；对使用期限长的大型医疗器械，应当逐台建立使用档案，记录其使用、维护、转让、实际使用时间等事项。

记录保存期限不得少于医疗器械规定使用期限终止后 5 年。

6.《大型医用设备配置与使用管理办法（试行）》（国卫规划发〔2018〕12 号）。

第三十一条　医疗器械使用单位应当建立大型医用设备管理档案，记录其采购、安装、验收、使用、维护、维修、质量控制等事项，并如实记载相关信息。

三、应有的基本内部控制

（一）基本内部控制制度健全完善

对设备维修保养制定完善的内部控制制度，涵盖负责部门、报修、维修保养、验收、档案记录、供应商选择、预算管理等全部程序和环节。同时，优化报修流程，及时排除医学装备故障。

内部控制相关规定应符合国家及部委有关制度规定。

（二）归口管理

医疗卫生机构的医学装备管理实行机构领导、医学装备管理部门和使用部门三级管理制度。

二级及以上医疗机构和县级及以上其他卫生机构应当设置专门的医学装备管理部门，由主管领导直接负责，并依据机构规模、管理任务配备数量适宜的专业技术人员。规模小、不宜设置专门医学装备管理部门的机构，应当配备专人管理。该部门或人员负责医学装备购置、验收、质控、维护、修理、应用分析和处置等全程管理；保障医学装备正常使用；收集相关政策法规和医学装备信息，提供决策参考依据。

医学装备使用部门应当设专职或兼职管理人员，在医学装备管理部门的指导下，具体负责本部门的医学装备日常管理工作。

（三）基本报修流程

医疗机构的维修保养业务管理应执行归口管理、不相容岗位相互分离、内部授权审批控制、单据控制和信息内部公开等内部控制措施。

1. 提出维修保养申请。

使用科室提出维修保养申请。设备一般由使用科室直接使用、管理，使用科室应最先发现设备需要维修保养的迹象，维修保养申请应由使用科室提出。

2. 设备管理部门调研。

使用科室提交申请后，医学装备管理部门负责的工程师进行检测、分析，根据设备购置合同规定的售后服务条款、前期维修保养合同、巡检记录等，分析确定维修方式，选择自主维修、供应商维修或第三方维修，并将调研收集的信息提供给领导作为审批依据。

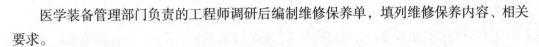

医学装备管理部门负责的工程师调研后编制维修保养单，填列维修保养内容、相关要求。

3. 审批。

有关维修保养单由工程师、医学装备管理部门负责人、主管副院长、院长等审批。

（四）供应商选择

1. 供应商选择由专职的招投标部门负责。

2. 制定选择标准，根据维修保养费用标准、设备具体情况，分别采用公开招标、邀请招标、竞争性谈判、询价、单一来源采购等不同方式选择供应商。

3. 竞争性谈判、询价、单一来源采购，至少应由设备使用科室、设备管理部门参加。

4. 供应商选择过程都要留下谈判记录，有关记录应该由使用科室、招标部门、设备管理部门、供应商签字确认。

5. 选择结果应由招标采购部门领导、分管院长逐级审批。

（五）合同管理

由医疗器械生产经营企业或者维修服务机构对医疗器械进行维修保养的，应当在合同中约定明确的质量要求、维修保养要求等相关事项，医疗器械使用单位应当在每次维修保养后索取并保存相关记录；有关合同应该符合民法典相关规定。

（六）验收管理

维修保养完毕后，由使用部门、设备管理部门、维修保养供应商共同验收，确认有关设备是否恢复正常状态，并编制维修保养记录，维修保养记录至少应由三方签字。

（七）财务报销

财务部门依据维修保养供应商合同、发票、使用科室维修保养单、三方签字的维修保养记录，以及经使用科室主任、设备管理部门负责人、主管副院长、院长审批签字的报销单报销，并入账。

（八）档案管理

医疗器械保障技术服务全过程及其结果均应当真实记录并存入医疗器械信息档案。设备使用科室、设备管理部门都应该保存设备维修保养记录。

四、可能存在的风险

1. 内部控制制度不健全，没有规定设备维修保养由专门的设备管理部门负责；内部控制设计不合理，没有实现不相容职务分离；其他内部控制缺陷。

2.设备维修保养支出不真实，虚列支出套取资金。

3.供应商选择不规范，存在应招标未招标、虚假招标、围标、串标等情形。

4.没有按设备使用说明书上的技术要求进行日常巡检和维修保养，影响了设备的使用寿命和诊疗服务质量，并且形成损失。

五、审计内容

1.对国家、卫生行政主管部门有关法律、法规、规章制度的执行情况。

2.涉及的重大经济事项的决策、执行和效果情况。

3.财务管理和经济风险防范情况、内部控制制度建设情况。

4.在采购业务中落实有关党风廉政建设责任和遵守廉洁从政规定情况。

5.以往审计发现问题的整改情况。

六、建议审计程序及审计方法

（一）阅读以前年度审计报告

了解以前年度审计报告中是否反映了设备维修保养方面的问题。如果以前年度反映了有关问题，本次审计应该关注类似问题是否仍然存在。

（二）访谈有关部门和人员

访谈有关部门和人员，主要了解以下事项。

1.负责设备维修保养相关工作的部门、分工、职责、流程；不相容职务是否分离，主要是报修与维修方式（自主维修、供应商维修或第三方维修）确定是否分开、维修方式（自主维修、供应商维修或第三方维修）确定与选择供应商及定价是否分开、选择供应商及定价与审批是否分开、维修工作与验收工作是否分开；验收是否由使用科室、设备管理部门参加并确认。

2.财务报销是否在验收合格，且得到使用科室、设备维修管理部门、供应商有关经手人签字确认，并经有关领导逐级审批后进行。

（三）检查内部控制制度

取得并审核与设备维修保养相关的内部控制制度，分析评价有关内部控制制度是否涵盖了设备维修保养各个环节，是否具体可操作，是否符合有关制度规定。

（四）分析性复核

对审计期间或者连续若干年度的设备维修保养费用进行分析，分析各年度波动是否正常，有无异常波动，如果存在增长幅度异常高的情况，那么要了解主要原因，并进一

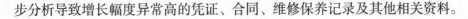

步分析导致增长幅度异常高的凭证、合同、维修保养记录及其他相关资料。

（五）检查财务会计资料及有关合同

1.检查会计凭证。

检查全部或者部分与维修保养支出有关的会计凭证，包括凭证是否齐全，审批手续是否符合内部控制制度相关规定，发票、合同、付款凭证等是否实现"三流"合一。

样本量的选择根据风险评估结果确定，如果评估的审计风险较高，可以选择大部分、全部大金额凭证或全部维修保养支出凭证进行检查。

2.归集有关凭证、整理合同明细。

在审计过程中，只是孤立看一些凭证，无法看出维修保养业务整体情况，且存在一单合同多次付款的情况。所以，在检查凭证过程中，要对凭证进行归集整理，整理出维修保养合同明细表，明细表包括维修保养的设备、资产卡片编号、对方单位、合同金额、合同规定付款时间及其他必要内容。

（六）分析合同明细

1.对合同明细进行排序、分类汇总等分析，关注交易金额最大的前若干名供应商，并在其他审计程序中关注有无与供应商存在其他不合规交易的情况。

2.将合同明细与资产卡片对比，关注有关设备是否存在。

3.将合同明细按合同排序，关注有无维修保养费用集中在某些设备或者某个科室的设备的情况，如存在，应关注这些维修保养业务的真实性，针对这些维修保养业务的真实性考虑进一步审计程序。

4.将合同明细按对方单位排序，并分析合同内容，判断是否存在拆细合同规避招标的情况。

5.根据实际情况进行其他分析程序。

（七）分析合同对方单位

通过企查查、天眼查等方式了解合同对方单位的基本情况，初步分析对方单位身份是否存在异常，可能存在维修保养交易不真实的迹象。如某一线城市的大型医院一些设备维修单位注册地址在边远乡镇，如果存在异常，进一步检查维修保养档案及执行其他审计程序，关注维修保养的真实性。

检查对方单位有关股东或者法定代表人是不是被审计单位领导、员工。

（八）分析合同内容

检查合同要素是否齐全，合同内容是否有异常。审计实践中发现一些设备采购合同，内容混乱、含混笼统无法执行，存在维修保养交易不真实的迹象。

检查合同逻辑是否正常，是否存在先付款后签订合同的情况；是否存在先提供维修保养服务、后签订合同的情况。

将合同与中标通知书对比，检查是否在规定的期限内签订合同。

（九）分析同一设备采购合同、维修保养合同

取得同一设备的大额维修保养合同，与采购合同售后服务条款对比，检查有无维修保养内容重复、期间重合，维修保养业务不真实、实质上是利益输送的情况。

（十）检查招投标资料

对全部或部分招投标资料进行检查，关注招投标过程是否规范，有无应招标未招标、虚假招标、围标、串标情况，有无评标委员会成员不符合回避原则情况，有无其他不规范情况。

检查采用邀请招标、单一来源采购、竞争性谈判等方式的采购合同，检查是否符合相应条件，是否经过内部审批。

（十一）检查维修保养记录

通过合同明细表归集分析主要合同、主要供应商，并针对主要合同、主要供应商检查设备管理部门管理的设备档案和使用科室保存的维修保养记录，确认维修保养业务的真实性。

在审计实践中，金额较小的维修保养支出可能没有通过招投标等控制程序。如某医院 5 万元以下的设备维修支出，由维修人员直接联系设备维修公司，且没有比价，只联系了一家维修公司，缺乏监控措施，维修的真实性可能存在问题。在审计中，针对金额较小的维修支出也应该检查维修记录，确定维修业务是否真实。

针对可疑的维修保养公司检查相关维修记录，确认维修保养业务的真实性。

（十二）其他必要审计程序

根据实际情况及风险评估结果，履行其他必要审计程序。

七、审计案例

【案例 7-1】　　　*设备维修保养业务存在的系列问题*

A 医院审计中，审计人员发现 A 医院设备维修保养业务存在下列问题。

一、设备维修保养方面的内部控制制度缺失

1. 设备维修保养的内部控制制度情况。

医院没有针对设备维修保养制定明文制度。在实际工作中：维修费 30 万元以

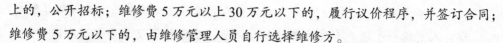

上的，公开招标；维修费 5 万元以上 30 万元以下的，履行议价程序，并签订合同；维修费 5 万元以下的，由维修管理人员自行选择维修方。

2. 设备维修保养的实际管理情况。

（1）维修费 5 万元以上的。

审计人员访谈医学工程人员，了解到 5 万元以上的设备维修，维修费议价的程序如下：医学工程部通知维修单位（以往为该类设备提供维修服务的单位），且只通知一家维修单位；维修方来医院，与使用科室、审计人员、医学工程部（主管维修的科室）、分管院长一起商议确定维修价款；对于个别大额维修保养（没有明确标准），需要院领导班子参加；审计人员记录议价结果，相关方根据议价结果签订合同。

（2）维修费 5 万元以下的。

5 万元以下的设备维修，由科室填写维修请求单，科室负责人、分管院长审批，然后传递到医学工程部，由医学工程部科长、主管院长签字。维修请求单说明了维修的设备名、维修原因、预估维修费用，但是没有确定维修单位，由维修管理人员自行选择维修方。

A 医院内部控制存在的问题如下。

①没有设备维修方面的内部控制制度。

A 医院没有对设备维修业务制定相应内部控制制度，而 A 医院金额小于 5 万元的维修业务频繁，支出金额庞大，没有制度约束存在管理混乱、形成损失的风险。

②实际操作存在的问题。

维修费 5 万元以上的设备维修，维修议价只通知一家维修单位，不能形成竞争机制，不利于选择服务质量好、成本低廉的服务商。

维修费 5 万元以下的设备维修，只由维修管理人员一方选择维修方的做法存在管理漏洞，没有其他部门对供应商的选择进行监督，无法保证选择的维修单位服务质量高、价格公允，存在舞弊的风险。

以上做法不符合《行政事业单位内部控制规范（试行）》的原则："（三）制衡性原则。内部控制应当在单位内部的部门管理、职责分工、业务流程等方面形成相互制约和相互监督。"

二、财务记录与业务记录不一致

审计人员了解到，A 医院的设备维修为医学工程部负责，医学工程部记录维修台账，台账中记录了设备名称、维修费金额、发票号码、对方单位等信息。审计人员在检查凭证过程中，将凭证后附发票与医学工程部维修台账核对，发现共 ××

张凭证、××张发票、合计××万元的维修费记录没有反映在医学工程部台账中。

审计人员进一步检查有关设备的维修记录，发现维修记录中也没有这些发票对方单位提供的维修记录。由于没有维修记录证明维修业务的真实性，有关支出可能存在虚列的风险。

三、招投标程序不合规

审计人员检查与设备维修有关的招投标文件，发现存在招投标程序不规范、应招标未招标等情况，主要情况如下。

1. 某合同招标日期为2019年6月，而合同内容约定的执行日期为2018年10月，说明合同执行时没有招标，属于应招标未招标的情况。

2. 某次招标评标专家王某，是中标单位A公司的法定代表人，不符合回避原则。

3. 某次招投标，有些标段不足3家单位。

4. 某次招标，投标单位之间存在关联关系，如同一人任不同投标单位的管理人员、一家公司的法定供应人是另一家公司的投标代理人。

5. 某次招标8个标段，每个标段的投标人都正好3家，刚好符合招投标法规定的最低数量，且3家之中，中标单位的标书最厚、要件齐全，而其他投标人则要件不齐、敷衍的痕迹很重，明显存在围标、串标的迹象。

四、合同内容重复、期间重合

审计人员在分析维修保养合同明细表时，发现甲设备的维修保养支出金额较大。审计人员通过该设备入账时间发现该设备购置不足2年，因此检查了设备购置合同，发现按合同规定，除保质期1年外，医院另行购置2年的维修保养服务，维修保养服务价款包括设备定期维修保养、故障维修及维修有关的耗材价款，合同明确规定，3年内，医院不能自行或者委托其他第三方对设备维修保养。而A医院财务账内又列支了B公司的对该设备的维修保养支出300万元，与B公司签订的维修保养协议显然与设备购置合同内容冲突，300万元的支出是不真实的。

审计人员发现医院在审计期间就乙设备签订了两份维修保养协议，对方单位分别是A公司和B公司。审计人员对比两份协议，发现两份协议存在内容相同、期间重叠的情况。A公司的服务期间是2017年至2019年，B公司的服务期间是2018年至2020年，设备维修保养内容相同，说明维修保养支出存在不真实的可能性很大。

五、已报废设备列支维修保养费

审计人员将设备维修保养合同明细表中的设备与固定资产卡片账对比，发现一些设备没有反映在卡片账中。审计人员调查原因，发现有关设备已经报废，对比维修保养的时间与报废时间，有关维修保养是在设备报废后发生的。对已经报废的设备进行维修保养，说明该设备维修保养支出不真实。

六、维修保养合同异常

审计人员检查某维修支出对应的维修保养合同，发现该合同排版混乱，内容含糊笼统，有些内容看似采购内容，规定了交货条款，有些内容像维修内容，有些内容像保养内容，无法判断合同内容到底是什么。作为几十万元的合同，起草签订如此潦草，审计人员对该合同真实性存疑。审计人员进一步检查了设备使用科室和设备管理科档案室的设备维修记录，发现有关设备档案没有该公司的维修记录，该笔支出的真实性无法确认。

七、维修公司异常

审计人员发现 A 医院与 B 公司发生多笔设备维修保养支出，单笔金额小，交易频繁，合计金额每年达 50 万元以上。审计人员通过企查查了解该公司的情况，发现该公司注册地址为距离医院较远的偏远乡镇，且没有社保记录，经营范围也是批发、零售，没有医疗器械维修业务。审计人员认为该公司很可能不具备维修能力，该维修保养支出的真实性无法确认。

审计人员进一步检查报修单、维修记录、验收记录等，该医院没有与 B 公司相关的维修档案。医院的解释是维修金额小，所以没有记录。

该医院的做法不符合医疗器械档案管理的相关规定，同时，交易真实性也无法确认。

对以上各类问题，有关人员提出了各种难于自圆其说的解释，但是不能提供证据证明他们的说法，审计人员碍于审计手段局限，也无法追踪这些资金的真实去向，将以上问题定性为内部控制的严重缺陷导致的巨大损失风险。

综合以上情况，A 医院设备维修保养业务内部控制制度缺失，累计 ×× 万元的支出不真实，累计 ×× 万元的支出真实性无法确认，存在损失风险。审计人员通过现有资料未发现被审计人直接参与这些维修及支出过程，但是存在"疏于监管，未及时发现和处理所管辖范围内本级或者下一级地区（部门、单位）违反有关党内法规、法律法规、政策规定的问题"，对设备维修的管理混乱应承担领导责任。

第 8 章

医疗服务价格管理审计

一、业务简介

国家的医改政策是"在保证医保基金可承受、总体上群众负担不增加的前提下，将通过推进药品和耗材招标采购、流通、使用等方面改革降低的费用，主要用于调整医疗服务价格，不得直接返还医院。按照'总量控制、结构调整、有升有降、逐步到位'的原则，合理调整医疗服务价格"。

价格即医疗机构对外提供医疗服务收费的价格，主要包括药品和耗材价格、诊疗服务价格。与一般的营利性企业不同，非营利性医疗机构不以营利为目的，对外提供医疗服务的价格要严格执行国家、当地政府、医疗卫生行政主管部门的有关政策，执行相关收费标准。

（一）药品、耗材价格管理

医疗机构的药品、耗材价格"零加价"，平进平出。

（二）医疗服务价格管理

公立医疗机构提供的基本医疗服务实行政府指导价。公立医疗机构提供的特需医疗服务及其他市场竞争比较充分、个性化需求比较强的医疗服务，实行市场调节价。但是，特需医疗服务不得超过规定比例（10%）。

国家负责制定全国医疗服务项目技术规范，统一项目名称和服务内容，指导医疗机构规范开展服务，并作为确定医疗机构收费项目的依据。各地依据全国医疗服务项目技术规范，确定本地区医疗机构服务收费的具体项目。

省级价格主管部门会同同级卫生行政部门按照国家医疗服务价格的方针政策、作价原则，制定和调整本辖区非营利性医疗机构的医疗服务指导价格；省级价格主管部门会同同级卫生行政部门也可只制定和调整主要医疗服务的指导价格，其他医疗服务的指导价格，由地、市级价格主管部门会同卫生行政部门制定和调整。

非营利性医疗机构必须按照所在省的医疗服务价格项目和服务内容提供服务收取费用。

二、审计依据

（一）有关法规

1. 《关于改革医疗服务价格管理的意见》（计价格〔2000〕962号）。

2. 《卫生部关于加强卫生行业作风建设的意见》（卫办发〔2004〕130号）。

3. 《全国医疗服务价格项目规范（2012年版）》（发改价格〔2012〕1170号）。

4. 《改革药品和医疗服务价格形成机制的意见》（发改价格〔2009〕2844号）。

5. 《国家发展改革委、卫生部、国家中医药管理局关于规范医疗服务价格管理及有关问题的通知》（发改价格〔2012〕1170号）。

6. 《国务院办公厅关于全面推开县级公立医院综合改革的实施意见》（国办发〔2015〕33号）。

7. 《加强医疗卫生行风建设"九不准"》（国卫办发〔2013〕49号）。

8. 《国务院办公厅关于城市公立医院综合改革试点的指导意见》（国办发〔2015〕38号）。

9. 《国务院深化医药卫生体制改革领导小组关于进一步推广深化医药卫生体制改革经验的若干意见》。

10. 《推进医疗服务价格改革的意见》（发改价格〔2016〕1431号）。

11. 《关于全面推开公立医院综合改革工作的通知》（国卫体改发〔2017〕22号）。

12. 《治理高值医用耗材改革方案》（国办发〔2019〕37号）。

13. 《医疗机构内部价格行为管理规定》（国卫财务发〔2019〕64号）。

14. 《国家医疗保障局关于完善"互联网＋"医疗服务价格和医保支付政策的指导意见》（医保发〔2019〕47号）。

15. 《2021年纠正医药购销领域和医疗服务中不正之风工作要点》（国卫医函〔2021〕85号）。

16. 《国务院办公厅关于建立现代医院管理制度的指导意见》（国办发〔2017〕67号）。

17. 所在省有关药品、耗材、医疗服务价格相关制度。

（二）关键条款

1.《关于改革医疗服务价格管理的意见》（计价格〔2000〕962 号）。

一、调整医疗服务价格管理形式。按照国家宏观调控与市场调节相结合的原则，充分发挥市场竞争机制的作用，对医疗服务价格实行政府指导价和市场调节价，取消政府定价。

对非营利性医疗机构提供的医疗服务实行政府指导价，医疗机构按照价格主管部门制定的基准价并在其浮动幅度范围内确定本单位的实际医疗服务价格。对营利性医疗机构提供的医疗服务实行市场调节价，医疗机构根据实际服务成本和市场供求情况自主制定价格。

二、下放医疗服务价格管理权限。国家计委会同卫生部制定国家医疗服务价格的方针政策、作价原则；规范医疗服务价格项目名称和服务内容；制定医疗服务成本测算办法。

省级价格主管部门会同同级卫生行政部门按照国家医疗服务价格的方针政策、作价原则，制定和调整本辖区非营利性医疗机构的医疗服务指导价格；省级价格主管部门会同同级卫生行政部门也可只制定和调整主要医疗服务的指导价格，其他医疗服务的指导价格，由地、市级价格主管部门会同卫生行政部门制定和调整。

三、规范医疗服务价格项目。（全国实行统一的医疗服务价格项目名称和服务内容。）

在全国统一的医疗服务价格项目外新增的项目，由省级价格主管部门会同同级卫生行政部门审定后试行，并报国家计委和卫生部备案。国家计委会同卫生部定期审核新增项目，确定统一规范的医疗服务项目名称和服务内容。

医疗机构必须严格按照国家规定的医疗服务价格项目和服务内容提供服务。

2.《卫生部关于加强卫生行业作风建设的意见》（卫办发〔2004〕130 号）。

采取综合措施，严格规范医疗服务行为。坚持因病施治，合理用药，合理检查，合理收费，减轻群众医药费用负担。认真执行《全国医疗服务价格项目规范》，统一和规范医疗服务项目和内容，严禁在国家规定之外擅自设立新的收费项目和分解项目收费。不断完善计算机价格管理系统，加强医疗机构收费管理，开展医疗服务价格专项检查，纠正和防止乱收费行为。

在加强教育、严格管理的基础上，对不听劝告、继续违反以下行业纪律的，要依法依纪严肃查处。

6. 医疗机构和医务人员不准在国家规定的收费项目和标准之外，自立、分解项目收费或提高标准加收费用。

3.《全国医疗服务价格项目规范（2012 年版）》（发改价格〔2012〕1170 号）。

国家发展和改革委员会、卫生部、国家中医药管理局联合下发了《关于规范医疗服务价格管理及有关问题的通知》，正式对外发布《全国医疗服务价格项目规范（2012 年版）》。国家发改委相关部门负责人表示，各地要落实基层医疗卫生机构一般诊疗费政策。在开展公立医院改革试点的地区，要取消药品加成政策，在不增加群众负担的前提下，提高诊疗费、手术费、护理费等医疗技术服务价格，降低大型设备检查价格。

4.《改革药品和医疗服务价格形成机制的意见》（发改价格〔2009〕2844号）。

（十三）控制药品流通环节差价率。逐步降低政府指导价药品的流通差价率，对流通环节差价率（额）实行上限控制，并对高价和低价药品实行差别差率控制，低价药品差价率从高，高价药品差价率从低，利用价格杠杆促进药品流通领域兼并重组，扩大规模，集约经营，降低成本，减少流通费用。

（十四）改革医疗卫生机构药品销售加成政策。按照"医药分开"的要求，改革医疗机构补偿机制，逐步取消医疗机构销售药品加成。改革过渡期间，要逐步降低医疗机构药品加价率，在总体不突破15%的前提下，可按价格高低实行差别加价政策。必要时对高价药品实行最高加价额限制。中药饮片加价率标准适当放宽。

鼓励地方结合公立医院试点改革，统筹开展公立医院销售药品零差率改革。公立医院取消药品加成后减少的收入，可通过增加财政补助，提高医疗服务价格和设立"药事服务费"项目等措施进行必要补偿。

（十六）医疗服务价格实行政府指导价和市场调节价相结合的管理方式。非营利性医疗机构提供的基本医疗服务，实行政府指导价；营利性医疗机构提供的各种医疗服务和非营利性医疗机构提供的特需医疗服务实行市场调节价。

（十七）医疗服务价格实行统一政策、分级管理。国务院价格主管部门商相关部门制定医疗服务价格政策及项目、定价原则和方法，加强对地方制定医疗服务价格的指导和协调。基本医疗服务的指导价格，由省或市级价格主管部门会同同级卫生、人力资源社会保障部门制定。

（十八）基本医疗服务价格要体现公益性质。基本医疗服务价格要按照"合理补偿成本、兼顾群众和基本医疗保障承受能力"的原则核定。制定基本医疗服务价格所依据的合理成本，按照扣除财政补助、医疗机构销售药品和医疗器械（耗材）差价收益核算。

（二十七）加强价格监督检查。进一步强化医药价格明码标价工作，全面推行医疗机构医疗服务、医疗器械和药品价格公示及住院费用"一日清单"等制度。定期开展医药价格专项检查工作。研究探索建立医药价格监督的长效机制，规范生产经营企业、医疗卫生机构价格行为。

5.《国家发展改革委、卫生部、国家中医药管理局关于规范医疗服务价格管理及有关问题的通知》（发改价格〔2012〕1170号）。

二、全面规范医疗服务价格项目。新版项目规范公布的医疗服务价格项目是各级各类非营利性医疗卫生机构提供医疗服务收取费用的项目依据，**各地不得以任何形式进行**

分解。需合并、组合项目收费的，须经省级价格主管部门会同同级卫生行政主管部门按照有利于减轻患者费用负担的原则从严审批。

严格控制单独收费耗材的品种和数量。明确为可以单独收费的医用耗材，要同时明确相应的具体医疗服务价格项目。制定规范后的检验类项目价格不得区分试剂或方法，要充分考虑当地医疗机构主流检验方法和社会承受能力等因素，以鼓励适宜技术的使用。

三、从严控制新增医疗服务价格项目。省级价格主管部门会同同级卫生行政等部门负责新增医疗服务价格项目审核并在本地试行，试行期不超过 2 年。试行期后需继续实施的，应在试行期结束半年前报国家发展改革委、卫生部审核；试行期结束后，没有明文规定可以继续执行的，要停止收费。各地要加强前期审核，不得以新设备、新试剂、新方法等名义新增医疗服务价格项目。清理规范期间，各地不得审核新增医疗服务价格项目。

6.《加强医疗卫生行风建设"九不准"》（国卫办发〔2013〕49 号）。

为进一步加强医疗卫生行风建设，严肃行业纪律，促进依法执业、廉洁行医，针对医疗卫生方面群众反映强烈的突出问题，制定以下"九不准"。

三、不准违规收费

医疗卫生机构应当严格执行国家药品价格政策和医疗服务项目价格，公开医疗服务收费标准和常用药品价格。严禁在国家规定的收费项目和标准之外自立项目、分解项目收费或擅自提高标准加收费用，严禁重复收费。

7.《国务院办公厅关于全面推开县级公立医院综合改革的实施意见》（国办发〔2015〕33 号）。

四、建立县级公立医院运行新机制

（十一）破除以药补医机制。**所有县级公立医院推进医药分开，积极探索多种有效方式改革以药补医机制，取消药品加成（中药饮片除外）。**县级公立医院补偿由服务收费、药品加成收入和政府补助三个渠道改为服务收费和政府补助两个渠道。医院由此减少的合理收入，通过调整医疗技术服务价格和增加政府补助，以及医院加强核算、节约运行成本等多方共担。各省（区、市）制订具体的补偿办法，明确分担比例。中央财政给予补助，地方财政要调整支出结构，切实加大投入，增加的政府投入要纳入财政预算。将医院的药品贮藏、保管、损耗等费用列入医院运行成本予以补偿。

8.《国务院办公厅关于城市公立医院综合改革试点的指导意见》（国办发〔2015〕38 号）。

（十九）优化城市公立医院规划布局。按照《国务院办公厅关于印发全国医疗卫生服务体系规划纲要（2015—2020 年）的通知》（国办发〔2015〕14 号）要求以及本省（区、市）卫生资源配置标准，并结合服务人口与服务半径、城镇化发展水平和群众医疗需求变化，制定区域卫生规划、人才队伍规划和医疗机构设置规划。国家、省级卫生计生部门及相关部门要加强指导和协调，将区域内各方面、各层次医疗卫生资源纳入规划统筹考虑。要把落实规划情况作为医院建设、财政投入、绩效考核、医保支付、人员配置、床位设置等的依据，增强规划的约束力，定期向社会公示规划执行情况。从严控制公立医院床位规模、建设标准和大型医用设备配备，对超出规模标准的公立医院，要采取综合措施，逐步压缩床位。公立医院优先配置国产医用设备。严禁公立医院举债建设和超标准装修。**控制公立医院特需服务规模，提供特需服务的比例不超过全部医疗服务的10%。**

9.《国务院深化医药卫生体制改革领导小组关于进一步推广深化医药卫生体制改革经验的若干意见》。

（二）破除以药补医，建立健全公立医院运行新机制

3.按照腾空间、调结构、保衔接的基本路径逐步理顺医疗服务价格。积极稳妥推进医疗服务价格改革，在确保公立医院良性运行、医保基金可承受、群众负担总体不增加的前提下，按照总量控制、结构调整、有升有降、逐步到位的要求，分类指导理顺不同级别医疗机构间和医疗服务项目的比价关系。所有公立医院取消药品加成，统筹考虑当地政府确定的补偿政策，精准测算调价水平，同步调整医疗服务价格。通过规范诊疗行为、降低药品和耗材费用等腾出空间，动态调整医疗服务价格。价格调整要重点提高体现医务人员技术劳务价值的诊疗、手术、护理、康复和中医等医疗项目价格，降低大型医用设备检查治疗和检验等价格，并做好与医保支付、分级诊疗、费用控制等政策的相互衔接。通过综合施策，逐步增加医疗服务收入（不含药品、耗材、检查、化验收入）在医院总收入中的比例，建立公立医院运行新机制。

4.落实公立医院药品分类采购。区分药品不同情况，通过招标、谈判、直接挂网、定点生产等方式形成合理采购价格。坚持集中带量采购原则，对临床用量大、采购金额高、多家企业生产的基本药物和非专利药品，由省级药品采购机构集中招标采购。公立医院综合改革试点城市可采取以市为单位在省级药品集中采购平台上自行采购。鼓励跨区域联合采购和专科医院联合采购。实行医用耗材阳光采购，开展高值医用耗材、检验检测试剂和大型医疗设备集中采购。对部分专利药品、独家生产药品，建立公开透明、多方参与的价格谈判机制。谈判结果在国家药品供应保障综合管理信息平台上公布，医院按谈判结果采购药品。做好与医保支付政策的衔接，按规定将符合条件的谈判药品纳入医保合规费用范围。

10.《推进医疗服务价格改革的意见》（发改价格〔2016〕1431号）。

（一）推进医疗服务价格分类管理。

1.公立医疗机构提供的基本医疗服务实行政府指导价。对人力消耗占主要成本，体现医务人员技术劳务价值、技术难度和风险程度的医疗服务，公立医院综合改革试点地

区可探索由政府主导、利益相关方谈判形成价格的机制。

2. 公立医疗机构提供的特需医疗服务及其他市场竞争比较充分、个性化需求比较强的医疗服务，实行市场调节价。严格控制特需医疗服务规模，提供特需医疗服务的比例不超过全部医疗服务的 10%。公立医疗机构实行市场调节价的具体医疗服务项目，由省级价格主管部门会同卫生计生、人力资源社会保障、中医药部门，根据本地区医疗市场发展状况、医疗保障水平等因素确定，并在 2016 年年底前向社会公布。

3. 非公立医疗机构提供的医疗服务，落实市场调节价政策。基本医保基金支付的实行市场调节价的医疗服务，由医保经办机构综合考虑医疗服务成本以及社会各方面承受能力等因素，与医疗机构谈判合理确定医保支付标准，引导价格合理形成。

（二）逐步理顺医疗服务比价关系。

围绕公立医院综合改革，统筹考虑取消药品加成及当地政府补偿政策，按照总量控制、结构调整的原则，同步调整医疗服务价格，重点提高诊疗、手术、康复、护理、中医等体现医务人员技术劳务价值的医疗服务价格，降低大型医用设备检查治疗和检验等价格。在此基础上，通过规范诊疗行为，降低药品、耗材等费用腾出空间，动态调整医疗服务价格。实行分级定价，根据医疗机构等级、医师级别和市场需求等因素，对医疗服务制定不同价格，拉开价格差距，引导患者合理就医。做好与医保支付、医疗控费等政策相互衔接，保证患者基本医疗费用负担总体不增加。

（三）改革医疗服务价格项目管理。

国家负责制定全国医疗服务项目技术规范，统一项目名称和服务内容，指导医疗机构规范开展服务，并作为确定医疗机构收费项目的依据。各地依据全国医疗服务项目技术规范，确定本地区医疗机构服务收费的具体项目。2020 年前，形成全国统一的医疗服务项目技术规范，并实行动态调整。坚持鼓励创新和使用适宜技术相结合的原则，及时受理新增医疗服务项目，简化工作程序，提高工作效率，促进医疗新技术尽早进入临床使用。

（四）推进医疗服务定价方式改革。扩大按病种、按服务单元收费范围，逐步减少按项目收费的数量。到 2016 年底，城市公立医院综合改革试点地区实行按病种收费的病种不少于 100 个。各地可结合本地实际，按照价格法的规定，授权设区市和有条件的县（市）对医疗服务价格进行调整，并做好协调指导和监督管理工作。

11. 《关于全面推开公立医院综合改革工作的通知》（国卫体改发〔2017〕22 号）。

（四）全面推开城市公立医院综合改革。7 月 31 日前，所有地市出台城市公立医院综合改革实施方案；9 月 30 日前，全面推开公立医院综合改革，所有公立医院全部取消药品加成（中药饮片除外）。

（五）巩固完善前 4 批试点城市公立医院综合改革。巩固取消药品加成成果，进一步健全公立医院维护公益性、调动积极性、保障可持续的运行新机制和科学合理的补偿

机制。到2017年底，前4批试点城市公立医院药占比（不含中药饮片）总体下降到30%左右；百元医疗收入（不含药品收入）中消耗的卫生材料降到20元以下；实行按病种收付费的病种不少于100个；预约转诊占公立医院门诊就诊量的比例要提高到20%以上；区域内所有二级及以上公立医院和80%以上的基层医疗卫生机构与区域人口健康信息平台对接；60%的基层医疗卫生机构与上级医院建立远程医疗信息系统。

12.《国务院办公厅关于建立现代医院管理制度的指导意见》（国办发〔2017〕67号）。

（二）明确政府对医院的监管职能。建立综合监管制度，重点加强对各级各类医院医疗质量安全、医疗费用以及大处方、欺诈骗保、药品回扣等行为的监管，建立"黑名单"制度，形成全行业、多元化的长效监管机制。对造成重大社会影响的乱收费、不良执业等行为，造成重大医疗事故、重大安全事故的行为，严重违法违纪案件，严重违反行风建设的行为，要建立问责机制。强化卫生计生行政部门医疗服务监管职能，完善机构、人员、技术、装备准入和退出机制。深化医保支付方式改革，充分发挥医保对医疗服务行为和费用的调控引导与监督制约作用，逐步将医保对医疗机构服务监管延伸到对医务人员医疗服务行为的监管。从严控制公立医院床位规模、建设标准和大型医用设备配备，严禁举债建设和豪华装修，对超出规模标准的要逐步压缩床位。控制公立医院特需服务规模，提供特需服务的比例不超过10%。

13.《治理高值医用耗材改革方案》（国办发〔2019〕37号）。

二、完善价格形成机制，降低高值医用耗材虚高价格

（四）取消医用耗材加成。取消公立医疗机构医用耗材加成，2019年底前实现全部公立医疗机构医用耗材"零差率"销售，高值医用耗材销售价格按采购价格执行。公立医疗机构因取消医用耗材加成而减少的合理收入，主要通过调整医疗服务价格、财政适当补助、做好同医保支付衔接等方式妥善解决。公立医疗机构要通过分类集中采购、加强成本核算、规范合理使用等方式降低成本，实现良性平稳运行。

14.《医疗机构内部价格行为管理规定》（国卫财务发〔2019〕64号）。

第六条　医疗机构应当建立由医疗机构分管领导、医务管理部门、价格管理部门、临床科室和医药物资采供等部门组成的医疗机构价格管理体系，科学管理、合理监控医疗服务成本，提升价格管理质量。

医疗机构应当设立价格管理委员会，委员会成员应当由医疗机构分管领导、价格管理部门及财务、医务、护理、医保、信息、药事、物资管理、医技、质控、设备、纪检监察等职能科室负责人组成，负责全院价格管理工作的领导、组织和决策。

第九条　医疗机构价格管理委员会的主要职能：

（一）认真贯彻有关医药价格政策、法规，实现规范化、科学化、制度化管理；

（二）研究制订医疗机构内部的价格管理制度、业务流程、考评指标及奖惩标准，并负责组织实施；

（三）对医疗机构价格的申报、调整、公示、执行、核查、考核、评价等全过程进行组织实施和管理；

（四）适时召开价格管理工作会议，根据相关部门工作部署指导、协调有关工作进展，对医疗机构价格管理进行调控。

第十条　医疗机构价格管理部门（或专职医疗服务价格工作人员）的主要职能（或职责）：

（一）树立法治观念，依据和遵照《中华人民共和国价格法》及相关法律法规及政策，依法进行价格管理工作，熟练掌握价格管理各项政策，把握标准、严格执行和操作；

（二）对医疗机构价格行为进行内部管理，熟悉各价格项目内涵，组织协调并参与相关部门对医疗服务项目成本进行科学合理测算，提出改进管理、降本增效的建议和措施；

（三）参与药品、医疗设备、医用耗材的招标采购和价格谈判以及新技术、新疗法在进入医疗机构前的收费论证审核；

（四）参与医保基金支付项目和病种的价格谈判工作；

（五）对医疗机构新增医疗服务价格项目、新增病种（含疾病诊断相关分组，以下简称 DRG）等进行成本测算和价格审核，提出价格建议，并按照规定程序报批，对既有项目价格调整进行报批；

（六）对已立项的实行市场调节价的医疗服务价格项目和医疗机构制剂等进行成本测算，提出价格建议，提请价格管理委员会讨论确定后执行并进行监管；

（七）严格贯彻执行医药价格政策法规，并依据政府医疗服务价格政策变动，及时调整医疗机构价格管理系统的价格（含公示价格）标准；

（八）指导临床、医技科室正确执行医药价格政策；

（九）定期对门（急）诊、住院患者费用等进行检查，并将检查结果反馈科室，及时纠正不规范收费行为；

（十）接待医疗服务价格管理方面的咨询，处理医疗服务价格相关投诉，针对有效投诉撰写投诉分析报告并提出整改意见；

（十一）定期调研并组织相关业务科室讨论医疗机构价格管理存在的实际问题，并提出建议；

（十二）对兼职医疗服务价格工作人员进行价格政策（业务）指导、培训；

（十三）配合相关部门开展医疗服务价格检查；

（十四）完成主管部门交办的各种医疗服务成本及价格相关调查和统计工作，为调整医疗服务价格政策提供真实、可靠的数据；

（十五）做好其他涉及价格管理相关事宜。

第十一条　兼职医疗服务价格工作人员的主要职责：

（一）接受医疗服务价格知识培训，熟悉医疗服务价格政策法规，宣传贯彻本机构价格管理制度；

（二）配合本机构价格管理部门接受相关部门的医疗服务价格检查；

（三）提出价格管理工作建议，对本科室拟开展的新增医疗服务价格项目和拟淘汰的医疗服务价格项目，向本机构价格管理部门提出申请，并提供基础资料；

（四）协助本机构价格管理部门，做好本科室医疗服务价格管理、公示及医疗服务价格政策解释工作；

（五）协助本机构价格管理部门，处理本科室的医疗服务价格咨询与投诉；

（六）负责本科室内部价格行为的自查自纠工作，及时纠正不规范收费行为，建立内部检查的长效机制；

（七）接受本机构价格管理部门的定期考核。

第十三条　医疗机构要建立医疗服务价格调价管理制度，确保严格执行医疗服务价格政策，建立顺畅的调价通知流程，及时调整或通知相关部门调整医疗服务价格。

第十四条　医疗机构要建立新增医疗服务价格项目管理制度，按照《医疗技术临床应用管理办法》（国家卫生健康委令第1号）及其他相关管理规范的规定，坚持新增医疗服务价格项目以技术准入（许可）为先的原则，进行新增医疗服务价格项目立项和价格申报。规范新增医疗服务价格项目内部审核流程。新增医疗服务价格项目经医疗机构价格管理委员会审核论证后，报省级卫生健康行政部门按照医疗服务价格项目技术规范进行规范确认后，方可申报价格。

第十五条　医疗机构要建立价格公示制度。医疗机构可采用机构官网、电子触摸屏、电子显示屏、公示栏、公示牌、价目表等方式，在服务场所显著位置公示常用医疗服务项目、药品、医用耗材的价格，保障患者的查询权和知情权；价格发生变动时，要及时调整公示内容。要在服务场所显著位置公布本单位价格咨询、投诉电话。

第二十条　医疗机构应当建立医疗服务价格政策文件档案管理制度，对有关医疗服务价格政策的文件专卷保存。对医疗服务价格管理过程中的基础数据、专家意见、相关建议、内部讨论的会议纪要等基础资料，要做到记录完整、专卷保存。

第二十一条　医疗机构应当建立健全价格管理信息化制度，明确相关部门和岗位的职责与权限，确保软件系统操作与维护数据的准确性、完整性、规范性与安全性。

第二十二条　医疗机构进行医疗服务价格调整时，系统必须有调整记录。要加强对数据处理过程中修改权限与修改痕迹的控制。

第二十三条　医疗机构应当加强医疗服务价格电子信息档案管理，包括电子文件的存储、备份及保管。

15.《国家医疗保障局关于完善"互联网＋"医疗服务价格和医保支付政策的指导

意见》（医保发〔2019〕47 号）。

一、总体要求

（三）主要思路

"互联网＋"医疗服务是各级各类医疗机构，在依法合规的前提下，将线下已有医疗服务通过线上开展、延伸。"互联网＋"医疗服务价格，纳入现行医疗服务价格的政策体系统一管理。符合条件的"互联网＋"医疗服务，按照线上线下公平的原则配套医保支付政策，并根据服务特点完善协议管理、结算流程和有关指标。积极适应"互联网＋"等新业态发展，提升医疗服务价格监测监管信息化、智能化水平，引导重构医疗市场竞争关系，探索新技术条件下开放多元的医疗服务价格新机制。

二、完善"互联网＋"医疗服务价格项目管理

（一）项目政策按医疗机构经营性质分类管理

非营利性医疗机构依法合规开展的"互联网＋"医疗服务，医疗保障部门主要按项目管理，未经批准的医疗服务价格项目不得向患者收费。营利性医疗机构提供依法合规开展的"互联网＋"医疗服务，可自行设立医疗服务价格项目。互联网医院按其登记注册的所有制形式和经营性质适用相应的价格项目政策。

（二）项目准入以省为主实行分级管理

医疗服务价格项目实行以省为主，国家、省和市三级管理。国家医疗保障局负责规范立项原则、项目名称、服务内涵、计价单元、计价说明、编码规则等，指导各省级医疗保障部门做好医疗服务价格项目工作。各省级医疗保障部门负责根据医疗技术发展和本地区实际，设立适用本地区的医疗服务价格项目。医疗机构将已有线下项目通过线上开展，申请立项收费的，由地市级医疗保障部门受理，符合准入条件的，提交省级医疗保障部门集中审核决策。

（三）明确项目准入应符合的基本条件

设立"互联网＋"医疗服务价格项目，应同时符合以下基本条件：一是应属于卫生行业主管部门准许以"互联网＋"方式开展、临床路径清晰、技术规范明确的服务；二是应面向患者提供直接服务；三是服务过程应以互联网等媒介远程完成；四是服务应可以实现线下相同项目的功能；五是服务应对诊断、治疗疾病具有实质性效果。不得以变换表述方式、拆分服务内涵、增加非医疗步骤等方式或名义增设项目。

（四）明确不作为医疗服务价格项目的情形

仅发生于医疗机构与医疗机构之间、医疗机构与其他机构之间，不直接面向患者的服务；医疗机构向患者提供不属于诊疗活动的服务；以及非医务人员提供的服务，不作为医疗服务价格项目，包括但不限于远程手术指导、远程查房、医学咨询、教育培训、科研随访、数据处理、医学鉴定、健康咨询、健康管理、便民服务等。

三、健全"互联网＋"医疗服务价格形成机制

（一）价格政策按公立非公立实行分类管理

公立医疗机构提供"互联网＋"医疗服务，主要实行政府调节，由医疗保障部门对项目收费标准的上限给予指导，公立医疗机构按不超过医疗保障部门所公布价格的标准收取服务费用；满足个性化、高层次需求为主的"互联网＋"医疗服务，以及向国外、境外提供的"互联网＋"医疗服务，落实特需医疗规模控制的要求和市场调节价政策。价格实行市场调节的，公立医疗机构综合考虑服务成本、患者需求等因素，自主确定收费标准和浮动范围并书面告知当地医疗保障部门。

非公立医疗机构提供"互联网＋"医疗服务，价格实行市场调节。

（二）收费方式应体现跨区域服务的特征

公立医疗机构提供"互联网＋"医疗服务，价格包括了一个项目的完整费用，并按照属地化原则，由公立医疗机构或其所在地区的省级医疗保障部门制定。医疗保障部门和医疗机构不得因服务对象、服务区域不同制定不公平的价格标准。

患者接受"互联网＋"医疗服务，按服务受邀方执行的项目价格付费。"互联网＋"医疗服务涉及邀请方、受邀方及技术支持方等多个主体或涉及同一主体不同部门的，各方自行协商确定分配关系。

（三）医保部门制定调整价格实行省级管理

省级医疗保障部门负责制定调整公立医疗机构提供的"互联网＋"医疗服务价格。新开展的"互联网＋"医疗服务，价格可由省级医疗保障部门制定或与医疗机构协议确定试行价格。医疗机构申请立项时，应按省级医疗保障部门的规定，同步提交价格建议、成本测算结果、经济性评估报告、与线下同类项目的比较分析等资料。试行期满（一般不超过两年），在评估服务效果和成本收入等情况的基础上，进一步明确价格政策。

（四）制定调整价格应保持线上线下合理比价

省级医疗保障部门制定调整"互联网＋"医疗服务价格，应保持线上线下同类服务合理比价：一是线上线下服务价格应与服务效用相匹配，保持合理的比价关系和价格水平，体现激励服务与防止滥用并重；二是线上线下服务价格应与经济性改善程度相匹配，使线上服务可以比传统就医方式更有利于节约患者的整体费用；三是线上线下服务价格应与必要成本的差异相匹配，体现医疗服务的共性成本和"互联网＋"的额外成本。

（五）针对各类服务特点细化价格政策

一是公立医疗机构提供检查检验服务，委托第三方出具结论的，收费按委托方线下检查检验服务项目的价格执行，不按远程诊断单独立项，不重复收费；二是公立医疗机构开展互联网复诊，由不同级别医务人员提供服务，均按普通门诊诊察类项目价格收

费；三是公立医疗机构依托"互联网＋"提供家庭医生服务，按照服务包签约内容和标准提供服务和结算费用，不因服务方式变化另收或加收费用。

（六）充分保障患者合理合法的价格权益

各类主体提供"互联网＋"医疗服务，收费应以知情同意、合法合规为前提，遵循公平、合法和诚实信用的原则，在政策允许的范围内，合理制定和调整价格，并以明确清晰的方式公示。各地区医疗保障部门要加强基金监管力度，对于医疗机构存在强制服务、分解服务、以不公平价格提供服务、虚报价格等失信行为的，采取约谈告诫、要求整改等方式予以约束，涉嫌违法违规的，应及时将相关问题线索移交检查执法部门。

16.《2021 年纠正医药购销领域和医疗服务中不正之风工作要点》（国卫医函〔2021〕85 号）。

三、深入开展定点医疗机构规范使用医保基金专项治理

坚决贯彻落实《医疗保障基金使用监督管理条例》，严查分解住院、挂床住院，违反诊疗规范过度诊疗、过度检查、分解处方、超量开药、重复开药，重复收费、超标准收费、分解项目收费，串换药品，诱导、协助他人冒名或者虚假就医、购药。依法严厉打击、严肃惩戒违法违规使用医保基金行为。

三、应有的基本内部控制

（一）基本内部控制制度健全完善

1. 有完善的价格管理方面的内部控制制度。

2. 内部控制制度相关规定符合国家法规制度。

（二）归口管理

医疗机构应当设立价格管理委员会，委员会成员应当由医疗机构分管领导、价格管理部门及财务、医务、护理、医保、信息、药事、物资管理、医技、质控、设备、纪检监察等职能科室负责人组成，负责全院价格管理工作的领导、组织和决策。

1. 医疗机构价格管理委员会的主要职能。

（1）认真贯彻有关医药价格政策、法规，实现规范化、科学化、制度化管理。

（2）研究制定医疗机构内部的价格管理制度、业务流程、考评指标及奖惩标准，并负责组织实施。

（3）对医疗机构价格的申报、调整、公示、执行、核查、考核、评价等全过程进行组织实施和管理。

（4）适时召开价格管理工作会议，根据相关部门工作部署指导、协调有关工作进展，对医疗机构价格管理进行调控。

2. 医疗机构价格管理部门（或专职医疗服务价格工作人员）的主要职能（或职责）。

（1）树立法治观念，依据和遵照《中华人民共和国价格法》及相关法律法规及政策，依法进行价格管理工作，熟练掌握价格管理各项政策，把握标准、严格执行和操作。

（2）对医疗机构价格行为进行内部管理，熟悉各价格项目内涵，组织协调并参与相关部门对医疗服务项目成本进行科学合理测算，提出改进管理、降本增效的建议和措施。

（3）参与药品、医疗设备、医用耗材的招标采购和价格谈判，以及新技术、新疗法在进入医疗机构前的收费论证审核。

（4）参与医保基金支付项目和病种的价格谈判工作。

（5）对医疗机构新增医疗服务价格项目、新增病种（含疾病诊断相关分组，以下简称 DRG）等进行成本测算和价格审核，提出价格建议，并按照规定程序报批，对既有项目价格调整进行报批。

（6）对已立项的实行市场调节价的医疗服务价格项目和医疗机构制剂等进行成本测算，提出价格建议，提请价格管理委员会讨论确定后执行并进行监管。

（7）严格贯彻执行医药价格政策法规，并依据政府医疗服务价格政策变动，及时调整医疗机构价格管理系统的价格（含公示价格）标准。

（8）指导临床、医技科室正确执行医药价格政策。

（9）定期对门（急）诊、住院患者费用等进行检查，并将检查结果反馈科室，及时纠正不规范收费行为。

（10）接待医疗服务价格管理方面的咨询，处理医疗服务价格相关投诉，针对有效投诉撰写投诉分析报告并提出整改意见。

（11）定期调研并组织相关业务科室讨论医疗机构价格管理存在的实际问题，并提出建议。

（12）对兼职医疗服务价格工作人员进行价格政策（业务）指导、培训。

（13）配合相关部门开展医疗服务价格检查。

（14）完成主管部门交办的各种医疗服务成本及价格相关调查和统计工作，为调整医疗服务价格政策提供真实、可靠的数据。

（15）做好其他涉及价格管理相关事宜。

3. 兼职医疗服务价格工作人员的主要职责。

（1）接受医疗服务价格知识培训，熟悉医疗服务价格政策法规，宣传贯彻本机构价格管理制度。

（2）配合本机构价格管理部门接受相关部门的医疗服务价格检查。

（3）提出价格管理工作建议，对本科室拟开展的新增医疗服务价格项目和拟淘汰的医疗服务价格项目，向本机构价格管理部门提出申请，并提供基础资料。

（4）协助本机构价格管理部门，做好本科室医疗服务价格管理、公示及医疗服务价格政策解释工作。

（5）协助本机构价格管理部门，处理本科室的医疗服务价格咨询与投诉。

（6）负责本科室内部价格行为的自查自纠工作，及时纠正不规范收费行为，建立内部检查的长效机制。

（7）接受本机构价格管理部门的定期考核。

（三）价格调整行为合规

1. 坚持新增医疗服务价格项目以技术准入（许可）为先的原则，进行新增医疗服务价格项目立项和价格申报。

2. 规范新增医疗服务价格项目内部审核流程。

3. 新增医疗服务价格项目经医疗机构价格管理委员会审核论证后，报省级卫生健康行政部门按照医疗服务价格项目技术规范进行规范确认后，方可申报价格。

（四）有公示制度

医疗机构要建立价格公示制度。医疗机构可采用机构官网、电子触摸屏、电子显示屏、公示栏、公示牌、价目表等方式，在服务场所显著位置公示常用医疗服务项目、药品、医用耗材的价格，保障患者的查询权和知情权；价格发生变动时，要及时调整公示内容。要在服务场所显著位置公布本单位价格咨询、投诉电话。

（五）档案管理

医疗机构应当建立医疗服务价格政策文件档案管理制度，对有关医疗服务价格政策的文件专卷保存。对医疗服务价格管理过程中的基础数据、专家意见、相关建议、内部讨论的会议纪要等基础资料，要做到记录完整、专卷保存。

（六）信息化管理

医疗机构应当建立健全价格管理信息化制度，明确相关部门和岗位的职责与权限，确保软件系统操作与维护数据的准确性、完整性、规范性与安全性。

医疗机构进行医疗服务价格调整时，系统必须有调整记录。要加强对数据处理过程中修改权限与修改痕迹的控制。

医疗机构应当加强医疗服务价格电子信息档案管理，包括电子文件的存储、备份及保管。

医院设立专职价格管理人员负责医药价格数据的维护工作，未经审批许可，任何科室或个人无权对医院医药价格数据库信息进行修改。

专职医药价格管理人员，应严格按照国家有关价格政策及医院有关规定，根据权限做好数据库维护工作，并确保数据库的准确性。

（七）价格投诉

各科室应做好本科室患者关于医药价格及收费方面的咨询和投诉工作。

价格管理办公室负责医院患者对价格方面的咨询和投诉，进行投诉登记；按照有关规定做好患者投诉的核查和解释工作，维护医患双方的合法权益。对于科室的违规收费，应责成科室立即纠正；科室不予纠正的，价格管理办公室有权按规定处理并根据情节对相关科室予以处罚。

价格管理人员应对投诉事件进行定期分析，提出整改措施，防止类似事件重复发生。

医院通过电子显示屏、医院行业作风承诺书等途径公布价格及费用投诉电话，方便群众进行监督。

四、可能存在的风险

1. 业务流程存在问题，信息系统没有实现互联互通，采购部门信息系统与诊疗信息系统分离，无法保证药品、耗材"零加价"。

2. 药品、耗材没有执行"零加价"政策，存在加价的情况。

3. 超越管理权限自立项目和自定标准收费、超标准收费、扩大范围收费、提高标准收费、分解项目、重复收费、强制服务强行收费、挂靠收费、只收费不服务或少服务的情况。

超量收费，如服务收费天数超过住院天数、床位费收费天数超过住院天数、护理收费时长超过住院天数、吸氧收费时长超过住院天数等。

串换项目收费，即将一个项目串换为另一个收费高的项目，如将不可收费的耗材串换成可收费的耗材进行收费。

4. 医保费用结算存在问题，如假检查、假处方、假住院、串换项目、串换药品、分解住院等方式骗取、套取医保基金。

5. 过度检查、过度治疗、超标准用药等。

6. 其他违规收费问题。

五、审计内容

1. 医疗机构价格管理方面的内部控制制度是否健全。

2. 非营利性医疗机构是否按照所在省的医疗服务价格项目和服务内容提供服务收取费用。

3. 关于非营利性医疗机构的药品加价，从 2009 年之后到 2017 年 9 月 30 日之前，

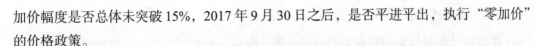

加价幅度是否总体未突破 15%，2017 年 9 月 30 日之后，是否平进平出，执行"零加价"的价格政策。

4. 非营利性医疗机构是否在 2019 年年底之前实现医用耗材"零差率"销售。

5. "互联网＋"医疗服务价格是否符合相关规定。

六、建议审计程序及审计方法

医疗机构价格管理方面存在的问题，有些需要进行数据库对比分析，有些需要有医护专业知识的人员实地考察，检查病历、处方等资料进行分析判断，即有些审计工作是没有医护专业知识的人员无法进行的，如果必要，需要聘用专业人员进行。

以下仅是无医疗专业知识的审计人员可以履行的审计程序。

（一）阅读以前年度审计报告

了解以前年度审计报告中是否反映了价格管理方面的问题。如果以前年度反映了有关问题，本次审计应该关注类似问题是否仍然存在。

（二）访谈价格管理部门有关人员

1. 了解价格管理部门的人员、主要分工、日常工作内容、价格调整流程等情况，并了解审计期间历次价格变动原因，以及履行的内部、外部审批程序。

2. 了解在信息系统中调整价格的权限，关注价格调整是否有专职人员进行，其他科室和人员有无权限修改数据库价格信息。

3. 察看信息系统价格调整输入入口、界面、输入过程等内容，关注有无异常。

4. 了解并取得审计期间价格调整事项、新增医疗服务价格项目有关的内部决策、外部审批相关资料。

5. 了解价格公示工作情况，并实地察看官网、电子显示屏、公示栏、公示牌、价目表等，了解价格公示工作情况。

6. 了解价格投诉及处理情况，并取得相关资料。

7. 了解其他与价格管理相关工作情况，并取得相关资料。

（三）检查信息系统

1. 访谈信息管理部门，调阅权限分配界面，检查有无物价部门以外的部门或者岗位拥有修改价格的权限。

2. 查阅价格系统调整记录，检查有无物价部门以外的部门或岗位修改物价的情况。

（四）检查相关内部控制制度

取得并审核价格管理方面的内部控制制度，分析与实际执行情况是否一致，是否符合国家有关法规政策规定。

（五）复核价格调整有关资料

获取审计期间价格调整有关的内部立项、决策、外部审批、公示等相关资料，分析内部控制制度，以及国家、所在省相关制度规定。

（六）分析对比数据库

1. 取得所在省服务项目价格明细电子版，如《××省城市公立医院医疗服务项目价格（××版）及后续随执行药品、耗材"零加价"政策进行的若干次调整文件，以及《××省××版项目规范和价格》等；从价格系统导出被审计医疗机构的项目价格明细。

2. 用数据库对比函数，如用 VLOOKUP、INDEX 等函数对比被审计单位的项目价格明细、所在省的项目价格明细、HIS 按项目的收费明细，关注：

（1）有无医院有收费项目而省目录中没有相关项目的情况，如有，要分析原因，是否存在自立项目收费的情况，如存在，要分析汇总 HIS 按项目的收费明细，统计自立项目收费的金额；

（2）有无分解项目的情况，如有，要分析汇总 HIS 按项目的收费明细，统计分拆项目收费的金额；

（3）是否存在合并、组合项目收费，如存在，要检查是否经省级价格主管部门会同同级卫生行政主管部门审批；

（4）有无同一项目收费标准不一致的情况，如有，要分析是否存在超标准收费的情况，并分析汇总 HIS 按项目的收费明细，统计超标准收费的金额；

（5）按患者分析，有无超量收费，如服务收费天数超过住院天数、床位费收费天数超过住院天数、护理收费时长超过住院天数、吸氧收费时长超过住院天数等；

（6）有无其他异常，如有，要分析调查异常原因，判断是否违反有关规定。

（注：以上分析对比数据库一般对比的关键词为"项目编码"，每个项目有唯一的编码，不同项目可以编码区分，同一项目的"项目名称""项目编码""项目内涵""除外内容""计价单位""说明"等内容，在被审计单位的项目价格明细、所在省的项目价格明细应该一致。）

（七）分析财务数据

1. 分析"药品"和"卫生材料"有关科目的贷方发生额是否与业务活动费用中的"药品"和"卫生材料"费用金额一致，如果不一致，那么要分析原因。

2. 分析对比业务活动费用中的"药品"和"卫生材料"与事业收入中的"药品"和"卫生材料"的相关收入，如果存在加价的情况，其幅度是否低于所在年度政策规定的加价比例上限；分析国家推出药品、耗材"零加价"政策后，有关收入和费用是否基本相等，是否执行"零加价"政策，如果存在不一致的情况，应分析调查原因。

3. 分析实际情况，履行其他适合的审计程序。

七、审计案例

【案例 8-1】 **不合理用药案例**

（以下案例来源于网上新闻，我们在审计中，可能不会那么巧合能遇到类似案例，但是以下案例可以让我们对医疗机构乱开药、乱治疗、过度医疗等情况有个认识，在审计过程中，我们按一般常识，也可能会发现类似问题。）

手里拿着三甲医院的费用清单，34 岁的陆先生有些哭笑不得——一个身强力壮的大男人，医院费用清单上竟然有 5 次"乳腺导管造影"、6 次"红外线乳腺检查"。

陆先生告诉记者，今年 8 月，他在某附属医院看病，扁桃体被查出淋巴瘤。

陆先生说，治疗期间，他多次在某附属医院住院，前后花去 2.9 万余元。陆先生说，他家境困难，自己还领着低保，看病的钱都是借来的，突然多出的费用令他生疑。于是，他打出医院费用清单逐一核查，发现多个治疗项目从来没做过。

更令他气愤的是，在他的医院费用清单中，曾多次被收取多项妇科检查费用。陆先生身体健壮，但医院费用清单却显示有多次"红外线乳腺检查""宫颈内口探查术"。

陆先生对医院费用清单逐一筛检，发现医院多收了 8 000 元左右。于是，他开始与涉事科室医生交涉，但双方始终未达成一致意见。

记者从涉事科室负责人、医院医务部相关人员处获悉，他们承认，是医院医护人员操作失误，将一名女患者的费用清单加到陆先生的费用清单中，并表示愿意退款。

但陆先生认为，医院应该详细说明他的用药情况，并希望得到一定赔偿。

据了解，关于退费和赔偿问题，双方一度达成和解，但因陆先生家人在微博上讲述其遭遇，和解被突然宣告中止。

【案例 8-2】 **信息系统存在问题**

A 医院审计中，审计人员访谈有关人员，并察看价格管理系统，察看工作人员输入价格信息的操作过程，发现该价格系统没有与耗材采购系统实现互联互通，即招采部负责耗材采购，使用用友系统，采购后，将耗材的价格信息打印并交给价格管理部门，由价格管理部门数据库管理人员手工输入 HIS。审计人员察看并试验操作过程，发现在输入价格信息表中的进价后，系统自动生成耗材售价，售价与输入的进价一致，实现了"零加价"。HIS 中看不到进价，只看到售价，无法实现进价与售价的对比。

但是，由于信息输入是价格管理部门人工进行的，并且进价的信息是招采部提供的，如果招采部提供的价格超过实际的价格，或者价格管理部门输入的价格高于实际采购价格，系统是难以效验发现的。这就存在输入价格高于实际采购价格的风险，也就存在不能执行"零加价"的风险。

A 医院信息系统的建设，不符合以下规定。

A 医院的信息系统不符合《医院信息系统基本功能规范》（卫办发〔2002〕116 号）的以下规定。

第一章　总则

第七条　医院信息系统是一个综合性的信息系统，功能涉及国家有关部委制定的法律、法规。包括医疗、教育、科研、财务、会计、审计、统计、病案、人事、药品、保险、物资、设备等。因此，评价医院信息系统首先必须保证与我国现行的有关法律、法规、规章制度相一致，并能满足各级医疗机构和各级卫生行政部门对信息的要求。

第二章　数据、数据库、数据字典编码标准化

第四条　医院信息系统数据技术规范要求。

1. 数据输入：提供数据输入准确、快速、完整性的操作手段，实现应用系统在数据源发生地一次性输入数据技术。

2. 数据共享：必须提供系统数据共享功能。

3. 数据通信：必须具备通过网络自动通信交换数据的功能，避免通过介质（软盘、磁带、光盘……）交换数据。

【案例 8-3】　　　　　　　　**数据分析发现异常**

A 医院审计中，审计人员分析项目价格数据库，对比 A 医院和所在省的项目价格明细，发现所在省的价格明细中的编码均为 9 位数，而 A 医院项目价格明细则存在很多 4 位数编码。审计人员访谈价格部门管理人员，有关人员解释是为了科室方便，将一些项目组合收费，每一个 4 位数的编码对应的是多个项目的组合。审计人员分析这种情况存在多收费的风险，即对患者的实际收费项目可能多于实

际的诊疗项目。审计人员要求 A 医院提供所在省卫生主管部门的批复,但是 A 医院未能提供。

A 医院的做法违反了以下规定。

《国家发展改革委 卫生部 国家中医药管理局关于规范医疗服务价格管理及有关问题的通知》(发改价格〔2012〕1170 号):"新版项目规范公布的医疗服务价格项目是各级各类非营利性医疗卫生机构提供医疗服务收取费用的项目依据,各地不得以任何形式进行分解。需合并、组合项目收费的,须经省级价格主管部门会同同级卫生行政主管部门按照有利于减轻患者费用负担的原则从严审批。"

【案例 8-4】 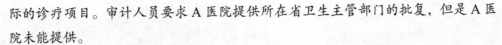 利用专家工作发现的价格问题

A 医院审计中,审计组聘请有关专家对价格政策执行情况、收费情况进行审计。专家调取了 2019 年、2020 年该医院上传至医保中心的全部医保结算信息及医院内部部分 HIS 数据,采取实地检查和数据分析相结合、重点科室检查和数据普查相结合的方式,对诊疗设备、诊疗项目使用情况进行检查并抽调部分病案检查发现疑点。相关专家根据现场检查情况,分析制定数据筛查规则,对违规疑点进行统计,发现定性定量问题 9 大类,共 40 项,违规金额 5 986 万元,其中包括超标准收费 1 209 万元、超量收费 609 万元、串换收费 508 万元、重复收费 621 万元、无依据收费 890 万元、过度检查违规收费 1 921 万元及其他违规收费。

以上每类违规涉及的人次数量巨大,高的甚至达几万人次甚至几十万人次。有些非专业人员能发现异常,如:超量收取住院诊查费,计价单位为日,筛选出收费次数大于住院天数数据;超量收取心电监测费,计价单位为小时,筛选出收费次数大于住院天数乘以 24 的数据;存在分解住院的情况,检查过程中,发现多名患者,多次当天出院,当天又办理入院的情况;有疑似挂床的情况,检查过程中,对一些病号多次实地查房均不在床;涉嫌虚记医疗费用,如手指点穴、运动疗法、红外线、电针和普通针刺等项目,病例中均无记录和体现相关部位、穴位和频次等。很多问题则需要专业人员利用医疗专业知识判断,如过度治疗、超过标准收费等。

第 9 章

公立医疗机构接受
捐赠资助审计

一、业务简介

接受社会捐赠是非营利性医疗机构比较普遍的业务，是一种自愿和无偿的公益行为。审计实践中发现，部分医疗机构存在以捐赠为名实际上进行有条件捐赠的问题，即在捐赠事项中违规捆绑药品、器械采购条件，实质上是医疗机构与捐赠方进行利益交换。医疗机构取得捐赠资产，捐赠方获取一定范围的药品、器械垄断销售权。这种做法既违反了捐赠无偿的原则，又违反了药品耗材集中采购、公平透明的规定。

二、审计依据

（一）有关法规

1.《中华人民共和国公益事业捐赠法》（中华人民共和国主席令第十九号）。

2.《卫生部关于加强卫生行业作风建设的意见》（卫办发〔2004〕130 号）。

3.《卫生部、国家中医药管理局关于加强公立医疗机构廉洁风险防控的指导意见》（卫办发〔2012〕61 号）。

4.《加强医疗卫生行风建设"九不准"》（国卫办发〔2013〕49 号）。

5.《卫生计生单位接受公益事业捐赠管理办法（试行）》（国卫财务发〔2015〕77 号）。

6.其他相关制度规定。

（二）关键条款

1.《中华人民共和国公益事业捐赠法》（中华人民共和国主席令第十九号）。

第四条 捐赠应当是自愿和无偿的，禁止强行摊派或者变相摊派，不得以捐赠为名从事营利活动。

第五条 捐赠财产的使用应当尊重捐赠人的意愿，符合公益目的，不得将捐赠财产挪作他用。

第六条 捐赠应当遵守法律、法规，不得违背社会公德，不得损害公共利益和其他公民的合法权益。

第七条 公益性社会团体受赠的财产及其增值为社会公共财产，受国家法律保护，任何单位和个人不得侵占、挪用和损毁。

第十二条 捐赠人可以与受赠人就捐赠财产的种类、质量、数量和用途等内容订立捐赠协议。捐赠人有权决定捐赠的数量、用途和方式。

捐赠人应当依法履行捐赠协议，按照捐赠协议约定的期限和方式将捐赠财产转移给受赠人。

第十六条 受赠人接受捐赠后，应当向捐赠人出具合法、有效的收据，将受赠财产登记造册，妥善保管。

第十七条 ……

公益性非营利的事业单位应当将受赠财产用于发展本单位的公益事业，不得挪作他用。

对于不易储存、运输和超过实际需要的受赠财产，受赠人可以变卖，所取得的全部收入，应当用于捐赠目的。

第十八条 受赠人与捐赠人订立了捐赠协议的，应当按照协议约定的用途使用捐赠财产，不得擅自改变捐赠财产的用途。如果确需改变用途的，应当征得捐赠人的同意。

第十九条 受赠人应当依照国家有关规定，建立健全财务会计制度和受赠财产的使用制度，加强对受赠财产的管理。

2.《卫生部、国家中医药管理局关于加强公立医疗机构廉洁风险防控的指导意见》（卫办发〔2012〕61号）。

四是实施诚信捐赠制度。供应商对医疗机构的自愿捐赠资助，必须按规定纳入医疗机构财务部门统一管理，捐赠资助不得附加任何影响公平竞争的条件，不得与采购商品（服务）挂钩，不得指向特定内部职能部门或个人。

3.《加强医疗卫生行风建设"九不准"》（国卫办发〔2013〕49号）。

为进一步加强医疗卫生行风建设，严肃行业纪律，促进依法执业、廉洁行医，针对医疗卫生方面群众反映强烈的突出问题，制定以下"九不准"。

四、不准违规接受社会捐赠资助

医疗卫生机构及行业协会、学会等社会组织应当严格遵守国家关于接受社会捐赠资助管理有关规定，接受社会捐赠资助必须以法人名义进行，捐赠资助财物必须由单位财务部门统一管理，严格按照捐赠协议约定开展公益非营利性业务活动。严禁医疗卫生机构内设部门和个人直接接受捐赠资助，严禁接受附有影响公平竞争条件的捐赠资助，严禁将接受捐赠资助与采购商品（服务）挂钩，严禁将捐赠资助资金用于发放职工福利，严禁接受企业捐赠资助出国（境）旅游或者变相旅游。

4.《卫生计生单位接受公益事业捐赠管理办法（试行）》（国卫财务发〔2015〕77号）。

第四条　卫生计生单位接受捐赠应当遵循以下原则：

（一）遵守国家法律法规；

（二）自愿无偿；

（三）符合公益目的；

（四）非营利性；

（五）法人单位统一接受和管理；

（六）勤俭节约，注重实效；

（七）信息公开，强化监管。

第六条　卫生计生单位不得接受以下捐赠：

（一）不符合国家法律法规规定；

（二）涉及商业营利性活动；

（三）涉嫌不正当竞争和商业贿赂；

（四）与本单位采购物品（服务）挂钩；

（五）附有与捐赠事项相关的经济利益、知识产权、科研成果、行业数据及信息等权利和主张；

（六）不符合国家有关质量、环保等标准和要求的物资；

（七）附带政治目的及其他意识形态倾向；

（八）损害公共利益和其他公民的合法权益；

（九）任何方式的索要、摊派或者变相摊派；

（十）承担政府监督执法任务机构，不得接受与监督执法工作有利害关系的捐赠。

第七条　卫生计生单位应当将接受捐赠和使用管理作为单位领导班子集体或内部民主议事会议研究决策事项。

第八条　卫生计生单位应当明确承担捐赠组织协调管理的牵头职能部门，负责管理日常事务（以下简称捐赠管理部门）。

第十条　捐赠人向卫生计生单位捐赠，应当由单位捐赠管理部门统一受理。卫生计生单位其他内部职能部门或个人一律不得直接接受。

第十一条　捐赠预评估是卫生计生单位收到捐赠人捐赠申请后，在接受捐赠前对捐赠项目开展的综合评估。卫生计生单位应当建立接受捐赠预评估制度。

第十二条　预评估重点内容：

（一）是否符合国家有关法律法规；

（二）是否符合卫生计生单位职责、宗旨、业务范围和活动领域；

（三）捐赠接受必要性；

（四）捐赠人背景、经营状况及其与本单位关系；

（五）捐赠实施可行性；

（六）捐赠用途是否涉及商业营利性活动；

（七）捐赠是否涉嫌不正当竞争和商业贿赂；

（八）捐赠方是否要求与捐赠事项相关的经济利益、知识产权、科研成果、行业数据及信息等权利和主张；

（九）捐赠物资质量、资质是否符合国家标准与要求等；

（十）是否附带政治目的及其他意识形态倾向；

（十一）是否损害公共利益和其他公民的合法权益；

（十二）卫生计生单位认为必要的其他内容。

第十三条　卫生计生单位捐赠管理部门应当会同单位财务、资产、审计等部门，以及相关业务部门，建立评估工作机制，及时对捐赠申请提出评估意见。

必要时，可以引入第三方机构及有关监管部门参与评估。

第十四条　捐赠预评估意见应当经卫生计生单位领导班子集体研究确定，或履行内部民主议事程序。

第十五条　卫生计生单位领导班子集体或内部民主议事会议确定意见应当及时书面通知捐赠人。

不予接受的捐赠，卫生计生单位应当向捐赠人解释和说明。

第十六条　卫生计生单位接受捐赠应当与捐赠人协商一致，自愿平等签订书面捐赠协议。捐赠协议由单位法定代表人或经法定代表人书面授权与捐赠人签订，并加盖受赠法人单位公章。

第十七条　书面捐赠协议应当明确以下内容：

（一）捐赠人、受赠人名称（姓名）和住所；

（二）捐赠财产的种类、数量、质量和价值，以及来源合法性承诺；

（三）捐赠意愿，明确用途或不限定用途；限定捐赠用途的，应当附明细预算或方案；

（四）捐赠财产管理要求；

（五）捐赠履行期限、地点和方式；

（六）捐赠双方的权利和义务；

（七）解决争议的方法；

（八）违约责任。

第十八条　用于卫生计生人员培训和培养、卫生计生领域学术活动和科学研究等方面的捐赠，捐赠人不得指定受赠单位具体受益人选。

第二十条　捐赠财产应当由受赠法人单位统一接受。

公益性社会团体分支（代表）机构经授权接受的捐赠收入应当缴入社会团体对应账户统一核算，不得截留。

第二十二条　接受货币方式捐赠，原则上应当要求捐赠人采用银行转账方式汇入受赠法人单位银行账户。

接受非货币方式捐赠，鼓励受赠单位委托第三方评估机构对非货币捐赠财产价值进行评估、确认或公证。

第二十三条　受赠单位接受捐赠，应当按照实际收到的货币金额或非货币性捐赠财产价值，开具财政部门统一印制并加盖受赠法人单位印章的公益事业捐赠票据，及时将捐赠票据送达捐赠人。

第二十六条　受赠单位财务部门应当建立健全捐赠财产财务管理制度，加强会计核算与财务管理。

第二十七条　受赠单位接受的捐赠财产应当全部纳入单位财务部门集中统一管理，单独核算。必要时，可以申请设置捐赠资金专用银行账户。

第二十八条　受赠单位财务部门应当及时按照书面捐赠协议对捐赠财产进行逐项核对、入账。

第二十九条　受赠单位接受的非货币性捐赠，财务部门应当会同资产管理部门、使用部门，按照捐赠协议验收无误后，入库登账，纳入单位资产统一管理。达到固定资产核算起点的，应当按照固定资产有关规定管理。

第三十条　受赠单位应当严格执行事业单位财务会计制度和民间非营利组织会计制度对接受捐赠财产的规定，确认捐赠财产价值，区分限定用途资产和非限定用途资产，真实、完整、准确核算。

第三十五条　货币捐赠使用遵循以下原则。

（一）捐赠协议限定用途的，受赠单位应当按照本单位职责、宗旨和捐赠协议约定内容，制订专项资金使用管理办法，参照国家有关财务规章制度，明确开支范围、开支标准和支出审核审批程序和权限等。

（二）捐赠协议未限定用途的，受赠单位应当按照本办法第五条规定的使用范围，结合本单位职责或宗旨开展公益活动，并严格执行单位统一的开支范围、开支标准和财务管理制度。

（三）受赠单位以政府名义接受未限定用途的货币资金，应当按照《财政部关于加强非税收入管理的通知》（财综〔2004〕53 号）要求，纳入政府非税收入管理，及时足额上缴同级国库。

（四）受赠单位不得支付与公益活动无关的费用。

（五）受赠单位重大项目安排和大额资金使用应当由单位领导班子集体或内部民主议事会议决定。

（六）受赠事业单位不得用捐赠财产提取管理费，不得列支工作人员工资福利等；受赠卫生计生行政部门和中医药管理部门业务主管的公益性社会团体和民办非企业单位，除捐赠协议约定外，不得用捐赠财产提取管理费和列支工作人员工资福利支出；受赠基金会相关支出应当符合《基金会管理条例》规定。

（七）受赠单位不得擅自扩大开支范围，提高开支标准。

（八）受赠单位应当厉行节约反对浪费，降低活动成本。

第三十六条　非货币捐赠财产使用遵循以下原则：

（一）捐赠协议限定用途的，受赠单位应当按照捐赠协议约定内容，制订财产使用管理办法，明确管理责任、使用范围和使用流程。

（二）捐赠协议未限定用途的，受赠单位应当按照本办法第五条规定的使用范围，结合本单位职责或宗旨开展公益活动，并严格执行本单位统一的资产管理规定，合理安排财产使用，提高使用效率。

（三）受赠单位不得用于开展非公益活动。

第三十七条　受赠单位接受的捐赠财产一般不得用于转赠其他单位，不得随意变卖处理。对确属不易储存、运输或者超过实际需要的物资，在征得捐赠人同意后可以处置，所取得的全部收入，应当用于捐赠目的。

第三十九条　受赠单位应当建立接受捐赠档案管理制度。对捐赠协议、方案、执行、审计和考评情况进行档案管理。

第四十条　受赠单位应当建立健全受赠信息公开工作制度，通过便于公众知晓的方式，真实、准确、及时、完整地向社会公开受赠相关信息，提高受赠使用和管理工作的透明度。

第四十一条　受赠单位应当向社会主动公开以下信息：

（一）捐赠接受管理制度；

（二）捐赠接受工作流程；

（三）捐赠管理部门及联系方式；

（四）受赠财产情况；

（五）受赠财产使用情况；

（六）受赠项目审计报告；

（七）受赠项目绩效评估结果；

（八）依照法律法规应当公开的其他信息。

第四十二条　受赠单位应当在规定时间公开受赠信息：

（一）每年 3 月 31 日前公布上一年度本单位受赠财产、财产使用和管理情况；

（二）受赠项目审计报告和绩效评估结果完毕后 30 个工作日内；

（三）捐赠协议约定的受赠信息社会公开时间；

（四）国家有关法规对信息公开的要求。

第四十三条　受赠单位应当在单位门户网站或当地主要新闻媒体等向社会公开受赠信息。

鼓励各级卫生计生行政部门和中医药管理部门建立统一的卫生计生公益事业捐赠信息平台。

三、应有的基本内部控制

（一）基本内部控制制度健全完善

卫生计生单位应制定与接受捐赠有关的内部控制制度。内部控制制度应符合有关法规规定，明确接受捐赠的原则和范围、接受捐赠业务流程、捐赠资产管理等内容，涵盖接受捐赠和资产管理的各个业务环节。

（二）归口管理

卫生计生单位应明确承担捐赠组织协调管理的牵头职能部门，负责管理日常事务（以下简称捐赠管理部门）。

捐赠人向卫生计生单位捐赠，应当由单位捐赠管理部门统一受理。卫生计生单位其他内部职能部门或个人一律不得直接接受捐赠。

（三）集体决策

卫生计生单位应当将接受捐赠和使用管理作为单位领导班子集体或内部民主议事会议研究决策事项。

（四）接受捐赠程序规范

1. 按规定进行捐赠预评估，对捐赠合法性、必要性、可行性、合规性等方面进行分析。

2. 多部门参与。捐赠管理部门会同单位财务、资产、审计等部门，以及相关业务部门，建立评估工作机制，及时对捐赠申请提出评估意见。

3. 签订捐赠协议，协议内容合规。

4. 捐赠财产应当由受赠法人单位统一接受。

（五）捐赠资产财务管理合规

捐赠财产应及时纳入财务账内核算。

（六）捐赠财产使用合规

尊重捐赠人意愿，严格按照本单位宗旨和捐赠协议约定开展公益非营利性业务活动，不得用于营利性活动。

捐赠资产的使用应纳入领导集体决策和民主议事会议，编制方案或计划，不得擅自改变捐赠财产用途。

（七）信息公开

受赠单位按规定在单位门户网站或当地主要新闻媒体等向社会公开受赠信息；信息公开的时间和内容合规。

（八）存在接受公众和捐赠人查询或质疑的机制

受赠单位应建立公众监督机制，通过设立独立的监督部门，设立投诉电话、邮箱等，接受公众对捐赠事项的查询或者质疑。

四、可能存在的风险

1. 没有制定关于捐赠资产的内部控制制度，或者有制度但不符合相关法规规定，或者有制度没有得到有效执行。

2. 对捐赠事宜没有明确部门或者岗位管理，导致对捐赠资产失去管理，造成捐赠资产去向不明或者损失浪费。

3. 捐赠事项管理不合规，如事前没有经过捐赠预评估；管理不规范，如捐赠不是由单位捐赠管理部门统一受理，而是由内部职能部门或个人直接接受；没有将接受捐赠和使用管理作为单位领导班子集体或内部民主议事会议研究决策事项。

4. 捐赠事项不合法。

（1）有条件捐赠，需要让渡给对方好处，如医院的药品器械采购销售权、资产使用权或者其他利益、资源，实质上涉嫌不正当竞争和商业贿赂。

（2）捐赠事项不符合国家法律法规规定。

（3）涉及商业营利性活动。

（4）与本单位采购物品（服务）挂钩。

（5）附有与捐赠事项相关的经济利益、知识产权、科研成果、行业数据及信息等权利和主张。

（6）捐赠不符合国家有关质量、环保等标准和要求的物资。

（7）附带政治目的及其他意识形态倾向。

（8）损害公共利益和其他公民的合法权益。

（9）任何方式的索要、摊派或者变相摊派。

5. 没有签订捐赠协议，或者协议不规范，内容不全面，一方或者双方没有盖章。

6. 接受捐赠没有纳入账内核算，且不能说清楚捐赠资产的去向，或者存在被贪污盗窃的情况。

7. 捐赠资产的使用不合规，没有按捐赠方的意愿或者协议规定使用，受赠单位用捐赠财产提取管理费，列支工作人员工资福利等。

8. 其他不合规事项。

五、审计内容

1. 与接受捐赠相关的内部控制制度是否健全。

2. 捐赠事项是否合规，有无影响药品、器材采购公平交易的情况，有无其他违规行为。

3. 对捐赠资产管理是否规范。

4. 以往审计发现问题的整改情况。

六、建议审计程序及审计方法

1. 阅读以前年度审计报告。

了解以前年度审计报告中是否反映了捐赠管理方面的问题。如果以前年度反映了有关问题，本次审计应该关注类似问题是否仍然存在。

2. 访谈捐赠管理部门有关人员。

访谈捐赠管理部门有关人员，了解捐赠事务负责部门、岗位、流程、管理情况；了解近年来主要捐赠事项、捐赠资产使用情况及成效；了解档案管理情况，并取得与捐赠事项有关的档案；了解内部控制制度情况，并取得有关内部控制制度。

3. 分析相关资料。

（1）审核内部控制制度，检查内容是否全面，是否符合国家有关制度规定，是否具体可执行。

（2）审阅捐赠事项相关档案，分析捐赠事项管理流程是否符合内部控制制度规定，是否经过集体决策、预评估、签订协议、捐赠资产验收入账、按合同使用等程序。

（3）检查捐赠协议，分析有关协议内容是否全面、是否合法合规，捐赠资产是否验收入账，使用是否符合捐赠方意愿、合规，有无贪污盗窃或者浪费情况。

（4）取得或者编制捐赠合同及资产明细表，与合同、入账资料核对，检查是否全部入账，财务管理是否合规。

（5）检查与捐赠事项有关的会议记录，了解决策情况，确认会议纪要记录的受赠内容是否体现在捐赠资产明细表中，对比会计记录、捐赠事项明细与捐赠明细账，判断捐赠资产是否全部入账。

（6）在其他审计内容中关注有无涉及捐赠的事项，捐赠事项、过程是否合规。

4. 检查与捐赠单位的其他交易情况，分析评价其他交易是否公平合规。

5. 对尚未使用的捐赠资产盘点，关注资产质量情况，有无闲置过期情况，有无资产账存实无情况。

6. 了解捐赠业务的信息公开渠道，到被审计单位的门户网站、有关新闻媒体检查信息公开情况，检查公开内容是否全面、合规，是否所有的捐赠事项都按规定公开。

7. 其他相关审计程序。

七、审计案例

【案例 9-1】 　　有条件捐赠，与器材采购捆绑，影响公平交易

A 医院审计中，审计人员发现会议记录中多次提到 A 医院与 XXX 公司和 YYY 公司谈判，谈判内容为 XXX 公司和 YYY 公司为医院捐赠医院需要的设备，医院则分配给公司一定比例的药品供货权。审计人员索取并检查了有关合同，A 医院与多家公司签订多份类似合同，合同主要内容如下。

1.XXX 公司和 YYY 公司以捐赠的方式共同出资为 A 医院建设静脉用药调配中心（或者提供某设备）。

2.有关捐赠通过某福利基金会进行（采用通过某福利基金会无偿捐赠的方式）。

3.A 医院须在双方约定的时间内使用 XXX 公司和 YYY 公司配送的药品，不得随意更换其他厂家同种药品。

4.XXX 公司与 YYY 公司提供的药品要达到 A 医院药品使用总量的 ××%。

5.XXX 公司与 YYY 公司分配方案及分配方案执行日期：××××年6月1日至××××年5月31日。

审计人员检查了捐赠协议，发现这些捐赠协议都是与某福利基金会签订的，协议的内容都执行了有关法规自愿无偿、符合公益目的、非营利性、法人单位统一接受和管理等原则，如果不看会议记录，只从协议本身来看，不可能发现违法违规之处。

审计人员统计了 A 医院财务账从 XXX 公司与 YYY 公司采购的有关药品总量，占到当期同类药品总量的 60% 以上，金额合计 ×× 万元。

A 医院以上捐赠事项，实质上是 A 医院以接受 XXX 公司与 YYY 公司捐赠的

名义，出让了医院的药品采购权，违反了捐赠的自愿无偿、符合公益目的、非营利性等原则，捐赠涉嫌不正当竞争和商业贿赂。

审计人员检查了与以上捐赠事项的操作流程有关的资料，发现 A 医院捐赠管理部门没有会同单位财务、资产、审计等部门对捐赠事项的合法合规性进行评估。

审计人员检查捐赠资产财务入账情况，发现受赠的设备没有入账，有关人员说不出来设备的去向，存在设备被非法侵占的风险。

审计人员进一步检查与捐赠事项有关的信息公开情况，发现信息公开的捐赠方不是 XXX 公司与 YYY 公司，而是某福利基金会。

A 医院捐赠事项违反了以下规定。

《卫生部、国家中医药管理局关于加强公立医疗机构廉洁风险防控的指导意见》（卫办发〔2012〕61 号）："四是实施诚信捐赠制度。供应商对医疗机构的自愿捐赠资助，必须按规定纳入医疗机构财务部门统一管理，捐赠资助不得附加任何影响公平竞争的条件，不得与采购商品（服务）挂钩，不得指向特定内部职能部门或个人。"

《加强医疗卫生行风建设"九不准"》（国卫办发〔2013〕49 号）："四、不准违规接受社会捐赠资助……严禁接受附有影响公平竞争条件的捐赠资助，严禁将接受捐赠资助与采购商品（服务）挂钩，……"

《卫生计生单位接受公益事业捐赠管理办法（试行）》（国卫财务发〔2015〕77 号）："卫生计生单位不得接受以下捐赠：（一）不符合国家法律法规规定；（二）涉及商业营利性活动；（三）涉嫌不正当竞争和商业贿赂；（四）与本单位采购物品（服务）挂钩；……（九）任何方式的索要、摊派或者变相摊派。"

审计人员通过会议记录发现被审计人院长王一积极引导参会人员探索捐赠及利益分配方案，对以上有条件捐赠的问题起到主导作用，所以，院长王一应负直接责任。

【案例 9-2】 **捐赠资产无人管理，可能造成损失浪费**

A 医院审计中，审计人员访谈有关人员，了解到捐赠资产没有明确部门管理，没有明确管理制度，没有人说清楚审计期间有过几次捐赠及捐赠资产的管理情况和用途；据有关人员反映，捐赠的资产堆在库房中，没有人关注现状。审计人员现场检查发现，堆在库房中的药品、器械等，没有台账管理，与捐赠合同无法对应，无法确定捐赠方是否将全部捐赠资产交付完毕，受赠方是否使用、使用是否符合协议等。

审计人员将库房中堆着的药品、器材与财务账面记录核对，发现实物中存在的很多物品，账面没有记录，说明有些捐赠物资没有进行财务入账，至于有多少没有入账，因为没有台账等其他辅助记录，无法确定。

审计人员进一步检查药品的有效期，发现大部分药品已过期，已经造成损失浪费。

审计人员进一步了解与捐赠事务有关的集体决策、信息公开情况，有关人员反映，均没有进行，并且也不知道按规定应该怎样管理。

该医院对捐赠资产的管理，已经造成了损失浪费，违反了《卫生计生单位接受公益事业捐赠管理办法（试行）》（国卫财务发〔2015〕77号）有关归口管理、财务管理、集体决策、使用管理、信息公开等规定。（具体条款略，审计实践中，底稿应明确违反规定的具体条款。）

【案例9-3】 **捐赠资产没有入账，存在被侵占挪用的风险**

A医院审计中，审计人员在访谈有关人员的过程中，就捐赠事项询问有关管理人员，有关管理人员反映不是由自己负责的，具体由哪个部门负责不清楚；另外，A医院捐赠事项很少，没有专门设立部门和岗位管理捐赠事项。

审计人员在审阅会议记录的过程中发现多次讨论到外部捐赠事项，捐赠的财物有货币资金、药品、器械。审计人员对会议记录中的捐赠物资进行了清理，列了明细，请财务人员提供入账凭证资料，但是财务人员并不了解有关的情况，说明财务没有入账。

审计人员进一步访谈了有关会议的参与人员，了解到，有关捐赠都直接拨给科室，在医疗过程中使用，至于哪个科室拨了多少，则没有记录。

审计人员进一步追踪科室对这些捐赠物资的使用情况，科室有关管理人员反映，这些物资与科室平时的节余物资放在一起，没有台账管理，时间久了，无法区分哪些是科室的节余物资，哪些是捐赠物资。

该医院对捐赠资产的管理，已经造成了损失浪费，违反了《卫生计生单位接受公益事业捐赠管理办法（试行）》（国卫财务发〔2015〕77号）有关归口管理、财务管理、集体决策、使用管理、信息公开等一系列规定（具体条款略，实际编制底稿时应该详细列举所违反的规定条款）。

第 10 章

医务人员薪酬与考核审计

一、业务简介

医药卫生体制改革的主要目标是让人民群众治得起病，吃得起药，减轻医疗卫生负担。所以，非营利性医疗卫生机构的薪酬制度与一般企业不同，虽然也执行绩效工资制度，但是，绩效调控的方向是不能让医疗机构工作人员的个人收入与医院收入、药品耗材收入、检查收入等挂钩。

非营利性医疗机构实行绩效工资制度，主管部门核定绩效工资总量；公立医疗机构在核定的绩效工资总量内根据考核结果自主分配绩效工资。

公立医院主要领导的绩效工资，在人力资源社会保障、财政部门核定的绩效工资总量范围内，由主管部门根据对主要领导的考核结果统筹考虑确定。严禁把医务人员个人收入与公立医院的药品和检查收入挂钩，严禁将院长收入与医院的经济收入直接挂钩。

二、审计依据

（一）有关法规

1.《关于城镇医疗机构分类管理的实施意见》（卫医发〔2000〕233 号）。

2.《卫生部关于加强卫生行业作风建设的意见》（卫办发〔2004〕130 号）。

3.《事业单位工作人员收入分配制度改革方案》（国人部发〔2006〕56 号）。

4.《中共中央国务院关于深化医药卫生体制改革的意见》。

5.《关于公共卫生与基层医疗卫生事业单位实施绩效工资的指导意见》（人社部发〔2009〕182 号）。

6.《"十二五"期间深化医药卫生体制改革规划暨实施方案》（国发〔2012〕11 号）。

7.《加强医疗卫生行风建设"九不准"》(国卫办发〔2013〕49号)。

8.《关于加强医疗卫生机构统方管理的规定》(国卫纠发〔2014〕1号)。

9.《国务院办公厅关于全面推开县级公立医院综合改革的实施意见》(国办发〔2015〕33号)。

10.《国务院办公厅关于城市公立医院综合改革试点的指导意见》(国办发〔2015〕38号)。

11.《国务院深化医药卫生体制改革领导小组关于进一步推广深化医药卫生体制改革经验的若干意见》。

12.《人力资源社会保障部财政部国家卫生计生委国家中医药管理局关于开展公立医院薪酬制度改革试点工作的指导意见》(人社部发〔2017〕10号)。

13.《国务院办公厅关于建立现代医院管理制度的指导意见》(国办发〔2017〕67号)。

14.《国务院办公厅关于加强三级公立医院绩效考核工作的意见》(国办发〔2019〕4号)。

15.《关于加强二级公立医院绩效考核工作的通知》(国卫办医发〔2019〕23号)。

16.《国家三级公立医院绩效考核操作手册(2019版)》(国卫办医函〔2019〕492号)。

17.《国务院办公厅关于印发深化医药卫生体制改革2021年重点工作任务的通知》(国办发〔2021〕20号)。

(二)关键条款

1.《关于城镇医疗机构分类管理的实施意见》(卫医发〔2000〕233号)。

2.规范非营利性医疗机构职工工资等收入的分配办法。政府举办的非营利性医疗机构可在执行事业单位工资制度和工资政策的基础上,根据**国家核定的工资总额,自主确定各类人员的内部分配办法**;其他非营利性医疗机构在坚持工资总额增长幅度低于经济效益增长幅度,职工实际平均工资增长幅度低于本单位劳动生产率增长幅度原则的前提下,确定工资分配办法。要将管理要素、技术要素、责任要素等纳入分配因素确定岗位工资,按岗定酬,并将工资待遇计入医疗服务成本。

2.《卫生部关于加强卫生行业作风建设的意见》(卫办发〔2004〕130号)。

1.医疗机构和科室不准实行药品、仪器检查、化验检查及其他医学检查等开单提成办法。

2.医疗机构的一切财务收支应由财务部门统一管理,内部科室取消与医务人员收入分配直接挂钩的经济承包办法,不准设立小金库。

3.《事业单位工作人员收入分配制度改革方案》(国人部发〔2006〕56号)。

二、改革的基本内容

（一）建立岗位绩效工资制度

事业单位实行岗位绩效工资制度。岗位绩资工资由岗位工资、薪级工资、绩效工资和津贴补贴四部分组成，其中岗位工资和薪级工资为基本工资。

1. 岗位工资。

岗位工资主要体现工作人员所聘岗位的职责和要求。事业单位岗位分为专业技术岗位、管理岗位和工勤技能岗位。专业技术岗位设置13个等级，管理岗位设置10个等级，工勤技能岗位分为技术工岗位和普通工岗位，技术工岗位设置5个等级，普通工岗位不分等级。不同等级的岗位对应不同的工资标准（附表一至附表三）。工作人员按所聘岗位执行相应的岗位工资标准。

2. 薪级工资。

薪级工资主要体现工作人员的工作表现和资历。对专业技术人员和管理人员设置65个薪级，对工人设置40个薪级，每个薪级对应一个工资标准（附表一至附表三）。对不同岗位规定不同的起点薪级。工作人员根据工作表现、资历和所聘岗位等因素确定薪级，执行相应的薪级工资标准。

3. 绩效工资。

绩效工资主要体现工作人员的实绩和贡献。国家对事业单位绩效工资分配进行总量调控和政策指导。事业单位在核定的绩效工资总量内，按照规范的程序和要求，自主分配。

事业单位实行绩效工资后，取消现行年终一次性奖金，将一个月基本工资的额度以及地区附加津贴纳入绩效工资。

4. 津贴补贴。

事业单位津贴补贴，分为艰苦边远地区津贴和特殊岗位津贴补贴。

艰苦边远地区津贴主要是根据自然地理环境、社会发展等方面的差异，对在艰苦边远地区工作生活的工作人员给予适当补偿。艰苦边远地区的事业单位工作人员，执行国家统一规定的艰苦边远地区津贴制度。执行艰苦边远地区津贴所需经费，属于财政支付的，由中央财政负担。

特殊岗位津贴补贴主要体现对事业单位苦、脏、累、险及其他特殊岗位工作人员的政策倾斜。国家对特殊岗位津贴补贴实行统一管理。

（二）实行工资分类管理。

对从事公益服务的事业单位，根据其功能、职责和资源配置等不同情况，实行工资分类管理。基本工资执行国家统一的政策和标准，绩效工资根据单位类型实行不同的管理办法。

4.《中共中央国务院关于深化医药卫生体制改革的意见》。

改革人事制度，完善分配激励机制，推行聘用制度和岗位管理制度，严格工资总额管理，实行以服务质量及岗位工作量为主的综合绩效考核和岗位绩效工资制度，有效调动医务人员的积极性。

5.《关于公共卫生与基层医疗卫生事业单位实施绩效工资的指导意见》（人社部发〔2009〕182号）。

一、实施范围和时间

按国家规定执行事业单位岗位绩效工资制度的公共卫生与基层医疗卫生事业单位正式工作人员，自2009年10月1日起实施绩效工资。

三、绩效工资总量和水平的核定

（一）公共卫生与基层医疗卫生事业单位绩效工资总量由相当于单位工作人员上年度12月份基本工资的额度和规范后的津贴补贴构成。绩效工资水平由县级以上人民政府人力资源社会保障、财政部门按照与当地事业单位工作人员平均工资水平相衔接的原则核定，各地结合本地实际确定具体核定办法。

（二）县级以上人力资源社会保障、财政部门综合考虑单位类别、人员结构、岗位设置、事业发展、经费来源等因素，核定本级政府有关部门所属公共卫生与基层医疗卫生事业单位的绩效工资总量。在人力资源社会保障、财政部门核定的绩效工资总量内，单位主管部门核定所属公共卫生与基层医疗卫生事业单位的绩效工资总量，并报同级政府人力资源社会保障、财政部门备案。

（三）公共卫生与基层医疗卫生事业单位绩效工资总量核定后，原则上当年不作调整。确因机构、人员和工作任务发生重大变化等特殊情况需要调整的，须报同级人力资源社会保障、财政部门批准。

四、绩效工资分配

（一）绩效工资分为基础性绩效工资和奖励性绩效工资两部分。基础性绩效工资主要体现地区经济发展、物价水平、岗位职责等因素，在绩效工资中所占比重为60%~70%，一般按月发放。奖励性绩效工资主要体现工作量和实际贡献等因素，根据考核结果发放，可采取灵活多样的分配方式和办法。根据实际情况，在绩效工资中可设立岗位津贴和综合目标考核奖励等项目。

（二）充分发挥绩效工资分配的激励导向作用。卫生部门要制定绩效考核办法，加强对公共卫生与基层医疗卫生事业单位内部考核的指导。公共卫生与基层医疗卫生事业单位要完善内部考核制度，根据专业技术、管理、工勤等岗位的不同特点，实行分类考核。根据考核结果，在分配中坚持多劳多得，优绩优酬，重点向关键岗位、业务骨干和作出突出成绩的工作人员倾斜。其中，公共卫生事业单位内部绩效工资分配，应向承担疾病防治、突发公共卫生事件处置与救治、环境恶劣的现场（实验室）工作等任务的岗位倾斜；基层医疗卫生事业单位内部绩效工资分配，应向承担公共卫生服务和临床一线工作任务的岗位倾斜。

（三）公共卫生与基层医疗卫生事业单位制定绩效工资分配办法要充分发扬民主，广泛征求职工意见。分配办法由单位领导班子集体研究后，报单位主管部门批准，并在本单位公开。

（四）公共卫生与基层医疗卫生事业单位**主要领导的绩效工资，在人力资源社会保障、财政部门核定的绩效工资总量范围内，由主管部门根据对主要领导的考核结果统筹考虑确定。单位主要领导与本单位工作人员的绩效工资水平，要保持合理的关系。**

五、相关政策

（四）实施绩效工资后，公共卫生与基层医疗卫生事业单位不得在核定的绩效工资总量外自行发放任何津贴补贴或奖金，不得突破核定的绩效工资总量，不得违反规定的程序和办法进行分配。对违反政策规定的，坚决予以纠正，并进行严肃处理。

六、经费保障与财务管理

（三）公共卫生与基层医疗卫生事业单位绩效工资经费应专款专用，按照《财政部关于印发〈行政事业单位工资和津贴补贴有关会计核算办法〉的通知》（财库〔2006〕48 号）规定，加强会计核算管理。**绩效工资应以银行卡的形式发放，原则上不得发放现金。**单位工会经费、集体福利费和其他专项经费要严格按照现行财务会计制度规定的开支范围使用和核算。

6.《"十二五"期间深化医药卫生体制改革规划暨实施方案》（国发〔2012〕11 号）。

（五）建立现代医院管理制度。探索建立理事会等多种形式的公立医院法人治理结构，明确理事会与院长职责，公立医院功能定位、发展规划、重大投资等权力由政府办医机构或理事会行使。建立院长负责制和任期目标责任考核制度，落实公立医院用人自主权，实行按需设岗、竞聘上岗、按岗聘用、合同管理，推进公立医院医务人员养老等社会保障服务社会化。建立以公益性质和运行效率为核心的公立医院绩效考核体系，健全以服务质量、数量和患者满意度为核心的内部分配机制，提高人员经费支出占业务支出的比例，提高医务人员待遇，院长及医院管理层薪酬由政府办医机构或授权理事会确定。**严禁把医务人员个人收入与医院的药品和检查收入挂钩；**完善公立医院财务核算制度，加强费用核算和控制。

7.《加强医疗卫生行风建设"九不准"》（国卫办发〔2013〕49 号）。

为进一步加强医疗卫生行风建设，严肃行业纪律，促进依法执业、廉洁行医，针对医疗卫生方面群众反映强烈的突出问题，制定以下"九不准"。

一、不准将医疗卫生人员个人收入与药品和医学检查收入挂钩

医疗卫生机构应当结合深化医改建立科学的医疗绩效评价机制和内部分配激励机制。严禁向科室或个人下达创收指标，严禁将医疗卫生人员奖金、工资等收入与药品、医学检查等业务收入挂钩。

二、不准开单提成

医疗卫生机构应当通过综合目标考核，提高医疗服务质量和效率。严禁医疗卫生机构在药品处方、医学检查等医疗服务中实行开单提成的做法，严禁医疗卫生人员通过介绍患者到其他单位检查、治疗或购买医药产品等收取提成。

8.《关于加强医疗卫生机构统方管理的规定》（国卫纠发〔2014〕1号）。

第十条　医疗卫生机构不得将医疗卫生人员收入与药品、医用耗材用量挂钩。医疗卫生人员及科室使用药品、医用耗材用量统计不得用于开单提成。

9.《国务院办公厅关于全面推开县级公立医院综合改革的实施意见》（国办发〔2015〕33号）。

（九）建立科学的县级公立医院绩效考核制度。根据国家关于医疗卫生机构绩效评价的指导性文件，以公益性质和运行绩效为核心，突出功能定位、公益性职责履行、合理用药、费用控制、运行效率和社会满意度等考核指标，开展县级公立医院绩效考核。引入第三方评估，提升考核的客观公正性。考核结果及时向社会公开，并与财政补助、医保支付、工资总额以及院长薪酬、任免、奖惩等挂钩。强化县级公立医院管理委员会等政府办医机构对院长的激励约束，强化院长年度和任期目标管理，建立问责机制，**严禁将院长收入与医院的经济收入直接挂钩。**

（二十三）合理确定医务人员薪酬水平。根据医疗行业培养周期长、职业风险高、技术难度大、责任担当重等特点，国家有关部门要加快研究制定符合医疗卫生行业特点的薪酬改革方案。在方案出台前，各县（市）可先行探索制定县级公立医院绩效工资总量核定办法，着力体现医务人员技术劳务价值，合理确定医务人员收入水平，并建立动态调整机制。完善绩效工资制度，医院通过科学的绩效考核自主进行收入分配，做到多劳多得、优绩优酬，重点向临床和公共卫生一线、业务骨干、关键岗位和有突出贡献的人员倾斜，合理拉开收入差距。**严禁给医务人员设定创收指标，严禁将医务人员收入与医院的药品、检查、治疗等收入挂钩。**

10.《国务院办公厅关于城市公立医院综合改革试点的指导意见》（国办发〔2015〕38号）。

（七）建立以公益性为导向的考核评价机制。卫生计生行政部门或专门的公立医院管理机构制定绩效评价指标体系，突出功能定位、职责履行、费用控制、运行绩效、财务管理、成本控制和社会满意度等考核指标，定期组织公立医院绩效考核以及院长年度和任期目标责任考核，考核结果向社会公开，并与医院财政补助、医保支付、工资总额以及院长薪酬、任免、奖惩等挂钩，建立激励约束机制。

（十八）强化医务人员绩效考核。公立医院负责内部考核与奖惩，突出岗位工作量、服务质量、行为规范、技术能力、医德医风和患者满意度，将考核结果与医务人员的岗位聘用、职称晋升、个人薪酬挂钩。完善公立医院用药管理，严格控制高值医用耗材的不合理使用。**严禁给医务人员设定创收指标，医务人员个人薪酬不得与医院的药品、耗材、大型医学检查等业务收入挂钩。**

11.《国务院深化医药卫生体制改革领导小组关于进一步推广深化医药卫生体制改革经验的若干意见》。

16. 推进薪酬制度改革。地方可结合实际，按有关规定合理确定公立医院薪酬水平，逐步提高人员经费支出占业务支出的比例。对工作时间之外劳动较多、高层次医疗人才集聚、公益目标任务繁重、开展家庭医生签约服务的公立医疗机构，在核定绩效工资总量时予以倾斜。加强对医务人员的长期激励，建立以公益性为导向的绩效考核机制，薪酬在保持现有水平的基础上实现适度增长。**公立医疗机构在核定的绩效工资总量内根据考核结果自主分配绩效工资。**薪酬总量核定和个人绩效工资分配不与医疗机构的药品、耗材、大型医学检查等业务收入挂钩，薪酬分配体现岗位的技术含量、风险、贡献等，严禁给医务人员设定创收指标。基层医疗卫生机构可按照财务制度规定在核定的收支结余中提取职工福利基金和奖励基金。

12.《国务院办公厅关于建立现代医院管理制度的指导意见》（国办发〔2017〕67 号）。

二、完善医院管理制度

（五）健全人力资源管理制度。建立健全人员聘用管理、岗位管理、职称管理、执业医师管理、护理人员管理、收入分配管理等制度。在岗位设置、收入分配、职称评定、管理使用等方面，对编制内外人员统筹考虑。公立医院在核定的薪酬总量内进行自主分配，体现岗位差异，兼顾学科平衡，做到多劳多得、优绩优酬。按照有关规定，医院可以探索实行目标年薪制和协议薪酬。**医务人员薪酬不得与药品、卫生材料、检查、化验等业务收入挂钩。**

（七）健全绩效考核制度。将政府、举办主体对医院的绩效考核落实到科室和医务人员，对不同岗位、不同职级医务人员实行分类考核。建立健全绩效考核指标体系，围绕办院方向、社会效益、医疗服务、经济管理、人才培养培训、可持续发展等方面，突出岗位职责履行、工作量、服务质量、行为规范、医疗质量安全、医疗费用控制、医德医风和患者满意度等指标。**严禁给医务人员设定创收指标。将考核结果与医务人员岗位聘用、职称晋升、个人薪酬挂钩。**

三、建立健全医院治理体系

（一）明确政府对公立医院的举办职能。积极探索公立医院管办分开的多种有效实现形式，统筹履行政府办医职责。政府行使公立医院举办权、发展权、重大事项决策权、资产收益权等，审议公立医院章程、发展规划、重大项目实施、收支预算等。制定区域卫生规划和医疗机构设置规划，合理控制公立综合性医院数量和规模。全面落实对符合区域卫生规划的公立医院投入政策，细化落实对中医医院（含民族医院）的投入倾斜政策,逐步偿还和化解符合条件的公立医院长期债务。逐步建立以成本和收入结构变化为基础的医疗服务价格动态调整机制。在地方现有编制总量内,确定公立医院编制总量,逐步实行备案制。按照中央组织部公立医院领导人员管理有关规定,选拔任用公立医院领导人员。**逐步取消公立医院的行政级别,各级卫生计生行政部门(含中医药管理部门,下同)负责人一律不得兼任公立医院领导职务。建立适应医疗行业特点的薪酬制度,着力体现医务人员技术劳务价值。建立以公益性为导向的考核评价机制,定期组织公立医院绩效考核以及院长年度和任期目标责任考核,考核结果与财政补助、医保支付、绩效工资总量以及院长薪酬、任免、奖惩等挂钩。**

13.《国务院办公厅关于加强三级公立医院绩效考核工作的意见》(国办发〔2019〕4号)。

一、总体要求

(二)基本原则。

坚持公益性导向,提高医疗服务效率。以满足人民群众健康需求为出发点和立足点,服务深化医药卫生体制改革全局。改革完善公立医院运行机制和医务人员激励机制,实现社会效益和经济效益、当前业绩和长久运营、保持平稳和持续创新相结合。强化绩效考核导向,推动医院落实公益性,实现预算与绩效管理一体化,提高医疗服务能力和运行效率。

坚持属地化管理,做好国家顶层设计。国家制定统一标准、关键指标、体系架构和实现路径,以点带面,抓住重点,逐级考核,形成医院管理提升的动力机制。各省份按照属地化管理原则,结合经济社会发展水平,对不同类别医疗机构设置不同指标和权重,提升考核的针对性和精准度。

坚持信息化支撑,确保结果真实客观。通过加强信息系统建设,提高绩效考核数据信息的准确性,保证关键数据信息自动生成、不可更改,确保绩效考核结果真实客观。根据医学规律和行业特点,发挥大数据优势,强化考核数据分析应用,提升医院科学管理水平。

(三)工作目标。

通过绩效考核,推动三级公立医院在发展方式上由规模扩张型转向质量效益型,在管理模式上由粗放的行政化管理转向全方位的绩效管理,促进收入分配更科学、更公平,实现效率提高和质量提升,促进公立医院综合改革政策落地见效。2019年,在全国启动三级公立医院绩效考核工作,绩效考核指标体系、标准化支撑体系、国家级和省级绩效考核信息系统初步建立,探索建立绩效考核结果运用机制。到2020年,基本建立较为完善的三级公立医院绩效考核体系,三级公立医院功能定位进一步落实,内部管理更加规范,医疗服务整体效率有效提升,分级诊疗制度更加完善。

二、指标体系

三级公立医院绩效考核指标体系由医疗质量、运营效率、持续发展、满意度评价等4 个方面的指标构成。国家制定《三级公立医院绩效考核指标》（见附件）供各地使用，同时确定部分指标作为国家监测指标。各地可以结合实际，适当补充承担政府指令性任务等部分绩效考核指标。

（一）医疗质量。提供高质量的医疗服务是三级公立医院的核心任务。通过医疗质量控制、合理用药、检查检验同质化等指标，考核医院医疗质量和医疗安全。通过代表性的单病种质量控制指标，考核医院重点病种、关键技术的医疗质量和医疗安全情况。通过预约诊疗、门急诊服务、患者等待时间等指标，考核医院改善医疗服务效果。

（二）运营效率。运营效率体现医院的精细化管理水平，是实现医院科学管理的关键。通过人力资源配比和人员负荷指标考核医疗资源利用效率。通过经济管理指标考核医院经济运行管理情况。通过考核收支结构指标间接反映政府落实办医责任情况和医院医疗收入结构合理性，推动实现收支平衡、略有结余，有效体现医务人员技术劳务价值的目标。通过考核门诊和住院患者次均费用变化，衡量医院主动控制费用不合理增长情况。

（三）持续发展。人才队伍建设与教学科研能力体现医院的持续发展能力，是反映三级公立医院创新发展和持续健康运行的重要指标。主要通过人才结构指标考核医务人员稳定性，通过科研成果临床转化指标考核医院创新支撑能力，通过技术应用指标考核医院引领发展和持续运行情况，通过公共信用综合评价等级指标考核医院信用建设。

（四）满意度评价。医院满意度由患者满意度和医务人员满意度两部分组成。患者满意度是三级公立医院社会效益的重要体现，提高医务人员满意度是医院提供高质量医疗服务的重要保障。通过门诊患者、住院患者和医务人员满意度评价，衡量患者获得感及医务人员积极性。

三、支撑体系

（一）提高病案首页质量。三级公立医院要加强以电子病历为核心的医院信息化建设，按照国家统一规定规范填写病案首页，加强临床数据标准化、规范化管理。各地要加强病案首页质量控制和上传病案首页数据质量管理，确保考核数据客观真实。

（二）统一编码和术语集。2019 年 3 月底前，国家卫生健康委推行全国统一的疾病分类编码、手术操作编码和医学名词术语集。国家中医药局印发全国统一的中医病证分类与代码和中医名词术语集。2019 年 8 月底前，各地组织三级公立医院完成电子病历的编码和术语转换工作，全面启用全国统一的疾病分类编码、手术操作编码、医学名词术语。

（三）完善满意度调查平台。国家建立公立医院满意度管理制度，根据满意度调查结果，不断完善公立医院建设、发展和管理工作。2019 年 3 月底前，全国三级公立医院全部纳入国家卫生健康委满意度调查平台。各地要应用国家卫生健康委满意度调查平台，将调查结果纳入三级公立医院绩效考核。

（四）建立考核信息系统。2019 年 3 月底前，国家卫生健康委建立全国三级公立医院绩效考核信息系统。2019 年 6 月底前，各省份建立省级绩效考核信息系统，与全国三级公立医院绩效考核信息系统互联互通，以数据信息考核为主，必要现场复核为辅，利用"互联网＋考核"的方式采集客观考核数据，开展三级公立医院绩效考核工作。

14.《国家三级公立医院绩效考核操作手册（2019 版）》（国卫办医函〔2019〕492 号）。以手册的形式，详细规定了各项考核指标、指标内涵等。

三、应有的基本内部控制

（一）基本内部控制制度健全完善

制定绩效考核与薪酬分配方面的政策和制度，绩效考核指标符合国家相关规定，绩效考核与薪酬分配结果挂钩。

（二）绩效考核

1.设立专门的绩效考核部门或者岗位进行绩效考核工作，绩效考核结果与绩效工资直接挂钩。

2.绩效考核指标符合国家相关规定。

3.按规定开发建立绩效考核信息系统，实现与所在省绩效考核信息系统、全国公立医院绩效考核信息系统互联互通，确保绩效考核数据信息的准确性，保证关键数据信息自动生成、不可更改，确保绩效考核结果真实客观。

（三）绩效工资分配

绩效工资分配与考核结果挂钩；有明确的绩效工资计算方法，按统一计算方法计算；公开公平透明，对于科室分配的部分，科室的绩效考核和分配方案应经科室内集体讨论通过，并在科室内公示。

（四）工资表编制

人力资源部门根据考核情况、考勤情况及其他相关信息编制工资表。

（五）工资发放

财务部门以转账方式发放工资；对于科室二次分配的部分，应该由有关科室提供分配计算过程及结果，由财务部门统一发放。

四、可能存在的风险

1.没有薪酬分配方面的管理制度，没有符合国家相关规定的绩效考核制度，薪酬分配没有与绩效考核结果挂钩。

2. 没有明确的薪酬分配政策；或者分配政策符合国家有关政策，但是实际没有得到执行。

3. 实际执行绩效工资分配与医疗机构的药品、耗材、大型医学检查等业务收入挂钩的分配政策，或给医务人员设定创收指标，按指标完成情况核定绩效工资。

4. 存在向科室或个人下达创收指标，医务人员工资、奖金、收入分配与创收指标完成情况挂钩的情况。

5. 科室二次分配没有纳入财务部门统一管理，分配不透明、不公平，甚至形成小金库，或存在其他廉政廉洁风险。

6. 科室没有明确的分配政策，或者分配政策不符合有关政策规定，与医务人员创收、药品、耗材、检查收入等挂钩。

7. 存在绩效工资以现金发放的情况，没有资金流动痕迹，无法确定员工是否收到相关绩效工资。

8. 突破核定的工资总额，或者在核定的绩效工资总量外，巧立名目，自行发放津贴补贴或奖金。

9. 单位工会经费、集体福利费和其他专项经费没有严格按照现行财务会计制度规定的开支范围使用和核算，存在列支职工薪酬的情况。

10. 主要领导实际薪酬总额超过主管部门核定的金额，或者与医院经济收入挂钩。

11. 其他问题导致的风险。

五、审计内容

1. 内部控制制度是否健全，内部分配办法是否符合国家有关规定，是否存在将医务人员收入与医疗服务收入、药品耗材销售额挂钩的情况。

2. 医疗机构的薪酬政策是否执行国家政策规定。

3. 关于薪酬事项的财务管理和会计核算是否规范，有无实际上是薪酬支出没有纳入"应付职工薪酬"科目核算的情况，有无实际发放的工资总额超过核定的工资总额情况，有无形成账外账、小金库的情况。

六、建议审计程序及审计方法

（一）阅读以前年度审计报告

了解以前年度审计报告中是否反映了薪酬与考核方面的问题。如果以前年度反映了有关问题，本次审计应该关注类似问题是否仍然存在。

（二）访谈有关人员及进行现场调查

访谈负责绩效考核、薪酬事项相关部门和人员，了解部门分工、职责，了解绩效考核工作进行情况，包括是否按国家政策规定调整考核工作、考核指标设定情况、信息系统运行情况、取数过程、是否由信息系统自动取数、操作人员人工输入的情况都有哪些，分析有无人工调整数据影响考核结果的风险。

现场观摩信息系统的运行情况，包括信息系统中反映出的考核指标、取数情况、人工操作界面及可输入信息、输入信息来源和生成过程等，关注考核指标是否符合国家有关规定，有无与医务人员医疗收入、药品耗材收入挂钩的情况。

导出审计期间月度、年度考核结果，以备后续核对绩效工资与考核结果的关联情况。

访谈负责薪酬的部门、人员，了解薪酬的主要构成，各类工资的内容及确认依据。

了解考核结果与薪酬挂钩情况，具体数据传递过程和计算过程，数据是信息系统自动生成，还是人工计算，计算过程及结果复核审批流程。

如果存在科室二次分配情况，那么要了解二次分配的权限、程序、审批监控机制等。

访谈有二次分配权限的科室，了解二次分配的依据、过程，检查若干月份分配计算过程及结果资料，关注是否存在与医疗收入、药品耗材收入挂钩的情况。

了解二次分配的绩效工资如何发放，是由财务部门统一银行转账发入员工个人账户，还是发放到科室，由科室自主发放；关注有无发放过程脱离财务监控，不公开透明的情况。

了解主管部门下达绩效工资总额的情况，包括一般下达的日期、医疗机构怎样保证实际发放薪酬总额不超过下达的绩效工资总额。

（三）检查内部控制制度

取得并检查与绩效考核、薪酬分配相关的制度文件，分析是否涵盖所有的部门、员工类别、所有薪酬种类，是否明确具体可操作；是否工效挂钩，绩效考核的指标是否符合国家有关政策规定。

（四）检查工资表编制过程

抽查若干月份的工资表，在有关人员的配合下，检查工资表的形成过程，关注工资计算是否以绩效考核为依据，是否存在绩效工资相关政策没有得到执行的情况，是否存在实际工资的计算过程与医疗收入、药品耗材收入、检查收入等挂钩的情况。

（五）分析程序

分析审计期间各月应付职工薪酬的发生额情况，是否基本均衡，是否存在大幅波动，如果存在，要进一步调查波动原因，并检查与之相关的凭证。

（六）检查账簿、凭证，进行访谈及分析

抽查各月应付职工薪酬计提、发放的有关凭证，检查发放金额是否与计提金额扣除社保、个人所得税等的金额相符，发放金额是否全部转入职工个人账户；关注是否有全部转入职工个人账户，存在虚列工资支出、形成账外奖金的风险。

对于科室二次分配的部分，关注是否由财务部门统一发放，转入职工个人账户。

对于由科室发放二次分配部分绩效工资的情况，取得有关资料，关注是否全部发放，发放金额的确定是否有依据、经过必要审批，经过科室会议进行信息公开；发放依据是否合规，有无违规与医疗收入、药品耗材收入、检查收入等挂钩的情况。

访谈科室有关人员，了解是否收到二次分配的绩效工资，金额是否基本相符。

取得主管部门下达工资总额的相关文件，分析整理账面全年工资总额，与主管部门下达的工资总额对比，关注有无超过核准的工资总额情况。

分析主要领导的工资发放情况，与主管部门下达的额度对比，检查有无超额的情况。

（七）其他内容审计

通过其他内容审计情况，关注有无职工薪酬方面的问题，如工会经费、职工教育经费、其他费用类科目，有无实质上是薪酬支出，而列支在其他科目的情况。

（八）分析检查会计核算

关注是否所有职工薪酬支出都通过"应付职工薪酬"科目核算，有无不通过"应付职工薪酬"核算的情况；如果存在，要分析通过和不通过"应付职工薪酬"科目核算的职工薪酬支出合计金额，是否超过了主管部门核定的工资总额。

（九）其他必要审计程序

根据实际情况履行其他必要审计程序。

七、审计案例

【案例 10-1】 **没有绩效考核制度，薪酬管理制度不健全**

A 医院审计中，审计人员调查发现，A 医院（为三甲医院）没有按国家有关政策规定建立并执行绩效考核制度，也没有系统的薪酬管理制度。

审计人员对 A 医院 2020 年职工薪酬支出项目进行分析，发现 A 医院的人员分类包括有事业编制人员、聘用合同制人员、学院编制在医院工作人员、退休返聘

人员、聘任的专家等，薪酬名目繁多，如津贴10项（卫生津贴、取暖津贴、交通津贴、艰边津贴、话费津贴、护教津贴、独生子津贴、地区津贴、夜班津贴、其他津贴）、补助9项（放射补助、介入补助、病理科尸检费补助、医务科医疗保障补助、职工伙食补助、应急办公室保障补助、误餐补助、无偿献血补助、质控专家工作补助），没有制度对这些津贴、补助的发放范围、标准进行规定。

很多是科室提出奖励的方案，经院长办公室审议通过后发放，如医疗质量奖励、专家出诊奖励、上报不良事件奖励、体检中心年终绩效等。

A医院在绩效考核、薪酬管理等方面，不符合《国务院办公厅关于加强三级公立医院绩效考核工作的意见》（国办发〔2019〕4号）、《国家三级公立医院绩效考核操作手册（2019版）》（国卫办医函〔2019〕492号）有关规定。

【案例10-2】　　　　　　**薪酬分配与创收情况挂钩1**

A医院审计中，审计人员了解并检查了薪酬分配有关政策，发现该医院的薪酬分配政策不符合国家相关规定，如介入性高值耗材按售价的25%纳入医生工作量奖励、手术收入＜300元/例次（医疗服务项目收费标准）的不计算手术工作量奖励。以上规定违反了"严禁将医务人员收入与医院的药品、检查、治疗等收入挂钩"相关规定。

【案例10-3】　　　　　　**薪酬分配与创收情况挂钩2**

A医院审计中，审计人员了解到该医院绩效工资存在二次分配的情况，审计人员访谈科室人员，并取得分配资料，发现存在以下问题。

一、科室分配存在与药品、检查收入挂钩的情况

审计人员检查了若干科室二次分配表，发现奖金分配的计算基数都是医务人员从患者处取得的各种收入，包括药品、耗材、检查收入等。这违反了"严禁将医务人员收入与医院的药品、检查、治疗等收入挂钩"相关规定。

二、科室分配没有纳入财务管理

该医院二次分配由科室统一领取，经审计人员检查，有些科室没有全部发放，但是，这部分奖金已经在财务账面作为工资发放，即不在财务账面核算，失去财务监控，形成账外资金。

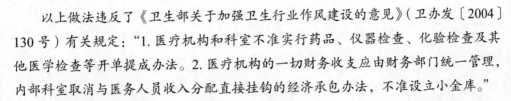

　　以上做法违反了《卫生部关于加强卫生行业作风建设的意见》（卫办发〔2004〕130号）有关规定："1. 医疗机构和科室不准实行药品、仪器检查、化验检查及其他医学检查等开单提成办法。2. 医疗机构的一切财务收支应由财务部门统一管理，内部科室取消与医务人员收入分配直接挂钩的经济承包办法，不准设立小金库。"

三、现金发放奖金

　　该医院部分奖金以现金的形式发放，科研、护理、质管、医务部、感染管理奖励以现金形式发放。初步统计，2017年至2020年发放现金总计3 600万元。

　　以上做法违反了《关于公共卫生与基层医疗卫生事业单位实施绩效工资的指导意见》（人社部发〔2009〕182号）："绩效工资应以银行卡的形式发放，原则上不得发放现金。"

四、发放超过核定工资总额

　　该医院部分奖金支出没有通过"应付职工薪酬"科目核算，直接列入"成本费用"科目，将经过"应付职工薪酬"科目核算的金额与直接列入"成本费用"科目的奖金、补贴等合计，金额超过了主管部门下达的绩效工资总额，如2019年超额2 000万元，2020年超额3 000万元。

　　以上做法违反了《关于公共卫生与基层医疗卫生事业单位实施绩效工资的指导意见》（人社部发〔2009〕182号）："（四）实施绩效工资后，公共卫生与基层医疗卫生事业单位不得在核定的绩效工资总量外自行发放任何津贴补贴或奖金，不得突破核定的绩效工资总量，不得违反规定的程序和办法进行分配。对违反政策规定的，坚决予以纠正，并进行严肃处理。"

第 11 章

公立医疗机构对外合作审计

一、业务简介

非营利性医疗机构的办医宗旨是为社会公众利益服务，不以营利为目的。国家医药卫生体制改革的主要目标是实现人人享有基本医疗卫生服务，提高全民健康水平，让人民群众看得起病，降低医疗卫生支出。这些改革目标主要通过非营利性医疗机构来实现，所以，非营利性医疗机构对外的各种合作都应保持非营利性质，防止合作项目变味。相关法规规定，政府举办的非营利性医疗机构不得投资或与其他组织合资合作设立非独立法人资格的营利性的"科室""病区""项目"；不能背离非营利性目标，不能变相给出资者回报，不能乱摊成本掩盖真实结余；禁止非营利性医疗机构将房屋、设备等资产承包给社会组织或个人从事医疗活动；鼓励社会资本对部分公立医院进行多种形式的公益性投入，以合资合作方式参与改制的不得改变非营利性质；等等。

医疗卫生机构的业务活动涉及人民群众的生命健康安全，在合作过程中，要保证合作的机构、人员具有相关医疗资质，不能出现实质上是买卖、出租、出借医疗机构执业许可证等资质的情况；在项目合作过程中，要遵守其他法规，不能以药品、器械的购销作为合作条件；合作项目不能造成国有资产流失，或者被侵占。

公立医疗机构对外合作审计，应该关注非营利性医疗机构对外合作项目，是否保持非营利性质。

二、审计依据

（一）有关法规

1.《关于城镇医疗机构分类管理的实施意见》（卫医发〔2000〕233 号）。

2.《关于城镇医疗机构分类管理若干问题的意见》(2000-1-1)。

3.《"十二五"期间深化医药卫生体制改革规划暨实施方案》(国发〔2012〕11号)。

4.《全国医疗卫生服务体系规划纲要(2015—2020年)》(国办发〔2015〕14号)。

5.《医疗机构管理条例(2022年修订)》(国务院令第149号)。

6.《医疗机构管理条例实施细则》(国家卫生计生委令第12号)。

7.《医疗机构基本标准(试行)》(卫医发〔1994〕第30号)。

8.《关于进一步改革完善医疗机构、医师审批工作的通知》(国卫医发〔2018〕19号)。

9.《中华人民共和国基本医疗卫生与健康促进法》(中华人民共和国主席令第38号)。

10.《关于加强医疗机构药事管理促进合理用药的意见》(国卫医发〔2020〕2号)。

11.其他相关法规。

(二)关键条款

1.《关于城镇医疗机构分类管理的实施意见》(卫医发〔2000〕233号)。

一、非营利性医疗机构和营利性医疗机构的界定

非营利性和营利性医疗机构按机构整体划分。划分的主要依据是医疗机构的经营目的、服务任务,以及执行不同的财政、税收、价格政策和财务会计制度。

1.非营利性医疗机构是指为社会公众利益服务而设立和运营的医疗机构,不以营利为目的,其收入用于弥补医疗服务成本,实际运营中的收支结余只能用于自身的发展,如改善医疗条件、引进技术、开展新的医疗服务项目等。营利性医疗机构是指医疗服务所得收益可用于投资者经济回报的医疗机构。政府不举办营利性医疗机构。

2.政府举办的非营利性医疗机构主要提供基本医疗服务并完成政府交办的其他任务,其他非营利性医疗机构主要提供基本医疗服务,这两类非营利性医疗机构也可以提供少量的非基本医疗服务;营利性医疗机构根据市场需求自主确定医疗服务项目。当发生重大灾害、事故、疫情等特殊情况时,各类医疗机构均有义务执行政府指令性任务。

3.政府举办的非营利性医疗机构享受同级政府给予的财政补助,其他非营利性医疗机构不享受政府财政补助。非营利性医疗机构执行政府规定的医疗服务指导价格,享受相应的税收优惠政策。营利性医疗机构医疗服务价格放开,依法自主经营,照章纳税。

4.非营利性医疗机构执行财政部、卫生部颁布的《医院财务制度》和《医院会计制度》等有关法规、政策。营利性医疗机构参照执行企业的财务、会计制度和有关政策。

三、做好与现有医疗机构管理制度的衔接工作

1.现有政府举办的承担基本医疗任务、代表区域性或国家水平的医疗机构,经同级政府根据经济发展和医疗需求予以核定,可继续由政府举办,定为非营利性医疗机构;其余的可自愿选择核定为其他非营利性医疗机构或转为营利性医疗机构。

2.社会捐资兴办的医疗机构一般定为非营利性医疗机构。

3.企事业单位设立的为本单位职工服务的医疗机构一般定为非营利性医疗机构；对社会开放的，由其自愿选择并经当地卫生行政等部门核定为非营利性医疗机构或转为营利性医疗机构。

4.社会团体和其他社会组织举办的医疗机构，由其自愿选择并经卫生行政等部门核定为非营利性医疗机构或转为营利性医疗机构。

5.城镇个体诊所、股份制、股份合作制和中外合资合作医疗机构一般定为营利性医疗机构。

6.国有或集体资产与医疗机构职工集资合办的医疗机构（包括联合诊所），由其自愿选择并经卫生行政和财政部门核准可改造为股份制、股份合作制等营利性医疗机构；也可转为非营利性医疗机构。

7.政府举办的非营利性医疗机构不得投资或与其他组织合资合作设立非独立法人资格的营利性的"科室""病区""项目"。已投资或与其他组织合资合作举办营利性的"科室""病区""项目"的，应停办或经卫生行政和财政等部门批准转为独立法人单位。

四、完善医疗机构分类管理的相关制度

1.加强非营利性医疗机构的国有资产监管。非营利性医疗机构的国有资产未经卫生行政部门和财政部门同意，不得自行处置、转移、出租或变更用途；非营利性医疗机构转变成营利性医疗机构，涉及的国有资产，必须经财政部门批准，确保国有资产不流失；从营利性医疗机构中退出的国有资产和非营利性医疗机构解散后的国有资产，经卫生行政部门商财政部门后可继续用于发展卫生事业。

2.《关于城镇医疗机构分类管理若干问题的意见》（2000-1-1）。

一、非营利性医疗机构中合资合作部分的处理

非营利性医疗机构与境内外社会组织或个人合作设立的非独立法人营利性的"科室"、"病区"和"项目"等部分，原则上应分立为独立法人的营利性医疗机构，也可根据实际情况采取其他方式处理，此项工作应于 2002 年年底前完成。

（一）分立为独立法人医疗机构的处理

1.合资合作部分转为独立法人的医疗机构须按照《医疗机构管理条例》及其实施细则办理设置审批、登记注册等手续。

2.合资合作部分的国有资产，可以根据具体情况采取不同的处置形式。可以出售的国有资产在资产评估后，可由分立医疗机构按市场价格买断；不宜出售的房屋、设备等资产，可按市场价格租赁给分立医疗机构使用；对于技术、商誉等资产，可作为原医疗机构对分立医疗机构的投入，获得相应的权益。

分立过程中，政府举办的非营利性医疗机构的国有资产处置必须取得同级卫生行政、财政（或国有资产管理）部门的批准，所获得的国有资产变现资金和租赁收入全部

增加原机构专用基金中的修购基金，只能用于原医疗机构的发展建设。对分立医疗机构的投入收益，属一次性作价取得的收入计入原医疗机构事业基金，属经常性取得的收入计入其他收入。上述收入必须统一纳入医疗机构财务管理。

（二）其他情况的处理。

不宜分立为独立法人医疗机构的，可按以下方式处理。

1. 按双方合资合作协议在2002年年底以前到期的可如期终止。合资合作协议存续期间，应严格执行国家有关价格管理规定，所得收益按医疗机构财会制度规定，统一纳入医疗机构财务管理，科室、个人不得自行分配。

2. 提前终止合资合作。可将合资合作方投入资金转为借贷，医疗机构的借款可参照商业银行同期贷款利率逐步还本付息，也可以用医疗机构自有资金归还合资合作方。合资合作方投入的设备，可由医疗机构用自有资金按扣除折旧后的价格一次性买断；也可转为租赁协议，定期支付租金。医疗机构用自有资金一次性买断或归还合资合作方确有困难的，可以通过银行贷款、同级财政专项补助贴息等办法解决。

合资合作方自愿将合资合作的资金或设备捐赠给医疗机构的，按照《中华人民共和国公益事业捐赠法》给予捐赠组织和个人名誉褒奖，符合税法有关规定的，享受税收优惠政策。

二、加强对非营利性医疗机构的财务监管

加强对非营利性医疗机构财务监管的目的是保证其按非营利性的性质运行，包括成本核算、收入分配、国有资产管理等方面，主要内容是：医疗机构的资产使用是否背离非营利性目标；医疗机构的结余是否按国家规定使用，**有无变相回报给出资者**；医疗机构的分配是否执行国家有关政策和规定；有无乱摊成本掩盖真实结余；医疗机构的收费是否严格执行政府价格政策；医疗机构资产处置是否符合有关规定并经过国家有关部门批准等。监管的具体办法，另行制定。

三、实施区域卫生规划，加强全行业监管

非营利性医疗机构与其他社会组织或个人开展的高新技术合资合作项目，必须符合区域卫生规划，涉及国有资产的，须经同级卫生行政、财政（或国有资产管理）部门审核同意，并按照《医疗机构管理条例》等有关规定登记注册；涉及中外合资合作的，按卫生部、对外贸易经济合作部《中外合资、合作医疗机构等管理暂行办法》办理。非营利性医疗机构通过合资合作取得的收益全部用于其事业发展，禁止非营利性医疗机构将房屋、设备等资产承包给社会组织或个人从事医疗活动。

3.《"十二五"期间深化医药卫生体制改革规划暨实施方案》（国发〔2012〕11号）。

（八）拓展深化城市公立医院改革。按照上下联动、内增活力、外加推力的原则，加快推进城市公立医院改革试点，拓展深化试点内容，创新体制机制，提高服务质量和运行效率，尽快形成改革的基本路子并逐步在全国范围内推广。**公立医院资源丰富的城**

市，可引导社会资本以多种方式参与包括国有企业所办医院在内的部分公立医院改制重组。鼓励社会资本对部分公立医院进行多种形式的公益性投入，以合资合作方式参与改制的不得改变非营利性质。改制过程中要加强国有资产管理，维护好职工合法权益。

4.《全国医疗卫生服务体系规划纲要（2015—2020 年）》（国办发〔2015〕14 号）。

二、严格规划实施

及时发布机构设置和规划布局调整等信息，鼓励有条件的地方采取招标等方式确定举办或运行主体。**将纳入规划作为建设项目立项的前提条件。**所有新增医疗卫生资源，特别是公立医院的设置和改扩建、病床规模的扩大、大型医疗设备的购置，无论何种资金渠道，必须按照区域卫生规划的要求和程序，严格管理。建立公立医院床位规模分级备案和公示制度，新增床位后达到或超过 1 500 张床公立医院，其床位增加须报国家卫生计生委备案（中医类医院同时报国家中医药管理局备案）。对严重超出规定床位数标准、未经批准开展项目建设、擅自扩大建设规模和提高建设标准等的公立医院，要进行通报批评，暂停大型医用设备配置许可、等级评审等审批和财政资金安排。

5.《医疗机构管理条例（2022 年修订）》（国务院令第 149 号）。

第六条　县级以上地方人民政府卫生行政部门应当根据本行政区域内的人口、医疗资源、医疗需求和现有医疗机构的分布状况，制定本行政区域医疗机构设置规划。

机关、企业和事业单位可以根据需要设置医疗机构，并纳入当地医疗机构的设置规划。

第七条　县级以上地方人民政府应当把医疗机构设置规划纳入当地的区域卫生发展规划和城乡建设发展总体规划。

第八条　设置医疗机构应当符合医疗机构设置规划和医疗机构基本标准。

医疗机构基本标准由国务院卫生行政部门制定。

第九条　单位或者个人设置医疗机构，按照国务院的规定应当办理设置医疗机构批准书的，应当经县级以上地方人民政府卫生行政部门审查批准，并取得设置医疗机构批准书。

第十一条　单位或者个人设置医疗机构，应当按照以下规定提出设置申请：

（一）不设床位或者床位不满 100 张的医疗机构，向所在地的县级人民政府卫生行政部门申请；

（二）床位在 100 张以上的医疗机构和专科医院按照省级人民政府卫生行政部门的规定申请。

第十二条　县级以上地方人民政府卫生行政部门应当自受理设置申请之日起 30 日内，作出批准或者不批准的书面答复；批准设置的，发给设置医疗机构批准书。

第十三条　国家统一规划的医疗机构的设置，由国务院卫生行政部门决定。

第十四条　医疗机构执业，必须进行登记，领取医疗机构执业许可证；诊所按照国务院卫生行政部门的规定向所在地的县级人民政府卫生行政部门备案后，可以执业。

第十五条 申请医疗机构执业登记，应当具备下列条件：

（一）按照规定应当办理设置医疗机构批准书的，已取得设置医疗机构批准书；

（二）符合医疗机构的基本标准；

（三）有适合的名称、组织机构和场所；

（四）有与其开展的业务相适应的经费、设施、设备和专业卫生技术人员；

（五）有相应的规章制度；

（六）能够独立承担民事责任。

第二十二条 医疗机构执业许可证不得伪造、涂改、出卖、转让、出借。

第二十三条 任何单位或者个人，未取得医疗机构执业许可证或者未经备案，不得开展诊疗活动。

第二十六条 医疗机构必须按照核准登记或者备案的诊疗科目开展诊疗活动。

第二十七条 医疗机构不得使用非卫生技术人员从事医疗卫生技术工作。

6.《医疗机构管理条例实施细则》（国家卫生计生委令第 12 号）。

第十条 医疗机构不分类别、所有制形式、隶属关系、服务对象，其设置必须符合当地《医疗机构设置规划》。

第十一条 床位在一百张以上的综合医院、中医医院、中西医结合医院、民族医医院以及专科医院、疗养院、康复医院、妇幼保健院、急救中心、临床检验中心和专科疾病防治机构的设置审批权限的划分，由省、自治区、直辖市卫生计生行政部门规定；其他医疗机构的设置，由县级卫生计生行政部门负责审批。

医学检验实验室、病理诊断中心、医学影像诊断中心、血液透析中心、安宁疗护中心的设置审批权限另行规定。

第十二条 有下列情形之一的，不得申请设置医疗机构：

（一）不能独立承担民事责任的单位；

（二）正在服刑或者不具有完全民事行为能力的个人；

（三）发生二级以上医疗事故未满五年的医务人员；

（四）因违反有关法律、法规和规章，已被吊销执业证书的医务人员；

（五）被吊销医疗机构执业许可证的医疗机构法定代表人或者主要负责人；

（六）省、自治区、直辖市政府卫生计生行政部门规定的其他情形。

有前款第（二）、（三）、（四）、（五）项所列情形之一者，不得充任医疗机构的法定代表人或者主要负责人。

第十八条 医疗机构建筑设计必须按照法律、法规和规章要求经相关审批机关审查同意后，方可施工。

第七十九条 转让、出借医疗机构执业许可证的，没收其非法所得，并处以三千元以下的罚款；有下列情形之一的，没收其非法所得，处以三千元以上五千元以下的罚款，并吊销医疗机构执业许可证：

（一）出卖医疗机构执业许可证；

（二）转让或者出借医疗机构执业许可证是以营利为目的；

（三）受让方或者承借方给患者造成伤害；

（四）转让、出借医疗机构执业许可证给非卫生技术专业人员；

（五）省、自治区、直辖市卫生计生行政部门规定的其他情形。

第八十一条　任用非卫生技术人员从事医疗卫生技术工作的，责令其立即改正，并可处以三千元以下罚款；有下列情形之一的，处以三千元以上五千元以下罚款，并可以吊销其医疗机构执业许可证：

（一）任用两名以上非卫生技术人员从事诊疗活动；

（二）任用的非卫生技术人员给患者造成伤害。

医疗机构使用卫生技术人员从事本专业以外的诊疗活动的，按使用非卫生技术人员处理。

7.《关于进一步改革完善医疗机构、医师审批工作的通知》（国卫医发〔2018〕19 号）。

在保障医疗质量安全的前提下，医疗机构可以委托独立设置的医学检验实验室、病理诊断中心、医学影像诊断中心、医疗消毒供应中心或者有条件的其他医疗机构提供医学检验、病理诊断、医学影像、医疗消毒供应等服务。卫生健康行政部门可以将该委托协议作为医疗机构相关诊疗科目的登记依据，并在诊疗科目后备注"协议"。城市医疗集团和县域医共体的牵头医院应当符合相应医疗机构基本标准，具备医学检验、病理诊断、医学影像、消毒供应等服务能力。

8.《中华人民共和国基本医疗卫生与健康促进法》（中华人民共和国主席令第38 号）。

第十五条　基本医疗卫生服务，是指维护人体健康所必需、与经济社会发展水平相适应、公民可公平获得的，采用适宜药物、适宜技术、适宜设备提供的疾病预防、诊断、治疗、护理和康复等服务。

基本医疗卫生服务包括基本公共卫生服务和基本医疗服务。基本公共卫生服务由国家免费提供。

第二十九条　基本医疗服务主要由政府举办的医疗卫生机构提供。鼓励社会力量举办的医疗卫生机构提供基本医疗服务。

第三十八条　举办医疗机构，应当具备下列条件，按照国家有关规定办理审批或者备案手续：

（一）有符合规定的名称、组织机构和场所；

（二）有与其开展的业务相适应的经费、设施、设备和医疗卫生人员；

（三）有相应的规章制度；

（四）能够独立承担民事责任；

（五）法律、行政法规规定的其他条件。

医疗机构依法取得执业许可证。禁止伪造、变造、买卖、出租、出借医疗机构执业许可证。

各级各类医疗卫生机构的具体条件和配置应当符合国务院卫生健康主管部门制定的医疗卫生机构标准。

第三十九条　国家对医疗卫生机构实行分类管理。

医疗卫生服务体系坚持以非营利性医疗卫生机构为主体、营利性医疗卫生机构为补充。政府举办非营利性医疗卫生机构，在基本医疗卫生事业中发挥主导作用，保障基本医疗卫生服务公平可及。

以政府资金、捐赠资产举办或者参与举办的医疗卫生机构不得设立为营利性医疗卫生机构。

医疗卫生机构不得对外出租、承包医疗科室。非营利性医疗卫生机构不得向出资人、举办者分配或者变相分配收益。

第四十条　政府举办的医疗卫生机构应当坚持公益性质，所有收支均纳入预算管理，按照医疗卫生服务体系规划合理设置并控制规模。

国家鼓励政府举办的医疗卫生机构与社会力量合作举办非营利性医疗卫生机构。

政府举办的医疗卫生机构不得与其他组织投资设立非独立法人资格的医疗卫生机构，不得与社会资本合作举办营利性医疗卫生机构。

第九十九条　违反本法规定，未取得医疗机构执业许可证擅自执业的，由县级以上人民政府卫生健康主管部门责令停止执业活动，没收违法所得和药品、医疗器械，并处违法所得五倍以上二十倍以下的罚款，违法所得不足一万元的，按一万元计算。

违反本法规定，伪造、变造、买卖、出租、出借医疗机构执业许可证的，由县级以上人民政府卫生健康主管部门责令改正，没收违法所得，并处违法所得五倍以上十五倍以下的罚款，违法所得不足一万元的，按一万元计算；情节严重的，吊销医疗机构执业许可证。

第一百条　违反本法规定，有下列行为之一的，由县级以上人民政府卫生健康主管部门责令改正，没收违法所得，并处违法所得两倍以上十倍以下的罚款，违法所得不足一万元的，按一万元计算；对直接负责的主管人员和其他直接责任人员依法给予处分：

（一）政府举办的医疗卫生机构与其他组织投资设立非独立法人资格的医疗卫生机构；

（二）医疗卫生机构对外出租、承包医疗科室；

（三）非营利性医疗卫生机构向出资人、举办者分配或者变相分配收益。

9.《关于加强医疗机构药事管理促进合理用药的意见》（国卫医发〔2020〕2号）。

（二）完善医疗机构药品采购供应制度。医疗机构药事管理与药物治疗学委员会要按照集体决策、程序公开、阳光采购的要求，根据省级药品集中采购结果，确定药品生产企业或药品上市许可持有人，由生产企业或药品上市许可持有人确定配送企业。医疗机构药学部门负责本机构药品统一采购，严格执行药品购入检查、验收等制度。医疗机构应当坚持以临床需求为导向，坚持合理用药，严格执行通用名处方规定。公立医疗机构应当认真落实国家和省级药品集中采购要求，切实做好药品集中采购和使用相关工作；依托省级药品集中采购平台，积极参与建设全国统一开放的药品公共采购市场。鼓励医疗联合体探索药品统一采购。研究医疗联合体内临床急需的医疗机构制剂调剂和使用管理制度，合理促进在医疗联合体内共享使用。

（十六）规范药品推广和公立医疗机构药房管理。医疗机构要加强对参加涉及药品耗材推广的学术活动的管理，由企业举办或赞助的学术会议、培训项目等邀请由医疗机构统筹安排，并公示、备案备查。**坚持公立医疗机构药房的公益性，公立医疗机构不得承包、出租药房，不得向营利性企业托管药房，不得以任何形式开设营利性药店。**公立医疗机构与企业合作开展物流延伸服务的，应当按企业所提供的服务向企业支付相关费用，企业不得以任何形式参与医疗机构的药事管理工作。

三、可能存在的风险

1.未按国家和单位内部重大经济事项决策相关规定进行可行性研究、集体决策，或者集体决策程序不规范，议事规则不规范，不能充分发挥集体决策的作用，导致决策错误、违反法律法规、造成重大损失或造成其他不良影响。

2.合作项目未能取得有权限的主管部门审批。可能存在两种情况：一是未取得有关主管部门批准；二是取得了审批，但是审批部门不是对其有管理权限的部门。例如，对于国家卫生健康委员会委属医院，有关事项应该取得国家卫生健康委员会审批，但是医院只是取得了所在地省医疗卫生主管部门审批，未取得国家卫生健康委员会审批。

3.营利性医疗机构向投资者分配利润，或变相向投资者分配利润。例如，通过虚列支出套取资金方式分配利润，或者通过让合作方享受一定比例或者全部药品、器材销售权的方式，变相向对方分配利润，违规脱离政府规定采购平台采购药品、耗材。

4.非营利性医疗机构投资或与其他组织合资合作设立非独立法人资格的营利性的"科室""病区""项目"或其他非独立法人资格的医疗卫生机构，与社会资本合作举办营利性医疗卫生机构。

5.在合作合资过程中，自行处置、转移、出租或变更非营利性医疗机构国有资产用途，未经财政部门审批，未履行评估备案手续，造成国有资产流失。

6. 非营利性医疗机构将房屋、设备等资产承包给社会组织或个人从事医疗活动。

7. 医院违规将医院业务外包，或对外出租、承包医疗科室。

8. 名为合作，实质上是出租、出借医疗机构执业许可证，合作项目存在非卫生技术人员从事诊疗活动的情况，甚至任用的非卫生技术人员给患者造成伤害。

9. 承包、出租药房，向营利性企业托管药房，开设营利性药店。

10. 存在其他违规输出利益行为，侵占医疗机构利益。

四、审计内容

1. 对外合作事项决策过程是否符合重大经济事项决策相关规定，是否履行可行性研究、内部集体决策、有权限的政府主管部门审批程序。

2. 对外合作事项是否符合相关法规，有无改变非营利性质的情况。

3. 对外合作事项是否符合药品、器械集中采购相关法规，有无与药品、器械的购销捆绑作为合作条件的情况。

4. 对外合作事项执行情况，有无违法违规造成医疗事故、不良影响或者造成损失的情况。

五、建议审计程序及审计方法

公立非营利医疗机构对外合作，很多存在违规情况，实质上是由于利益驱动，被审计单位相关管理人员很可能知道这些事项的违规性质，很可能不会主动提供给审计人员有关合作资料，审计人员需要采用审查会议记录、访谈、观察经营场所等方法发现线索。有些项目不在账内核算，审计人员通过财务账面资料难以发现线索，这也就更突出了访谈、检查有关部门会议记录、观察经营场所等审计程序的重要性。

（一）阅读以前年度审计报告

了解以前年度审计报告中是否反映了投资、对外合作等方面的问题。如果以前年度反映了有关问题，本次审计应该关注类似问题是否仍然存在。

（二）访谈有关人员

访谈各层级、部门有关人员，了解医院与社会资本合作情况，合作的项目、各项目的基本情况、合作条件、合作成效、有无造成损失或者其他不良后果的情况。

被审计单位的一些对外项目没有在账内核算，通过财务账面数据审计可能难以发现线索，访谈管理层是发现这些对外合作项目线索的重要审计方法之一。

（三）检查会议记录

审计应该浏览审计期间的会议记录，通过会议记录发现有无对外合作及其他交易情况，关注交易的真实背景、目的，有无违法违规行为。

（四）通过其他审计内容关注有无对外合作事项

1. 检查与主要供应商有关合同，关注有无采购之外的合作事项。
2. 检查账面投资事项和其他财务收支事项，关注有无与对外合作有关的收支事项。
3. 对于建设项目，检查有关的融资合同，关注是否涉及合作事项。
4. 检查其他非经常性业务有关的合同，关注是否涉及合作事项。

（五）审核合作资料

取得有关对外合作相关合同、协议，分析合作内容、合作条件、权利义务等内容，分析是否存在违反有关法律法规的情况。

了解有关收费系统、业务流程，检查财务账面资料，分析与合作相关的财务收支情况，关注应收款项是否已经收入被审计单位账户。

（六）其他必要审计程序

根据项目具体情况履行其他必要审计程序。

六、审计案例

【案例 11-1】　　　　　　　违规业务外包

A 医院审计中，审计组通过检查会议纪要及访谈、查阅合同，发现 A 医院存在外包业务。

2018 年 1 月，A 医院与 DJ 公司签订了《医学中心合作协议》及补充协议，约定共同建设医学中心，分工如下。

DJ 公司负责医学中心内部的基础工程及装修，实验设备及仪器的采购、安装、调试、检验，投入实验室人员。

A 医院负责提供 300 平方米以上的场地以满足医学中心办公需要，承担实验室的房屋折旧和物业、水、电、冷气、排污及处理费用，组织相关优质资源配合并协助实验室开展各项工作（如物价备案、院内收费通道）。

DJ 公司负责医学中心的日常业务运营管理工作，包括实验室技术人员和学术支持团队的聘用和培训（DJ 公司派驻的实验室的人员，由 DJ 公司负责支付劳动报酬及缴纳社会保险，与 A 医院无劳动关系），负责实验室内临床应用所有试剂及耗材的费用，负责对出具的检测报告负责，保证报告的准确性、及时性、合理性、规范性。

另外，A医院与DJ公司又签订补充协议，约定医学中心由原协议约定独立认证，改成A医院检验科及病理科的重要组成部分。A医院检验科、病理科正在开展的PCR检测项目及NGS检测项目，全部交由DJ公司开展，约定HPV检测等原已开展的10个项目按照收入55%作为医院的纯利润，结算时由A医院直接扣除。

A医院与DJ公司收入分配，约定按收费系统确认的收入总额11%∶89%的比例分配（A医院11%、DJ公司89%）。

综上，该项目相当于DJ公司利用医院的场地和招牌，投入实验室建设资金、设备、人员，做医院的业务，不符合《关于城镇医疗机构分类管理的实施意见》有关规定。

审计依据如下。

《关于城镇医疗机构分类管理的实施意见》："7.政府举办的非营利性医疗机构不得投资或与其他组织合资合作设立非独立法人资格的营利性的'科室''病区''项目'。"

《中华人民共和国基本医疗卫生与健康促进法》第三十九条："国家对医疗卫生机构实行分类管理。……以政府资金、捐赠资产举办或者参与举办的医疗卫生机构不得设立为营利性医疗卫生机构。医疗卫生机构不得对外出租、承包医疗科室。非营利性医疗卫生机构不得向出资人、举办者分配或者变相分配收益。"

从院长办公会会议纪要等对此事决策过程来看，院长王一对此事的推动起主导作用，所以，王一对此问题应该承担直接责任。

【案例 11-2】 **对外合作医院实质上是营利性质**

A医院审计中，审计人员通过梳理该医院院长办公会会议纪要，发现该医院存在以下问题。

2016年，A医院决定建设莲塘分院，但是没有资金，于是与某国企B公司达成协议，由B公司负责建设分院所需要的资金，预算为40亿元，A医院负责满足莲塘分院的审批、技术、医务人员等其他必要条件。莲塘分院运营后，A医院和B公司通过向理事会派理事，由理事会管理莲塘分院。

审计人员梳理与莲塘分院建设有关资料，发现主要存在以下问题。

一、项目一直未经国家卫生健康委员会审批

莲塘分院项目，一直未能取得国家卫生健康委员会的批复。

A 医院 2019 年收到国家卫生健康委员会沟通函，该沟通函提到莲塘分院项目没有列入医院总体发展规划，根据《国家卫生健康委员会属（管）单位基本建设管理办法》相关规定，未列入医院总体发展建设规划的项目原则上不予批准。

以上事项说明 A 医院在莲塘分院审批方面不符合以下规定。

《国家卫生健康委员会属（管）单位基本建设管理办法》（国卫规划发〔2018〕7 号）第二条："国家卫生健康委员会是委属（管）单位基本建设的主管部门，负责委属（管）单位总体发展建设规划（以下简称总体规划）和基本建设项目（以下简称建设项目）审批和核准、中央投资申请、年度投资计划管理和项目实施监督等。"

《全国医疗卫生服务体系规划纲要（2015—2020 年）》（国办发〔2015〕14 号）："二、严格规划实施　及时发布机构设置和规划布局调整等信息，鼓励有条件的地方采取招标等方式确定举办或运行主体。将纳入规划作为建设项目立项的前提条件。所有新增医疗卫生资源，特别是公立医院的设置和改扩建、病床规模的扩大、大型医疗设备的购置，无论何种资金渠道，必须按照区域卫生规划的要求和程序，严格管理。建立公立医院床位规模分级备案和公示制度，新增床位后达到或超过 1 500 张床的公立医院，其床位增加须报国家卫生计生委备案（中医类医院同时报国家中医药管理局备案）。对严重超出规定床位数标准、未经批准开展项目建设、擅自扩大建设规模和提高建设标准等的公立医院，要进行通报批评，暂停大型医用设备配置许可、等级评审等审批和财政资金安排。"

二、合作协议规定的合作标的实质上成了乙方的盈利平台

莲塘分院合作合同规定双方主要的合作条件：甲方（A 医院）多年打造的品牌、技术、人才、管理优势及甲方所提供的莲塘分院国有土地使用权，甲方负责项目的审批；乙方（B 公司）负责投入资金；合作的标的——莲塘分院全部资产所有权属于莲塘分院所有，本合同的其他条款也强调资产所有权归属于莲塘分院；莲塘分院由甲乙双方通过莲塘分院"理事会"及"监事会"参与莲塘分院的运营管理。

按合作合同规定，莲塘分院的性质为非营利性的三级综合医院，但是，合同的主要条款规定导致莲塘分院的举办偏离了非营利性医疗机构的宗旨，实质上将成为 B 公司的投资平台，并通过提取"年特许建设及经营服务费"、管理运营公司分红等途径向 B 公司变相分配收益。

导致莲塘分院举办偏离了非营利宗旨的主要事项如下。

1.合同主要条款规定了乙方通过莲塘分院项目投资和收取相应收益。

合同规定乙方有权依据本合同的约定从莲塘分院收取特许建设及经营服务费。收取基数相当于扣除财政收支、捐赠收支的医院事业收支净现金流量，按投资收回比例的不同，提取比例在80%~50%，说明乙方投资收回的比例占净现金流量的大部分。

合同规定莲塘分院正式运营后，乙方独家负责莲塘分院和甲方本院"阳光采购管理服务及后勤服务"，包括对所需要的全部医疗器械、药品耗材等医院运行所需全部物资的采购、后勤服务及商业配套服务进行管理。"阳光采购管理服务"无固定终止期限。

2.合同实际执行情况证明了莲塘分院举办偏离了非营利宗旨。

审计人员统计A医院账面相关资料发现，自2018年年初至2021年年末，A医院共付B公司特许建设及经营服务费××亿元，管理运营公司为B公司分红××亿元，自B公司采购药品、耗材、设备及其他服务合计××亿元，金额巨大，几乎涵盖了除人员薪酬外的所有成本费用支出。

这些数据反映了莲塘分院项目为乙方投资及营利平台的实质，并且以莲塘分院项目为前提条件，A医院本院的"医疗资源整合服务、全面医疗供应链综合服务、医疗管理服务、商业配套服务""药品、器械及耗材采供服务"也成了乙方投资收回及盈利的主要渠道。

莲塘分院项目中，A医院与B公司的主要合作条款不符合《关于城镇医疗机构分类管理若干问题的意见》："二、加强对非营利性医疗机构的财务监管 加强对非营利性医疗机构财务监管的目的是保证其按非营利性的性质运行，包括成本核算、收入分配、国有资产管理等方面，主要内容是：医疗机构的资产使用是否背离非营利性目标；医疗机构的结余是否按国家规定使用，有无变相回报给出资者；医疗机构的分配是否执行国家有关政策和规定；有无乱摊成本掩盖真实结余……"

莲塘分院项目也不符合《中华人民共和国基本医疗卫生与健康促进法》第三十九条："国家对医疗卫生机构实行分类管理。……以政府资金、捐赠资产举办或者参与举办的医疗卫生机构不得设立为营利性医疗卫生机构。非营利性医疗卫生机构不得向出资人、举办者分配或者变相分配收益。"第四十条："政府举办的医疗卫生机构应当坚持公益性质，……不得与社会资本合作举办营利性医疗卫生机构。"

三、协议规定乙方收回投资的方式违反了国家及××省医药和耗材采购相关规定

按签约当时国家及××省有关政策规定，药品和耗材都应该在省集中采购平台集中采购，A 医院运营多年，有专门负责该项工作的部门，并不是没有自行采购的能力。

而 A 医院与 B 公司的合作，捆绑了乙方"为莲塘分院提供'阳光采购管理服务'，并为甲方本院提供'阳光采购管理服务'"的条件，采购标的包括莲塘分院和甲方本院的"全部医疗器械、药品耗材"；而从 2018 年 8 月 7 日签订的《阳光采购管理服务合作协议》来看，"独家享有甲方本院及莲塘分院医疗物资的采购供应权及配送商的遴选权"，而甲方要"确保乙方通过本合同获得的特许建设及经营权和业务合作权可以得到正常而充分的行使，维护乙方享有的特许建设及经营权和业务合作权的完整性和独占性"，管理运营公司对业务合作权的行使无固定终止期限。

以上一系列约定不符合国家当时药品和耗材的省级平台集中采购政策，不符合阳光采购"公开、阳光、透明"的原则，人为增加了流通环节，不符合国家有关药品和耗材采购"减少流通环节，降低配送成本"的原则。以上约定使乙方"无固定终止期限"地全面垄断了 A 医院和莲塘分院的设备、药品、耗材和其他物资的采购渠道，封闭了公开公平公正的遴选其他供应商的渠道，也封闭了通过公开市场和竞争机制选择质优价廉商品的渠道。

以上做法不符合以下制度规定。

《医疗机构药品集中采购工作规范》（卫规财发〔2010〕64 号）第三条："县级及县级以上人民政府、国有企业（含国有控股企业）等举办的非营利性医疗机构必须参加医疗机构药品集中采购工作。鼓励其他医疗机构参加药品集中采购活动。"

《高值医用耗材集中采购工作规范（试行）》（卫规财发〔2012〕86 号）第三条："县级及县级以上人民政府、国有企业（含国有控股企业）举办的有资质的非营利性医疗机构采购高值医用耗材，必须全部参加集中采购。鼓励其他具有资质的医疗机构自愿参与高值医用耗材集中采购。"第四条："实行以政府为主导、以省（区、市）为单位的网上高值医用耗材集中采购（以下简称集中采购）工作。医疗机构和医用耗材生产经营企业必须通过各省（区、市）建立的集中采购工作平台开展采购，实行统一组织、统一平台和统一监管。研究探索部分省（区、市）联合开展集中采购的方式。"第十五条："医疗机构在集中采购活动中，不得发生下列行为：（一）不参加集中采购活动，或以其他任何方式规避集中采购活动……"

四、索要与采购额挂钩的研究费用

2017 年 11 月，A 医院与 B 公司签订补充协议。补充协议主要内容如下。

乙方承诺 B 公司按年度为甲方提供学术支持与服务，支持金额不低于当年度医疗物资采购额的 1%。由 B 公司向甲方直接支付的上述学术支持与服务费用列入 B 公司的运营成本。

A 医院账面没有上述"学术支持与服务"收入，财务人员表示对此不知情。有关人员拒绝提供相关资料，审计人员无法了解实际收费金额、收费账户、收费管理人等，按协议初步测算，审计期间 4 年，采购金额 ×× 元，按 1% 的比例计算，B 公司应支付 A 医院"学术支持与服务" ×× 万元。

以上"学术支持与服务费用"是与"当年度医疗物资采购额"捆绑挂钩的费用，不符合以下制度规定。

《加强医疗卫生行风建设"九不准"》（国卫办发〔2013〕49 号）："四、不准违规接受社会捐赠资助……严禁接受附有影响公平竞争条件的捐赠资助，严禁将接受捐赠资助与采购商品（服务）挂钩……"

《关于加强公立医疗机构廉洁风险防控的指导意见》（卫办发〔2012〕61 号）："四是实施诚信捐赠制度。供应商对医疗机构的自愿捐赠资助，必须按规定纳入医疗机构财务部门统一管理，捐赠资助不得附加任何影响公平竞争的条件，不得与采购商品（服务）挂钩，不得指向特定内部职能部门或个人。"

五、集体决策流于形式

审计人员就莲塘分院项目访谈了参与会议的一些 A 医院中高层领导，据一些不愿透露姓名的领导反映，莲塘分院项目，以及医院其他重大经济事项的决策，从决策程序来看，好像是符合内部控制制度关于重大经济事项民主决策相关规定的，每一事项都多次开会，多次研讨。但实际上，是院长王一一言堂，不同的声音会被忽略，敢提出与院长不同意见的人可能会遭到斥责，甚至被孤立、边缘化，时间久了，也就没有人提出不同意见了。这导致集体决策流于形式，开会相当于通知。

从会议纪要来看，与会人员至多对具体执行提出不同的思路，而对明显的方向性问题，并没有人提出不同意见。会议纪要没有与会人员亲笔签字，只有会议记录人员在记录末尾填写的"与会人员均无异议"。

以上问题的责任界定如下。

从 A 医院一系列对此事进行决策的院长会议纪要以及访谈结果来看，院长王一对此事的推进起主导作用，对以上问题应该承担直接责任。主要原因如下。

1. 医院建设项目，院长王一通过多次主持会议，大力推动，在决策过程中起决定性作用相当于"直接违反有关党内法规、法律法规、政策规定"。

2. 在索取研究费用一事上，从会议纪要来看，态度强硬，要求谈判人员给乙方施加压力，必须达成，相当于"授意、指使、强令下属人员违反有关党内法规、法律法规、政策规定"。

3. 在国家及所在省多年来大力推行药品和耗材集中带量采购、阳光采购平台集中采购的背景下，将医院本院及莲塘分院的所有耗材、药品、设备和服务由 B 公司独家供应，除违反了一系列相关法规外，也严重偏离了国家医疗机构改革的目标，属于"贯彻党和国家经济方针政策、决策部署不坚决不全面不到位"，造成严重不良影响。

【案例 11-3】　　　　　　医院自家开的药房

A 医院审计中，审计人员观察医院周边环境，发现在医院周边临街商铺，有若干家药店，很多患者从医院里出来时，手中并没有提着药品，而是到这些药店里买药。审计人员访谈了若干患者，据这些患者反映，科室医生看完病后，没有直接开药，而是给患者介绍了情况，说同一药品，医院价格要高于周边药店的价格，由患者自行选择在医院开药还是到周边药店按医生的处方自己买药，患者认为自己当然应该选择价格低廉的药品，于是就到药店买药。

审计人员进一步访谈有关人员，了解到周边这些药店有的是医院直接开设的，有的是医院的全资子公司开设的。医院的做法无法保证落实国家关于药品"零加价"的政策，不符合《关于加强医疗机构药事管理促进合理用药的意见》（国卫医发〔2020〕2 号）："（十六）……坚持公立医疗机构药房的公益性，公立医疗机构不得承包、出租药房，不得向营利性企业托管药房，不得以任何形式开设营利性药店。"的相关规定。

第 12 章

公立医疗机构财务管理审计

一、业务简介

公立医疗机构除执行事业单位一般的财务管理、会计核算、内部控制制度等制度外，还执行针对医疗行业的特定的财务管理制度。所以，公立医疗机构审计除关注其对国家一般财务管理、会计核算、资产管理、内部控制制度规定及其他相关制度规定的遵守情况，还应关注公立医疗机构对行业的特定财务管理制度执行情况。

本章仅阐述医疗机构对行业特定财务管理制度的执行情况，不包括其他常规性审计内容，其他常规性审计内容仍按国家审计法规制度相关要求执行。

医疗机构特定财务管理要求除前面药品、医疗器械（包括医用耗材和设备）采购及管理、设备维修保养、薪酬、接受捐赠等外，还应至少关注以下内容。

1. 资产处置是否经过审批。

对外投资、出租、出借和担保等是否进行必要的可行性论证，并提出申请，经主管部门审核同意后，报同级财政部门审批。

非营利性医疗机构的国有资产未经卫生行政部门和财政部门同意，不得自行处置、转移、出租或变更用途。财政部门或者主管部门对事业单位国有资产处置事项的批复不仅是财政部门重新安排事业单位有关资产配置预算项目的参考依据，而且是事业单位调整相关会计账目的凭证。

一般医院存在大量资产出租，如食堂、车库、商超等，审计中需要关注是否得到审批，是否履行集体决策、评估、招投标等程序，保证价格公允、国有资产收益不流失。

2. 对外投资范围有限制。

投资范围仅限于医疗服务相关领域。医院不得使用财政拨款、财政拨款结余对外投资，不得从事股票、期货、基金、企业债券等投资；投资必须经过充分的可行性论证，并报主管部门（或举办单位）和财政部门批准。

政府举办的医疗卫生机构不得与其他组织投资设立非独立法人资格的医疗卫生机构，不得与社会资本合作举办**营利性医疗卫生机构**。

3. 借款有限制。

医院原则上不得借入非流动负债，确需借入或融资租赁的，应按规定报主管部门（或举办单位）会同有关部门审批；禁止公立医院举债建设和超标准装修。

4. 一些医院后勤服务社会化管理，购买社会化服务，如设备维护、水电维修、暖通、餐饮、驾驶、护送、保洁、绿化、陪护、外送等，审计需要关注这些后勤服务外包招投标程序是否规范，合同是否规范，有无名为服务外包实为利益输送情形。

5. 其他经济事项的财务管理情况。

二、审计依据

（一）有关法规

1.《关于城镇医疗机构分类管理的实施意见》（卫医发〔2000〕233 号）。

2.《医院财务制度》（财社〔2010〕306 号）。

3.《"十二五"期间深化医药卫生体制改革规划暨实施方案》（国发〔2012〕11 号）。

4.《国务院办公厅关于全面推开县级公立医院综合改革的实施意见》（国办发〔2015〕33 号）。

5.《国务院办公厅关于城市公立医院综合改革试点的指导意见》（国办发〔2015〕38 号）。

6.《国务院办公厅关于建立现代医院管理制度的指导意见》（国办发〔2017〕67 号）。

7.《事业单位国有资产管理暂行办法》（中华人民共和国财政部令第 100 号）。

8.《公立医院全面预算管理制度实施办法》（国卫财务发〔2020〕30 号）。

9.《公立医院内部控制管理办法》（国卫财务发〔2020〕31 号）。

10.《行政事业性国有资产管理条例》（中华人民共和国国务院令第 738 号）。

11.《医疗机构财务会计内部控制规定（试行）》（卫规财发〔2006〕227 号）。

12.《关于加强行政事业单位固定资产管理的通知》（财资〔2020〕97 号）。

13. 其他行政事业单位医疗卫生机构财务管理、会计核算、内部控制制度等。

（二）关键条款

1.《关于城镇医疗机构分类管理的实施意见》（卫医发〔2000〕233 号）。

一、非营利性医疗机构和营利性医疗机构的界定

1. 非营利性医疗机构是指为社会公众利益服务而设立和运营的医疗机构，不以营利为目的，其收入用于弥补医疗服务成本，实际运营中的收支结余只能用于自身的发展，如改善医疗条件、引进技术、开展新的医疗服务项目等。营利性医疗机构是指医疗服务所得收益可用于投资者经济回报的医疗机构。政府不举办营利性医疗机构。

四、完善医疗机构分类管理的相关制度

1. 加强非营利性医疗机构的国有资产监管。非营利性医疗机构的国有资产未经卫生行政部门和财政部门同意，不得自行处置、转移、出租或变更用途；非营利性医疗机构转变成营利性医疗机构，涉及的国有资产，必须经财政部门批准，确保国有资产不流失；从营利性医疗机构中退出的国有资产和非营利性医疗机构解散后的国有资产，经卫生行政部门商财政部门后可继续用于发展卫生事业。

2. 《医院财务制度》（财社〔2010〕306号）。

第二条 本制度适用于中华人民共和国境内各级各类独立核算的公立医院（以下简称医院），包括综合医院、中医院、专科医院、门诊部（所）、疗养院等，不包括城市社区卫生服务中心（站）、乡镇卫生院等基层医疗卫生机构。

第三条 医院是公益性事业单位，不以营利为目的。

第八条 预算是指医院按照国家有关规定，根据事业发展计划和目标编制的年度财务收支计划。

医院预算由收入预算和支出预算组成。**医院所有收支应全部纳入预算管理。**

第十条 医院要实行全面预算管理，建立健全预算管理制度，包括预算编制、审批、执行、调整、决算、分析和考核等制度。

第十一条 医院应按照国家有关预算编制的规定，对以前年度预算执行情况进行全面分析，根据年度事业发展计划以及预算年度收入的增减因素，测算编制收入预算；根据业务活动需要和可能，编制支出预算，包括基本支出预算和项目支出预算。编制收支预算必须坚持以收定支、收支平衡、统筹兼顾、保证重点的原则。不得编制赤字预算。

第十三条 医院要严格执行批复的预算。经批复的医院预算是控制医院日常业务、经济活动的依据和衡量其合理性的标准，医院要严格执行，并将预算逐级分解，落实到具体的责任单位或责任人。医院在预算执行过程中应定期将执行情况与预算进行对比分析，及时发现偏差、查找原因，采取必要措施，保证预算整体目标的顺利完成。

第二十五条 医院应当严格执行政府采购和国家关于药品采购的有关规定。

第四十三条 存货是指医院为开展医疗服务及其他活动而储存的低值易耗品、卫生材料、药品、其他材料等物资。

购入的物资按实际购入价计价，自制的物资按制造过程中的实际支出计价，盘盈的物资按同类品种价格计价。

存货要按照"计划采购、定额定量供应"的办法进行管理。合理确定储备定额，定期进行盘点，年终必须进行全面盘点清查，保证账实相符。对于盘盈、盘亏、变质、毁损等情况，应当及时查明原因，根据管理权限报经批准后及时进行处理。

低值易耗品实物管理采取"定量配置、以旧换新"等管理办法。物资管理部门要建立辅助明细账，对各类物资进行数量、金额管理，反映低值易耗品分布、使用以及消耗情况。低值易耗品领用实行一次性摊销，个别价值较高或领用报废相对集中的可采用五五摊销法。低值易耗品报废收回的残余价值，按照国有资产管理有关规定处理。

医院要建立健全自制药品、材料管理制度，按类别、品种进行成本核算。自制药品、材料按成本价入库。

第四十五条　固定资产按实际成本计量。

（一）外购的固定资产，按照实际支付的购买价款、相关税费、使固定资产达到预定可使用状态前所发生的可归属于该项资产的运输费、装卸费、安装费和专业人员服务费等相关支出作为成本。

以一笔款项购入多项没有单独标价的固定资产，按照同类或类似资产价格的比例对购置成本进行分配，分别确定各项固定资产的成本。

（二）自行建造的固定资产，按照国家有关规定计算成本。

（三）融资租入的固定资产，按照租赁协议或者合同确定的价款、运输费、运输保险费、安装调试费等作为成本。

（四）无偿取得（如无偿调入或接受捐赠）的固定资产，其成本比照同类资产的市场价格或有关凭据注明的金额加上相关税费确定。

大型医疗设备等固定资产的购建和租赁，要符合区域卫生规划，经过科学论证，并按国家有关规定报经主管部门会同有关部门批准。

第四十九条　医院应设置专门管理机构或专人，使用单位应指定人员对固定资产实施管理，并建立健全各项管理制度。

建立健全三账一卡制度，即：财务部门负责总账和一级明细分类账，固定资产管理部门负责二级明细分类账，使用部门负责建卡（台账）。

大型医疗设备实行责任制，指定专人管理，制定操作规程，建立设备技术档案和使用情况报告制度。

医院应当提高资产使用效率，建立资产共享、共用制度。

第五十五条　医院应在保证正常运转和事业发展的前提下严格控制对外投资，**投资范围仅限于医疗服务相关领域。** 医院不得使用财政拨款、财政拨款结余对外投资，不得从事股票、期货、基金、企业债券等投资。

投资必须经过充分的可行性论证，并报**主管部门（或举办单位）和财政部门批准。**

第五十六条　医院投资应按照国家有关规定进行资产评估，并按评估确定的价格作为投资成本。

医院认购的国家债券，按实际支付的金额作价。

第五十七条 医院应遵循投资回报、风险控制和跟踪管理等原则，对投资效益、收益与分配等情况进行监督管理，确保国有资产的保值增值。

第六十一条 医院原则上不得借入非流动负债，确需借入或融资租赁的，应按规定报主管部门（或举办单位）会同有关部门审批，并原则上由政府负责偿还。

医院财务风险管理指标和借款具体审批程序由各省（自治区、直辖市）财政部门会同主管部门（或举办单位）根据当地实际情况制定。

3.《"十二五"期间深化医药卫生体制改革规划暨实施方案》（国发〔2012〕11 号）。

（一）落实政府办医责任。坚持公立医院面向城乡居民提供基本医疗卫生服务的主导地位，进一步明确政府举办公立医院的目的和应履行的职责，扭转公立医院逐利行为。进一步落实政府对公立医院的基本建设和设备购置、重点学科发展、公共卫生服务、符合国家规定的离退休人员费用和政策性亏损补贴等投入政策。合理确定公立医院（含国有企业所办医院）数量和布局，严格控制建设标准、规模和设备配备。禁止公立医院举债建设。

4.《国务院办公厅关于全面推开县级公立医院综合改革的实施意见》（国办发〔2015〕33 号）。

（五）明确县级公立医院床位规模、建设标准和设备配置标准。床位规模按照功能定位、当地医疗服务需求等情况予以核定。**严禁县级公立医院自行举债建设和举债购置大型医用设备**，鼓励县级公立医院使用国产设备和器械。省级卫生计生行政部门和中医药管理部门要筛选包括中医中药技术在内的一批适宜医疗技术在县级公立医院推广应用。严格控制超越县级公立医院功能定位或疗效不明确、费用高昂的医疗技术、大型医用设备的引进和应用。

5.《国务院办公厅关于城市公立医院综合改革试点的指导意见》（国办发〔2015〕38 号）。

（十九）优化城市公立医院规划布局。按照《国务院办公厅关于印发全国医疗卫生服务体系规划纲要（2015—2020 年）的通知》（国办发〔2015〕14 号）要求以及本省（区、市）卫生资源配置标准，并结合服务人口与服务半径、城镇化发展水平和群众医疗需求变化，制定区域卫生规划、人才队伍规划和医疗机构设置规划。国家、省级卫生计生部门及相关部门要加强指导和协调，将区域内各方面、各层次医疗卫生资源纳入规划统筹考虑。要把落实规划情况作为医院建设、财政投入、绩效考核、医保支付、人员配置、床位设置等的依据，增强规划的约束力，定期向社会公示规划执行情况。从严控制公立医院床位规模、建设标准和大型医用设备配备，对超出规模标准的公立医院，要采取综合措施，逐步压缩床位。公立医院优先配置国产医用设备。**严禁公立医院举债建设和超标准装修。控制公立医院特需服务规模，提供特需服务的比例不超过全部医疗服**

务的10%。

6.《国务院办公厅关于建立现代医院管理制度的指导意见》（国办发〔2017〕67号）。

（二）明确政府对医院的监管职能。建立综合监管制度，重点加强对各级各类医院医疗质量安全、医疗费用以及大处方、欺诈骗保、药品回扣等行为的监管，建立"黑名单"制度，形成全行业、多元化的长效监管机制。对造成重大社会影响的乱收费、不良执业等行为，造成重大医疗事故、重大安全事故的行为，严重违法违纪案件，严重违反行风建设的行为，要建立问责机制。强化卫生计生行政部门医疗服务监管职能，完善机构、人员、技术、装备准入和退出机制。深化医保支付方式改革，充分发挥医保对医疗服务行为和费用的调控引导与监督制约作用，逐步将医保对医疗机构服务监管延伸到对医务人员医疗服务行为的监管。从严控制公立医院床位规模、建设标准和大型医用设备配备，**严禁举债建设和豪华装修**，对超出规模标准的要逐步压缩床位。**控制公立医院特需服务规模，提供特需服务的比例不超过10%**。强化对公立医院经济运行和财务活动的会计和审计监督。健全非营利性和营利性社会办医院分类管理制度，加强对非营利性社会办医院产权归属、财务运营、资金结余使用等的监管，加强对营利性社会办医院盈利率的管控。

7.《事业单位国有资产管理暂行办法》（中华人民共和国财政部令第100号）。

第五条　事业单位国有资产实行国家统一所有，政府分级监管，单位占有、使用的管理体制。

第六条　各级财政部门是政府负责事业单位国有资产管理的职能部门，对事业单位的国有资产实施综合管理。其主要职责是：

（三）按规定权限审批本级事业单位有关资产购置、处置和利用国有资产对外投资、出租、出借和担保等事项，组织事业单位长期闲置、低效运转和超标准配置资产的调剂工作，建立事业单位国有资产整合、共享、共用机制。

第七条　事业单位的主管部门（以下简称主管部门）负责对本部门所属事业单位的国有资产实施监督管理。其主要职责是：

（三）审核本部门所属事业单位利用国有资产对外投资、出租、出借和担保等事项，按规定权限审核或者审批有关资产购置、处置事项。

第八条　事业单位负责对本单位占有、使用的国有资产实施具体管理。其主要职责是：

（一）根据事业单位国有资产管理的有关规定，制定本单位国有资产管理的具体办法并组织实施；

（二）负责本单位资产购置、验收入库、维护保管等日常管理，负责本单位资产的账卡管理、清查登记、统计报告及日常监督检查工作；

（三）办理本单位国有资产配置、处置和对外投资、出租、出借和担保等事项的报批手续；

（四）负责本单位用于对外投资、出租、出借和担保的资产的保值增值，按照规定及时、足额缴纳国有资产收益；

（五）负责本单位存量资产的有效利用，参与大型仪器、设备等资产的共享、共用和公共研究平台建设工作；

（六）接受主管部门和同级财政部门的监督、指导并向其报告有关国有资产管理工作。

第二十一条　事业单位利用国有资产对外投资、出租、出借和担保等应当进行必要的可行性论证，并提出申请，经主管部门审核同意后，报同级财政部门审批。法律、行政法规和本办法第五十六条另有规定的，依照其规定。

第二十四条　事业单位国有资产处置，是指事业单位对其占有、使用的国有资产进行产权转让或者注销产权的行为。处置方式包括出售、出让、转让、对外捐赠、报废、报损以及货币性资产损失核销等。

第二十五条　除本办法第五十六条另有规定外，事业单位处置国有资产，应当严格履行审批手续，未经批准不得自行处置。

第二十六条　事业单位占有、使用的房屋建筑物、土地和车辆的处置，货币性资产损失的核销，以及单位价值或者批量价值在规定限额以上的资产的处置，经主管部门审核后报同级财政部门审批；规定限额以下的资产的处置报主管部门审批，主管部门将审批结果定期报同级财政部门备案。法律、行政法规和本办法第五十六条另有规定的，依照其规定。

第二十七条　**财政部门或者主管部门对事业单位国有资产处置事项的批复是财政部门重新安排事业单位有关资产配置预算项目的参考依据，是事业单位调整相关会计账目的凭证。**

第三十八条　事业单位有下列情形之一的，应当对相关国有资产进行评估：

（一）整体或者部分改制为企业；

（二）以非货币性资产对外投资；

（三）合并、分立、清算；

（四）资产拍卖、转让、置换；

（五）整体或者部分资产租赁给非国有单位；

（六）确定涉讼资产价值；

（七）法律、行政法规规定的其他需要进行评估的事项。

第三十九条　事业单位有下列情形之一的，可以不进行资产评估：

（一）经批准事业单位整体或者部分资产无偿划转；

（二）行政、事业单位下属的事业单位之间的合并、资产划转、置换和转让；

（三）国家设立的研究开发机构、高等院校将其持有的科技成果转让、许可或者作价投资给国有全资企业的；

（四）发生其他不影响国有资产权益的特殊产权变动行为，报经同级财政部门确认可以不进行资产评估的。

第五十二条 事业单位及其工作人员违反本办法，有下列行为之一的，依据《财政违法行为处罚处分条例》的规定进行处罚、处理、处分：

（一）以虚报、冒领等手段骗取财政资金的；

（二）擅自占有、使用和处置国有资产的；

（三）擅自提供担保的；

（四）通过串通作弊、暗箱操作等低价处置国有资产的；

（五）未按规定缴纳国有资产收益的。

8.《公立医院全面预算管理制度实施办法》（国卫财务发〔2020〕30号）。

（六）严格控制对外投资，投资范围仅限于医疗服务相关领域，不得使用财政拨款、财政拨款结余对外投资，不得从事股票、期货、基金、企业债券等投资。

（七）防范财务风险，加强应收应付预算管理，严格控制借款规模；确需借入或融资租赁的，应当按照规定报批；严禁举债建设。

9.《行政事业性国有资产管理条例》（中华人民共和国国务院令第738号）。

第九条 各部门及其所属单位应当合理选择资产配置方式，资产配置重大事项应当经可行性研究和集体决策，资产价值较高的按照国家有关规定进行资产评估，并履行审批程序。

资产配置包括调剂、购置、建设、租用、接受捐赠等方式。

第三十二条 各部门及其所属单位对无法进行会计确认入账的资产，可以根据需要组织专家参照资产评估方法进行估价，并作为反映资产状况的依据。

第三十四条 各部门及其所属单位应当定期或者不定期对资产进行盘点、对账。出现资产盘盈盘亏的，应当按照财务、会计和资产管理制度有关规定处理，做到账实相符和账账相符。

第三十六条 除国家另有规定外，各部门及其所属单位将行政事业性国有资产进行转让、拍卖、置换、对外投资等，应当按照国家有关规定进行资产评估。

行政事业性国有资产以市场化方式出售、出租的，依照有关规定可以通过相应**公共资源交易平台**进行。

三、应有的基本内部控制

医院的内部控制可能涉及预算管理情况、收支管理情况、政府采购管理情况、资产管理情况、建设项目管理情况、合同管理情况、其他情况等多个方面，除满足《行政事业单位内部控制规范（试行）》（财会〔2012〕21 号）相关规定外，还应该满足本章"二、审计依据"部分相关规定，考虑到财务管理方面应有的内部控制都属于一般事业单位的基础内部控制，属于常规的管理制度，这里不赘述。

四、可能存在的风险

医疗机构财务管理方面可能存在的问题与一般企业、事业单位财务管理存在的问题大部分类似。例如，内部控制制度不健全、风险管理不到位等导致损失的风险，或者造成实质损失；重大经济事项决策不合规，导致重大损失、收入没有全部入账、支出不真实；存在账外账和小金库、资金管理不规范、坐支现金等。除了这些企业、事业单位都可能存在的问题外，医疗机构还有可能存在以下风险。

1. 资产处置、投资、出租、出借和担保、变更用途等事项未按规定进行审批，管理不规范，低价出租或不收租金，造成国有资产及收益流失；出租不入账，形成账外账、小金库，或者存在其他廉洁从业风险。

2. 投资营利性医疗卫生机构，未经过主管部门和财政部门审批，有些形成投资损失。

3. 负债建设，或者通过融资租赁、售后回租等方式负债建设，未经审批。

4. 违反医疗卫生行业其他相关制度规定，如对专用设备的处置不符合行业相关规定。

5. 其他问题。

五、审计内容

1. 资产处置相关内部控制制度是否健全完善，是否符合国家相关规定，是否全面规范了资产处置的全部过程和环节，确保合法合规、确保国有资产收益。

2. 资产处置事项是否合法合规，是否符合内部控制制度相关规定，是否履行可行性研究、内部集体决策、有权限的政府主管部门审批程序、资产评估等程序。

3. 资产处置事项是否存在国有资产、收益流失或者其他经济问题。

4. 购买社会化服务是否履行内部集体决策、招投标等程序，招投标程序是否规范，有无以购买社会化服务为名虚列支出套取资金情形。

5. 贷款、融资事项是否符合相关规定，有无得到主管部门、财政部门审批，以资产抵押、担保、通过售后回租等方式融资的，是否存在其他风险。

6. 有关内部控制制度是否合法合规，并得到有效执行。

六、建议审计程序及审计方法

（一）资产出租

1. 取得资产出租相关内部控制制度，了解出租业务的管理流程、关键控制环节和控制措施，分析资产出租有关的内部控制制度是否符合国家有关制度规定。

2. 访谈有关部门，了解审计期间资产投资、处置、报废、出租出借、对外担保及抵押情况。

3. 取得审计期间所有对外资产出租合同，清理明细，明细主要内容包括所出租的资产、出租期间、合同金额、每年收入金额等；对比访谈了解到的资产出租情况，是否一致。

4. 核对合同明细与账面出租收入，关注是否相符，有无应收未收租金，有无未入账出租收入。

5. 实地察看医院区域内的商超及其他涉及租赁医院空间经营的商业经营项目，记录并与合同明细、账面记录对比，关注是否存在未签订合同、未入账、未收取租金的项目。

6. 浏览会议记录，清理记录与资产出租相关的内容，并与合同、账面记录对比，关注有无会议记录中存在的资产出租事项没有反映在财务账面、没有签订合同，或者存在其他违规的情况。

对照合同明细、财务账面记录，关注有无资产出租未经过集体决策。

7. 取得与资产出租有关的主管部门、财政部门的批复，确定所有出租资产是否经过审批。

8. 取得所有以资产出租为目的的评估报告，关注资产出租是否按规定经过评估，定价是否与评估报告基本相符，出租定价有无依据；关注租金是否公允，通过网上中介平台等关注有无租金严重低于同地段、同用途其他商业租金单价的情况。

9. 如果存在出租给子公司等关联方的情况，关注有无关联方低价租入、高价租出，实质上医院向关联方输送利益的情况。

10. 分析资产出租管理过程是否符合内部控制制度规定，评价内部控制制度是否得到有效执行。

（二）后勤服务社会化支出

1. 对账面购买社会化服务的有关支出进行清理，并整理明细，内容包括项目、服务期限、合同金额、合同内容、对方单位等内容；与有关合同对比，关注有无服务内容雷同甚至冲突的情况，即有无以购买社会化服务为名对外输送利益的情况；关注有无未签订合同的情况。

2. 后勤服务社会化的，如车库、食堂、设备维护、水电维修、暖通、餐饮、驾驶、护送、保洁、绿化、陪护、外送外包的，检查是否履行招投标程序，招投标过程是否规范，有无围标、串标、虚假招标的情况。

3. 检查有关会议记录，关注是否存在以购买社会化服务为名向关联方输送利益的情况。

4. 访谈有关部门和人员，了解社会化服务的履行情况，是否很好地提供了服务，服务质量是否良好。

5. 如果原由医院内部部门承担的后勤服务，在近年社会化的，比较社会化之前和之后的相关成本费用支出，关注社会化之后有关成本费用是否低于社会化之前的成本支出，关注有无成本未降低反而严重上涨的情况，如存在，要落实原因，评价是否符合成本效益原则。

（三）其他

对于资产处置和融资事项，检查是否经集体决策，是否经有关主管部门、财政部门审批，是否在公共资源交易平台进行交易，资产处置收入是否入账。

检查有无其他与药品、器械采购相关的捆绑交易行为，有无违反其他法律法规的情形。

七、审计案例

【案例 12-1】　　　　无人吃饭的食堂相关承包支出

A 医院审计中，审计人员发现 A 医院将员工食堂以每年 2 000 万元承包给子公司 B 公司，但是医院有关配合审计的人员都建议审计人员不要到食堂去吃饭，理由是十分难吃，医院员工都不去该食堂吃饭。审计人员在中午下班时间去该食堂现场观察，发现去该食堂吃饭的人确实不多。由于没有人员数量标准作为审计判断标准，因此需要进一步取得证据。审计人员延伸审计了子公司 B 公司的账面，按 B 公司账面及有关信息系统中记录的医院员工用餐信息，审计期间，在该食堂用餐的员工人次，远低于合同规定的人次；按有关收入确认标准，90% 的预收账款不符合收入的确认条件。审计人员计算得出，自承包开始累计，B 公司 5 年约 4 600 万元在预收账款挂账，没有结转收入，即 A 医院付了款，B 公司收了款，但

是，员工没有到该食堂吃饭。

在员工普遍反映该食堂餐食不好，没人去吃饭的情况下，A医院仍旧每年给B公司付承包费，属于向B公司输送利益的情形。

【案例 12-2】　　　　违规融资建设

A医院审计中，审计人员发现A医院在某市新城区建设二期项目，资金来源除银行贷款外，主要通过主要资产售后回租的方式融资。审计人员清理该医院的售后回租合同，发现该医院将门诊大楼、住院大楼、主要专业设备都出售给主要药品器械供应商B公司，再从B公司处租回，租期20年，20年结束后，A医院以低于当时市场价格的价款将资产购回。该操作即融资租赁，实质上是A医院以其主要资产为担保的融资行为。该融资行为存在以下问题。

1. 该融资行为导致医院的产权发生转移，如果医院不能按期付出租金，B公司有权收回出租资产，将会影响A医院的持续经营。

2. A医院主要资产售后回租虽然没有影响医院的运营，但是，有关资产权属不属于医院，法律上相当于资产处置，该资产处置事宜没有取得主管部门和财政部门的审批。

3. A医院有关计算表反映，其通过售后回租取得融资的资金成本率为11.8%，远高于同期银行贷款利率4.9%，A医院存在向B公司输送利益的行为。

4. A医院举债建设没有取得所属财政部门、卫生主管部门的审批。

A医院上述行为违反了以下规定。

《事业单位国有资产管理暂行办法》（中华人民共和国财政部令第100号）第七条："事业单位的主管部门（以下简称主管部门）负责对本部门所属事业单位的国有资产实施监督管理。其主要职责是：……（三）审核本部门所属事业单位利用国有资产对外投资、出租、出借和担保等事项，按规定权限审核或者审批有关资产购置、处置事项……"第二十七条："财政部门或者主管部门对事业单位国有资产处置事项的批复是财政部门重新安排事业单位有关资产配置预算项目的参考依据，是事业单位调整相关会计账目的凭证。"

《公立医院全面预算管理制度实施办法》（国卫财务发〔2020〕30号）："（七）防范财务风险，加强应收应付预算管理，严格控制借款规模；确需借入或融资租赁的，应当按照规定报批；严禁举债建设。"

【案例 12-3】　　　　**报废资产没有决策审批程序**

　　A 医院审计中，审计人员发现该医院报废资产 1 200 万元，没有财政部门审批程序，没有决策程序，相关收入没有入账，违反了《事业单位国有资产管理暂行办法》（中华人民共和国财政部令第 100 号）有关规定。

【案例 12-4】　　**出租资产没有审批、评估等程序，价格不公允**

　　A 医院审计中，审计人员发现医院资产出租业务都与子公司 F 公司有关系：或者租金由 F 公司收取；或者低价租给 F 公司，再由 F 公司高价出租。资产出租业务存在的主要问题如下。

　　1. 医院没有资产租赁的管理制度。

　　2. 对外出租没有进行资产评估，没有主管部门及所属财政部门审批，存在国有资产收益流失的风险。

　　3. 关联方交易价格不公允，存在转移收入的情形。

　　（1）医院内食堂、车库、商超等租给个人及其他单位，没有签订合同，租金由 F 公司收取，F 公司没有将租金交给医院，共 500 万元。

　　（2）F 公司无偿占用医院楼梯间、大厅部分空间等，进行资产出租经营，取得收入 1 800 万元。

　　（3）医院以 100 万元的租金将 9 项资产出租给 F 公司，F 公司又将该部分资产以 2 000 万元的价格转租给其他公司，赚取差价 1 900 万元。

　　以上事项不符合《事业单位国有资产管理暂行办法》（中华人民共和国财政部令第 100 号）第八条："事业单位负责对本单位占有、使用的国有资产实施具体管理。其主要职责是：（一）根据事业单位国有资产管理的有关规定，制定本单位国有资产管理的具体办法并组织实施；……（三）办理本单位国有资产配置、处置和对外投资、出租、出借和担保等事项的报批手续；（四）负责本单位用于对外投资、出租、出借和担保的资产的保值增值，按照规定及时、足额缴纳国有资产收益……"第二十一条："事业单位利用国有资产对外投资、出租、出借和担保等应当进行必要的可行性论证，并提出申请，经主管部门审核同意后，报同级财政部门审批。法律、行政法规和本办法第五十六条另有规定的，依照其规定。"第三十八条："事业单位有下列情形之一的，应当对相关国有资产进行评估：……（五）整体或者部分资产租赁给非国有单位；……"

　　以上第 2 章到第 12 章，是与医院主营业务相关的审计内容，以上内容并不是医院审计内容的全部，除以上审计内容外，会计核算、内部控制建设、预算管理情况、收支管理情况、政府采购管理情况、资产管理情况、建设项目管理情况、合同管理情况及其他相关情况，都是事业单位基础的、常规的审计内容。此外，不同规模的医院可能存在其他业务，在实际工作中，这些业务都应该纳入审计范围，如科研、教学、临床试验项目管理等内容，仍应以国家及有关部门相关法规制度为标准进行审计。

　　本书几乎所有案例，都以公立医院为案例主体，实践中，不同的单位有不同的业务，需要执行国家不同的经济政策，遵守不同的法规制度，这些区别对审计的影响，只是审计内容不同，审计原理、方法、思路等并无不同。